저속 노화, 세포에게 답을 묻다

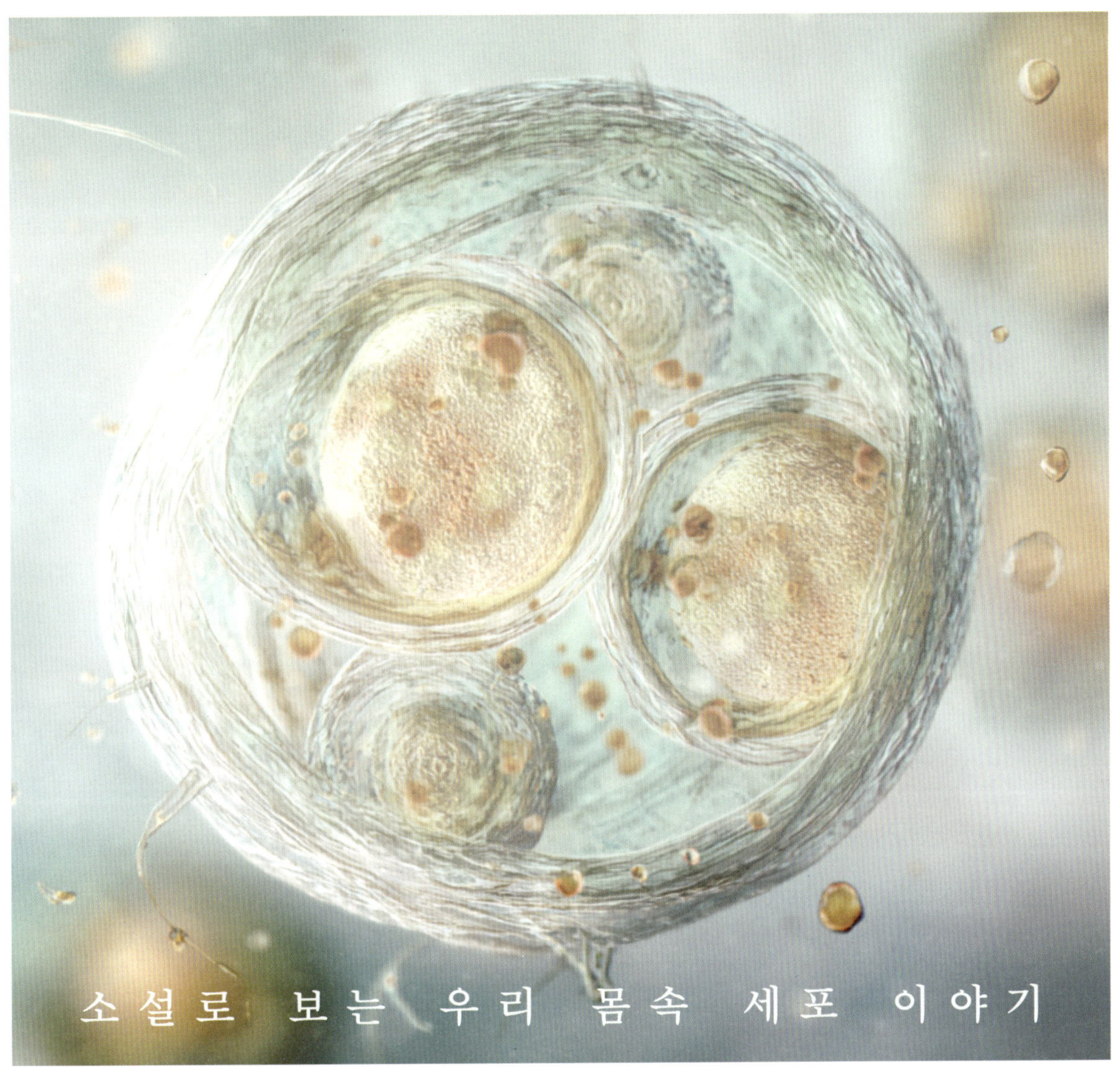

저속 노화, 세포에게 답을 묻다

성형외과 전문의
윤상호 지음

목 차

아버지를 위한 여행

박성민 씨(28세, 회사원)는 지난 2년간 아버지 박영수 씨(58세)가 변해 가는 모습을 지켜보며 마음이 아팠습니다. 20년 넘게 축구를 즐겨 하셨던 아버지였지만, 어느 순간부터 무릎 통증 때문에 공을 찰 수가 없었습니다.

"성민아, 아버지가 이렇게 늙어 가는 게 정상인 걸까?"

어머니의 걱정 어린 목소리가 성민 씨의 마음을 더욱 무겁게 했습니다.

"처음엔 무릎만 아픈 줄 알았어" 아버지가 말씀하셨습니다. "그런데 점점 다른 문제들도 생기더라고"

아버지의 고민은 무릎에서 그치지 않았습니다. 아침에 일어나면 온몸이 뻣뻣했고, 계단을 오르면 숨이 찼습니다. 예전에는 밤새 술을 마셔도 다음 날 멀쩡했는데, 이제는 맥주 두 병만 마셔도 이틀은 피곤했죠.

무엇보다 성민 씨를 안타깝게 만든 것은 아버지의 변해 가는 모습이었습니다. 언제부턴가 이마가 넓어지기 시작했고, 정수리 머리카락이 눈에 띄게 줄어들었습니다. 20대 때부터 자랑이었던 풍성한 머리카락이 하루가 다르게 빠져나갔어요.

"성민이 엄마가 뒤에서 보면 대머리 같다고 하더라고." 아버지는 씁쓸하게 웃으셨습니다. "40대까지만 해도 이런 일이 이렇게 빨리 올 줄 몰랐어."

직장에서도 변화가 느껴졌습니다. 젊은 직원들은 새로운 업무를 금세 익히는 반면, 아버지는 컴퓨터 프로그램 하나 배우는 데도 시간이 오래 걸렸습니다. 기억력도 예전 같지 않았어요. 중요

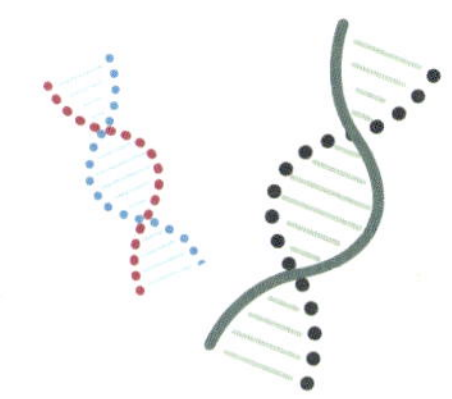

한 회의 내용을 깜빡하거나, 사람 이름이 갑자기 생각나지 않는 일이 잦아졌습니다.

성민 씨는 아버지를 모시고 여러 병원에 다녔지만 의사들의 대답은 한결같았습니다.

"나이가 들면 당연한 일입니다. 운동 좀 하시고, 스트레스 받지 마세요."

진통제와 영양제 처방전만 받아 올 뿐이었죠.

'정말 아버지가 늙어 가는 걸 그냥 지켜봐야만 하는 걸까?'

성민 씨는 밤마다 인터넷을 뒤지기 시작했습니다. 그러다 우연히 '줄기세포'라는 키워드를 발견했어요. 해외 논문들을 번역기로 돌려 가며 읽어 보니, 놀라운 치료 사례들이 나와 있었습니다.

무릎 관절염이 호전된 사람, 탈모가 개선된 사람, 심지어 기억력이 좋아진 사람들까지. 그리고 '원더셀의원'이라는 곳에서 이런 새로운 치료법들을 연구하고 있다는 소식을 듣게 되었습니다.

"혹시라도 아버지에게 도움이 될 수 있다면…."

성민 씨는 결심했습니다. 아버지를 위해 의학의 세계를 직접 탐험해 보기로. 하지만 성민 씨가 몰랐던 놀라운 사실이 있습니다. 바로 아버지의 몸속에는 지금 이 순간에도 37조 개의 작은 생명들이 24시간 쉬지 않고 아버지를 위해 일하고 있다는 것입니다.

이들의 놀라운 이야기가 곧 시작될 예정입니다.

1부

세포로부터 시작된 이야기

1장

세포란 무엇인가:
생명의 최소 단위

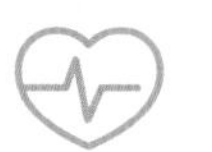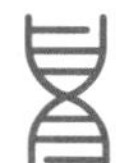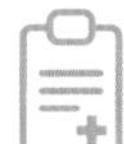

01. 아버지를 위한 첫 번째 탐험

"박사님, 안녕하세요. 저는 박성민이라고 합니다."

원더셀의원을 처음 방문한 성민 씨는 약간 떨리는 마음으로 윤미래 박사를 만났습니다. 복도에는 최신 의료 장비들이 보였고, 벽에는 세포 치료 성공 사례들이 게시되어 있었어요.

"어서 오세요, 성민 씨. 전화로 말씀해 주신 아버지 이야기를 들었는데, 정말 걱정이 많으시겠어요."

윤미래 박사(42세)는 온화한 미소로 성민 씨를 맞았습니다. 그의 책상 위에는 두꺼운 의학 서적들과 함께 가족사진이 놓여 있었어요.

"네, 아버지가 58세인데 요즘 많이 힘들어하세요. 무릎도 아프시고, 전체적으로 기력이 떨어지신 것 같아서… 혹시 최신 치료법이 도움이 될까 해서 왔어요."

성민 씨의 목소리에는 간절함이 묻어났습니다.

"좋은 선택이에요. 하지만 성민 씨, 아버지를 도우려면 먼저 '세포'부터 이해해야 해요. 마치 집을 짓기 전에 벽돌부터 이해해야 하는 것처럼요."

윤미래 박사가 친근하게 설명했습니다.

성민 씨는 고개를 끄덕였습니다. "아버지를 위해서라면 뭐든 배우고 싶어요."

“그럼 오늘은 아버지 몸속에서 지금 이 순간에도 벌어지고 있는 놀라운 이야기부터 시작해 볼까요?”

02. 아버지 몸속의 37조 개 시민들

윤미래 박사가 대형 모니터를 켜며 세포 현미경 이미지를 보여 주었습니다.

“성민 씨 아버지 몸은 대략 37조 개의 세포로 이루어져 있어요. 이는 우리나라 인구 5천만 명의 74만 배에 해당하는 숫자죠.”

성민 씨는 상상하기 어려운 숫자에 놀랐습니다. “37조 개요? 정말 그렇게 많은가요?”

“네, 그런데 더 놀라운 건 이 37조 개의 세포들이 각자 다른 일을 하면서도 완벽하게 조화를 이루고 있다는 거예요. 마치 거대한 도시의 시민들처럼요.”

윤미래 박사는 성민 씨에게 아버지 몸속에서 지금 이 순간 벌어지고 있는 일들을 차근차근 설명해 주었습니다.

“지금 이 순간, 아버지 몸속에서는 이런 일들이 벌어지고 있어요.”

“아버지의 심장세포들이 1분에 70번씩 박동하며 피를 온몸에 보내고 있어요. 멈추지 않고, 쉬지도 않고, 아버지가 태어나서 지금까지 58년간 약 30억 번을 뛰었죠. 그리고 앞으로도 계속 뛸 거예요.”

성민 씨는 아버지를 떠올리며 감동을 받았습니다.

“뇌세포들은 초당 수십억 번의 신호를 주고받으며 지금 이 대화를 이해하는 놀라운 작업을 하고 있어요. 성민 씨가 ‘아, 그렇구나.’ 하고 깨닫는 순간, 수만 개의 뇌세포들이 함께 기뻐하고 있을지도 모릅니다.”

“면역세포들은 24시간 경비를 서며 외부에서 침입하는 바이러스와 세균들과 전투를 벌이고 있어요. 아버지가 감기에 걸리지 않고 건강하게 지낼 수 있는 것은 이들 덕분입니다.”

“간세포들은 아버지가 어젯밤에 드신 맥주와 오늘 드신 음식들을 분해하느라 바빠요. 불평 한 번 하지 않고 묵묵히 해독 작업을 계속하고 있죠.”

성민 씨는 점점 신기해졌습니다. "정말 대단하네요. 그럼 아버지가 요즘 힘들어하시는 것도 이 세포들과 관련이 있는 건가요?"

"바로 그거예요! 나이가 들면서 세포들이 조금씩 지쳐 가는 거죠."

3. 세포, 생명의 최소 단위이자 아버지의 기본 구성 요소

"성민 씨, 세포가 왜 '생명의 최소 단위'라고 불리는지 아세요?"

윤미래 박사가 물었습니다.

"글쎄요… 가장 작아서요?"

"비슷하지만 정확한 이유는 따로 있어요. 생명체의 가장 기본적인 특징들을 생각해 보세요."

박사는 화이트보드에 써 가며 설명했습니다.

◎ **생명체의 기본 특징들:**

 - 스스로 영양을 섭취하고 에너지를 만든다

 - 자신과 같은 개체를 복제한다

 - 환경 변화에 반응한다

 - 성장하고 발달한다

 - 항상성을 유지한다

"놀랍게도 세포 하나가 이 모든 일을 할 수 있어요. 세포보다 작은 단위 — 예를 들어 단백질이나 DNA — 로는 이런 생명 현상이 불가능해요. 반대로 세포가 모이면 조직이 되고, 조직이 모이면 장기가 되며, 장기가 모이면 아버지 같은 하나의 생명체가 되는 거죠."

성민 씨가 고개를 끄덕이자 박사는 계속 설명했습니다.

"그래서 과학자들은 세포를 '생명의 최소 단위'라고 부르는 것입니다. 아버지의 건강 문제를 해결하려면 결국 세포 수준에서 접근해야 해요."

4. 생명 최고의 기적: 하나에서 37조로

윤미래 박사가 갑자기 특별한 사진을 꺼내 들었습니다.

"성민 씨, 이제 정말 감동적인 이야기를 해 드릴게요."

박사가 수정란 사진을 보여 주며 말했습니다.

"아버지도 한때는 이랬어요. 머리카락 굵기보다도 작은 세포 하나였죠."

1) 상상할 수 없는 기적

성민 씨가 사진을 보며 믿을 수 없다는 표정을 지었습니다.

"정말요? 아버지가 저렇게 작은 세포 하나였다고요?"

"네, 상상해 보세요. 머리카락 굵기보다도 작은 세포 하나가 어떻게 70kg이 넘는 아버지로 자랄 수 있을까요? 이는 인류가 달에 가는 것보다도 더 놀라운 일이에요."

박사가 단계별로 설명해 주었습니다.

2) 생명 폭발의 시작

"그 하나의 세포, 수정란은 분열을 시작해요. 처음에는 천천히, 그러다가 점점 빨라져요."

- 1일째: 1개 → 2개
- 2일째: 2개 → 4개
- 3일째: 4개 → 8개
- 4일째: 8개 → 16개

"이 과정을 지켜본다면 마치 폭죽이 터지는 것 같을 거예요. 하나씩 둘씩 쪼개져 나가면서 생명의 폭발이 일어나는 거죠."

"1주일째가 되면 이미 100개가 넘는 세포가 돼요. 그런데 여기서 정말 신기한 일이 벌어져요."

3) 세포들의 놀라운 '전공 선택'

"성민 씨, 대학교 신입생 시절을 떠올려 보세요."
"네, 처음에는 모두 똑같은 신입생이었는데, 시간이 지나면서 각자 다른 전공을 선택했죠."
"바로 그거예요! 세포들도 마찬가지예요. 이 과정을 '분화'라고 하는데, 정말 흥미진진한 과정이에요."

4) 심장세포로 분화하기로 한 세포들

"먼저 모여서 회의를 해요. '우리는 평생 쉬지 않고 뛸 거야. 준비됐어?' 그리고는 강한 수축 능력을 키워요. 실제로 심장세포는 태어나기 전부터 죽을 때까지 단 한 순간도 쉬지 않고 뛰어야 하거든요."

5) 뇌세포가 되기로 한 세포들

"다른 선택을 해요. '우리는 정보를 처리할 거야. 복잡한 연결망을 만들자!' 그래서 뇌세포는 나뭇가지처럼 생긴 모양으로 분화해요. 다른 뇌세포들과 연결되어 정보를 주고받기 위해서죠."

6) 근육세포들

"또 다른 길을 택해요. '우리는 힘을 낼 거야!' 그래서 길쭉하고 탄력 있는 모양으로 변해요. 수축과 이완을 반복하면서 몸을 움직이는 역할을 하기 위해서죠."
"가장 놀라운 건 이 모든 선택이 되돌릴 수 없다는 점이에요. 한번 심장세포가 되기로 정하면 평생 심장세포로 살아야 해요."
성민 씨가 감탄하며 물었습니다. "어떻게 세포들이 그런 결정을 내릴 수 있어요?"

"아직도 완전히 밝혀지지 않은 생명의 신비 중 하나예요. 하지만 분명한 건, 각 세포가 자신의 위치와 주변 환경을 정확히 파악해서 최적의 선택을 한다는 거예요."

5. 9개월간의 대건설 프로젝트

"자, 이제 아버지가 어머니 뱃속에서 보낸 9개월을 따라가 볼까요?"
박사가 임신 과정을 월별로 보여 주었습니다.

- 임신 2개월: 기초 공사

  "심장이 뛰기 시작하고, 뇌의 기본 구조가 만들어져요. 마치 건물의 기초와 골조를 세우는 것과 같아요."

- 임신 3개월: 세부 설계

  "손가락과 발가락이 생기고, 눈과 귀가 형성돼요. 건물에 방과 창문을 만드는 단계죠."

- 임신 4개월: 활동 시작

  "어머니가 아기의 움직임을 느끼기 시작해요. 근육세포들이 본격적으로 일하기 시작한 거예요."

- 임신 5개월: 성별 확인

  "이때 성별을 알 수 있게 돼요. 호르몬 시스템이 본격 가동되기 시작한 증거죠."

- 임신 6개월: 감각 시스템 가동

  "소리를 들을 수 있게 돼요. 뇌세포들 간의 연결망이 완성되기 시작한 거예요."

- 임신 7개월: 두뇌 급성장

  "뇌가 급속도로 발달해요. 하루에 25만 개의 새로운 뇌세포 연결이 만들어져요."

- 임신 8개월: 호흡 준비

  "폐가 완성되어 숨 쉴 준비를 해요. 세상에 나올 마지막 준비 단계죠."

- 임신 9개월: 최종 점검

  "면역 시스템이 완성돼요. 바깥세상의 세균과 바이러스에 맞설 준비가 끝난 거예요."

성민 씨가 감동받으며 말했습니다. "정말 기적이네요!"

"맞아요, 이 모든 과정에서 세포들은 실수를 거의 하지 않아요. 99.9%의 정확도로 완벽한 인간을 만들어 내죠. 현대의 어떤 공장이나 로봇도 이만큼 정교한 작업은 할 수 없어요."

6. 탄생, 그리고 평생의 여행

"9개월 후, 3.2kg의 건강한 아기 아버지가 세상에 나오셨어요. 하나의 세포에서 시작된 기적이 완성된 순간이었죠."

"아기 아버지의 작은 손을 만져 보면, 그 부드러운 피부 아래에는 수십억 개의 세포들이 있었어요. 각각이 서로 다른 역할을 하면서도 완벽한 조화를 이루고 있었죠."

"하지만 탄생이 끝이 아니었어요. 이제부터 진짜 여행이 시작되는 거였죠."

• 갓난아기 시절(0-2세)

"뇌세포들이 엄청난 속도로 성장했어요. 태어난 후 첫 2년 동안 뇌의 크기가 3배로 커졌죠. 하루에 25만 개의 새로운 뇌세포 연결이 만들어졌어요."

• 성장기(3-18세)

"성장판의 연골세포들이 활발해졌어요. 뼈를 길게 만드는 일을 시작한 거죠. 아버지가 키가 자라신 것도 이 세포들 덕분이에요."

• 청년기(19-30세)

"모든 세포가 최고의 컨디션이었어요. 미토콘드리아는 최고 효율로 돌아갔고, 리보솜들은 완벽한 단백질을 만들어 냈죠."

• 장년기(31-50세)

"세포들이 성숙기에 접어들었어요. 더 이상 크게 자라지는 않지만, 각자의 역할을 완벽하게 수행했어요."

- 현재(58세)

"이제 세포들이 조금씩 지쳐 가고 있어요. 하지만 여전히 58년간의 경험과 지혜를 가진
  베테랑들이죠."

성민 씨가 감동받으며 말했습니다.

"아버지의 58년 인생이 정말 소중하게 느껴져요. 이 모든 세포의 헌신이 있었기에 가능했던
거네요."

윤미래 박사는 성민 씨에게 더욱 흥미로운 사실을 알려 주었습니다.

"성민 씨, 아버지 몸의 세포들은 정말 전문가들이에요. 마치 각자의 직업을 가진 전문직 종사
자들 같아요."

◎ **아버지의 전문 세포 직원들:**

- 근육세포 – 힘센 일꾼들

  "길쭉한 모양이에요. 수축했다 늘어났다 하면서 아버지가 걸으실 때마다 몸을 움직여드려
  요. 마치 고무줄처럼 말이죠. 하지만 58세가 되면서 이 일꾼들이 조금씩 지쳐 가고 있어요."

- 뇌세포 – 정보 처리 전문가들

  "나뭇가지처럼 생겼어요. 가지를 뻗어서 다른 뇌세포들과 연결되어 정보를 주고받아요.
  전화선이나 인터넷 케이블과 비슷한 역할을 하죠. 아버지가 요즘 기억력이 예전 같지 않
  다고 하시는 것도 이 세포들과 관련이 있어요."

- 적혈구 – 산소 배달부들

  "도넛 모양이에요. 가운데가 움푹 들어가 있어서 산소를 더 많이 실어 나를 수 있어요.
  마치 산소 배달차 같죠. 아버지가 계단을 오르실 때 숨이 차시는 것도 이 배달부들의 효
  율이 떨어졌기 때문일 수 있어요."

성민 씨는 점점 이해하기 시작했습니다.

"그럼 아버지의 증상들이 모두 세포 차원의 문제라는 말씀이시군요?"

"정확해요! 그래서 진정한 치료는 세포 수준에서 시작되어야 해요."

7. 아버지 세포들의 하루 일과

윤미래 박사가 시계를 보며 말했습니다.

"지금이 오후 2시니까, 아버지 회사에서 일하고 계실 텐데… 아버지 몸속 세포들의 하루 일과를 따라가 볼까요?"

• 오전 7시: 아버지의 기상과 함께

"아버지가 알람 소리에 잠에서 깨어나시겠지만, 사실 세포들은 그보다 훨씬 먼저 깨어났어요."

"간세포들은 밤새 야근을 했어요. 어젯밤 드신 음식들을 처리하느라 바빴거든요. '오늘도 고생 많았어.'라고 말하고 싶지만, 간세포들은 불평 한 번 하지 않죠."

"위와 장의 세포들은 아침 식사 준비를 해요. 곧 들어올 음식들을 소화시키기 위해 소화액을 만들어 둬요. 마치 식당 주방장이 손님을 맞을 준비를 하는 것과 같아요."

• 오전 9시: 출근길

"근육세포들이 스트레칭을 해요. 밤새 움직이지 않아 굳어진 몸을 풀어 주는 거죠. 아버지가 기지개를 켜실 때마다 근육세포들도 함께 늘어나요."

"하지만 58세의 근육세포들은 20대 때와는 달라요. 조금 더 뻣뻣하고, 회복에 더 오랜 시간이 걸려요."

• 오후 12시: 점심시간

"세포막 국경수비대가 가장 바쁜 시간이에요. 아버지가 드신 음식에서 나온 포도당과 아미노산들이 대량으로 들어오거든요. 선별 검사를 거쳐 좋은 영양소들만 통과시켜요."

"하지만 나이가 들면서 이 검사 과정도 조금씩 느려져요. 그래서 젊을 때보다 소화가 잘 안되는 거죠."

• 오후 2시: 지금 이 순간

"아버지가 회사에서 중요한 업무를 처리하고 계실 거예요. 뇌세포들이 집중해서 일하고 있겠죠. 하지만 58세의 뇌세포들은 28세 성민 씨의 뇌세포들보다는 조금 더 피로감을 느껴요."

성민 씨가 안타까워하자 박사가 위로해 주었습니다.

"하지만 걱정하지 마세요. 경험과 지혜로 이를 충분히 보완할 수 있거든요."

• 오후 6시: 퇴근길

"하루 종일 일한 세포들이 조금씩 지쳐 가요. 피부세포들은 하루 종일 자외선과 먼지로부터 몸을 보호한 자신들을 치하해요. 근육세포들은 하루 종일 몸을 지탱한 고생을 달래요."

• 밤 11시: 아버지의 취침

"아버지가 잠자리에 드시면 세포들의 진짜 일이 시작돼요. 이제부터는 '야간 근무' 시간이거든요."

"성장 호르몬을 분비하는 세포들이 활동을 시작해요. 하루 종일 손상된 조직들을 고치는 시간이에요. 면역세포들은 더욱 활발해져요. 잠들어 있는 동안 몸을 지키는 것이 그들의 중요한 임무거든요."

8. 세포가 아플 때 아버지도 아프다

윤미래 박사의 표정이 조금 진지해졌습니다.

"성민 씨, 이제 중요한 이야기를 해 볼게요. 병이란 결국 세포의 문제예요."

박사는 구체적인 예를 들어 설명했습니다.

"아버지의 무릎 관절염은 연골세포의 문제이고, 만약 고혈압이 있으시다면 혈관세포의 문제예요. 기억력이 예전 같지 않으시다면 뇌세포의 문제이고요."

"반대로 말하면, 세포가 건강해지면 아버지 몸도 건강해진다는 뜻이에요. 이것이 바로 제가 성민 씨에게 이야기하고자 하는 핵심이에요."

성민 씨의 눈빛이 희망적으로 변했습니다.

"그럼 아버지의 세포들을 건강하게 만들 수 있는 방법이 있다는 말씀이세요?"

9. 세포 관점에서 본 아버지의 건강

윤미래 박사는 성민 씨에게 새로운 관점을 제시했습니다.

"지금부터 아버지의 건강을 바라보는 관점을 바꿔 보세요."

◎ **기존의 관점 vs. 새로운 관점:**

- 기존: "아버지가 아프니까 병원에 가서 약을 먹어야지."
- 새로운: "아버지 세포들이 힘들어하니까 도와줘야지."
- 기존: "나이가 들면 아픈 건 당연해."
- 새로운: "세포들이 늙어 가니까 젊게 만들어 줘야지."
- 기존: "유전이니까 어쩔 수 없어."
- 새로운: "유전자를 바꿀 수는 없지만 세포 환경은 바꿀 수 있어."

성민 씨가 고개를 끄덕이며 물었습니다.

"박사님, 그럼 구체적으로 아버지의 세포들을 어떻게 도울 수 있나요?"

10. 37조 개 세포들의 새로운 희망

윤미래 박사는 성민 씨에게 마지막 메시지를 전했습니다.

"성민 씨, 오늘 우리가 배운 걸 정리해 볼까요?"

"아버지는 37조 개의 세포로 이루어져 있어요. 각각이 전문가이고, 24시간 쉬지 않고 아버지를 위해 일하고 있죠. 한때는 머리카락보다도 작은 하나의 세포에서 시작되어 9개월간의 기적적인 발달 과정을 거쳐 지금의 모습이 되었어요. 하지만 58세가 되면서 이 세포들이 조금씩 지쳐 가고 있어요."

"그런데 희망이 있어요. 우리가 세포들의 상태를 이해하고, 그들이 필요로 하는 것을 제공해

준다면 아버지의 건강을 크게 개선할 수 있어요."

성민 씨의 마음에 희망이 싹텄습니다.

"정말 그럴 수 있을까요?"

"물론이에요. 하지만 그 전에 성민 씨가 더 많이 알아야 해요. 다음에 오시면 세포 안의 놀라운 세계를 보여 드릴게요. 세포 하나가 마치 잘 계획된 도시와 같다는 사실을 알게 되면, 아버지를 보는 시각이 완전히 바뀔 거예요."

11. 첫 번째 탐험을 마치며

진료실을 나서는 성민 씨의 발걸음은 가벼웠습니다. 집에 가는 지하철 안에서 아버지께 전화를 드렸어요.

"아버지, 저 원더셀의원 다녀왔어요."

"그래? 어떻든?"

"아버지 몸속에 37조 개의 작은 세포들이 있대요. 아버지도 처음에는 머리카락보다 작은 세포 하나였는데, 9개월 동안 기적 같은 과정을 거쳐 지금의 모습이 되셨다고 해요. 지금도 그 세포들이 아버지를 위해 열심히 일하고 있다고 해요."

전화 너머로 아버지의 웃음소리가 들렸습니다.

"우리 성민이가 의학 공부를 하네. 고마워, 아들."

"아버지, 저 더 공부해서 아버지 도와드릴게요. 세포들을 건강하게 만드는 방법이 있을 거예요."

그날 밤, 성민 씨는 윤미래 박사가 준 자료들을 읽으며 다음 만남을 기대했습니다. 아버지의 세포들이 어떻게 하루를 보내는지, 왜 지쳐 가는지, 그리고 어떻게 다시 건강해질 수 있는지 더 많은 것을 알고 싶었거든요.

2장. 세포 내부의 도시: 소기관들의 역할

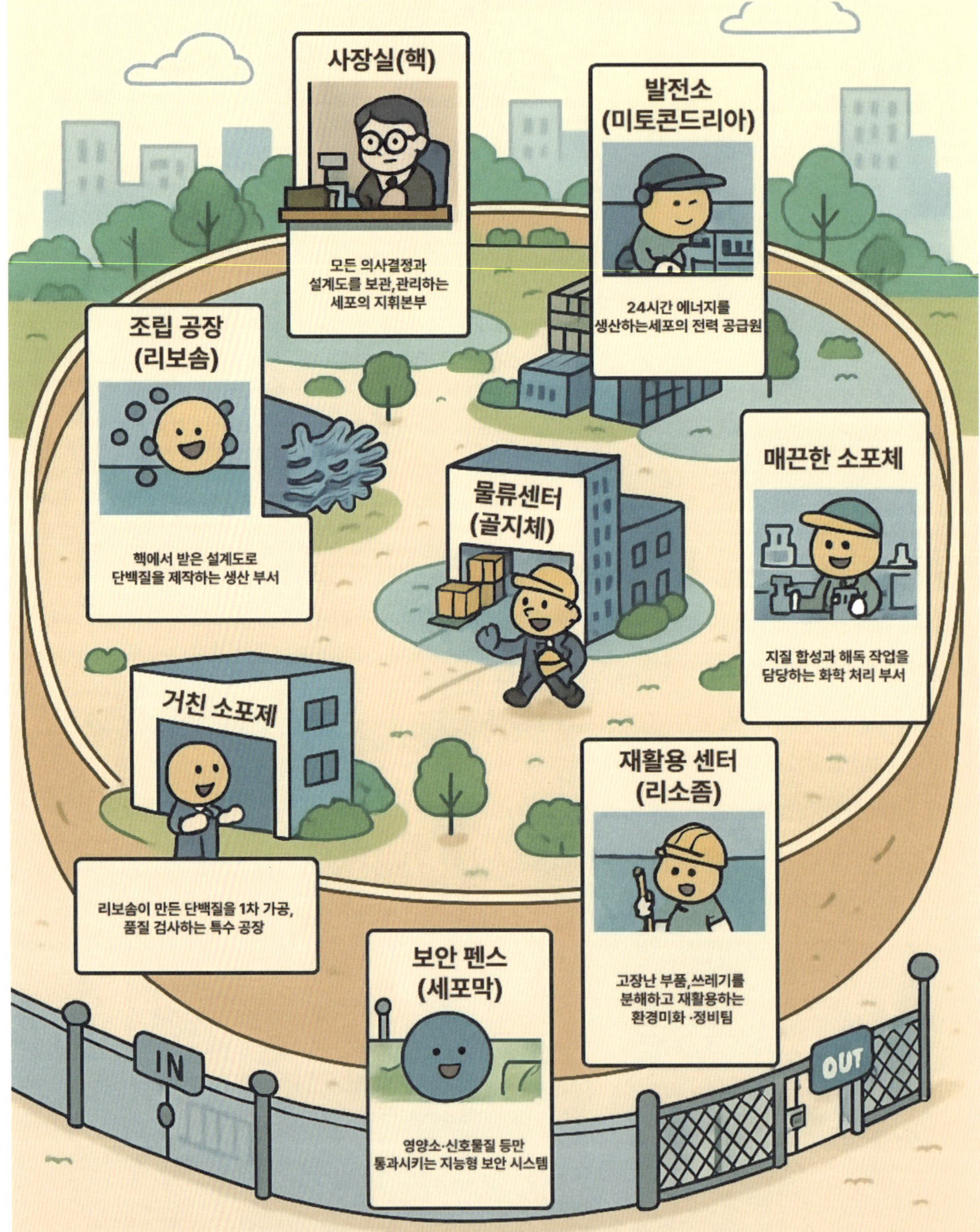

2장 세포 내부의 도시: 소기관들의 역할

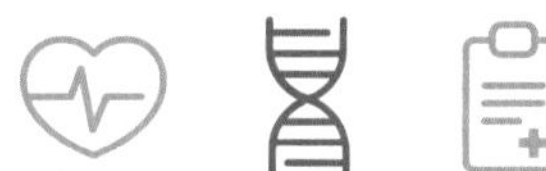

1. 아버지를 위한 두 번째 탐험

일주일 후, 성민 씨는 다시 원더셀의원을 찾았습니다. 지난 며칠간 아버지를 유심히 관찰해 보니, 윤미래 박사의 말이 더욱 실감 났거든요.

"박사님, 안녕하세요. 저번에 말씀해 주신 37조 개 세포 이야기를 아버지께 해 드렸더니 정말 신기해하시더라고요."

"어서 오세요, 성민 씨. 그래서 오늘은 더 깊이 들어가 볼 건데… 혹시 아버지 회사가 어떤 곳인지 아세요?"

성민 씨는 고개를 끄덕였습니다. "네, 중견 IT 회사에서 시스템 관리자로 일하세요. 서버실 관리하고, 네트워크 돌보고… 그런 일이요."

윤미래 박사의 눈이 반짝였습니다. "완벽해요! 그럼 오늘은 회사와 세포를 비교해 가며 설명해 드릴게요. 놀라실 거예요."

2. 세포 vs. 회사: 놀라운 유사성

박사가 대형 모니터에 세포 내부 구조를 띄우며 말했습니다.

"성민 씨, 세포 하나가 회사보다 훨씬 더 복잡하고 체계적으로 돌아간다는 걸 아세요?"

"정말요? 세포 하나가 회사 전체보다요?"

"네, 세포 안에는 수십 개의 부서가 있어요. 각각이 24시간 쉬지 않고 일하면서 완벽한 협업을 하고 있거든요. 회사보다 훨씬 더 체계적이에요."

박사는 회사의 조직도를 그려 가며 설명을 시작했습니다.

세포를 회사 건물로 상상해 보면…

"세포의 크기를 이해하기 위해 회사 건물만큼 크게 확대해서 상상해 보세요."

◎ **주요 부서별 배치:**

- **핵(사장실): 최고층 사장실 정도의 크기**

  - 모든 중요한 결정이 내려지는 곳

  - 회사의 모든 설계도와 매뉴얼이 보관된 곳

- **미토콘드리아(발전소들): 각 층마다 있는 전기실들**

  - 회사 곳곳에 수백 개씩 배치되어 있어요

  - 24시간 전력을 공급하는 중요한 시설들

- **리보솜(조립 공장들): 각 부서의 3D 프린터들**

  - 사무실 곳곳에 배치되어 필요한 물건들을 즉석에서 제작

  - 하루 종일 쉬지 않고 가동되는 소형 공장들

3. 핵: 세포의 사장실

"성민 씨, 아버지가 회사에서 중요한 결정을 내리실 때 어디서 하시나요?"

"사장실이나 회의실에서요."

"맞아요, 세포에서 그 역할을 하는 곳이 바로 '핵'이에요. 세포의 사장실이라고 보시면 돼요."

1) 핵 안의 특별한 도서관

박사가 DNA 모형을 보여 주며 설명했습니다.

"핵 안에는 모든 설계도가 들어 있어요. 바로 'DNA'죠. 이 DNA에는 약 30억 개의 '글자'가 적혀 있어요."

"30억 개요? 상상이 안 되네요."

"회사의 모든 매뉴얼, 업무 지침서, 기술 문서들을 다 합쳐도 DNA 하나에 비하면 아무것도 아니에요. 이 모든 정보가 핵이라는 작은 사장실에 완벽하게 정리되어 보관되어 있어요."

2) 핵의 똑똑한 업무 처리

"핵은 단순한 도서관이 아니에요. 회사의 CEO처럼 상황을 판단하고 지시를 내려요."

◎ **상황별 대응 사례:**

• 상황 1: 계단을 오를 때

　- 핵: "근육에 더 많은 에너지가 필요해! 근육 강화 단백질 생산 지시!"

　- 마치 "서버 부하가 높아졌으니 추가 자원 할당해!"라고 지시하는 것과 같아요

• 상황 2: 상처가 났을 때

　- 핵: "상처 치유 모드 가동! 콜라겐 생산 부서 비상근무!"

　- 회사에서 "시스템 장애 발생! 복구팀 긴급 출동!"과 비슷해요

"성민 씨, 놀라운 건 이 모든 판단이 1초에 수천 번씩 일어난다는 거예요. 회사의 어떤 AI 시스템보다도 빨라요."

4. 미토콘드리아: 세포의 한국전력공사

"아버지가 회사에서 가장 중요하게 관리하시는 게 뭐예요?"

"전력 시설이요. 전기가 나가면 모든 게 마비되니까요."

"바로 그거예요! 세포에서 그 역할을 하는 게 '미토콘드리아'예요."

1) 세포 속 발전소의 특별함

박사가 미토콘드리아 구조를 보여 주며 설명했습니다.

"미토콘드리아는 정말 신기해요. 마치 한국전력공사가 독립적인 조직으로 운영되는 것처럼, 자체 DNA까지 가지고 있어요."

"자체 DNA요?"

"네, 미토콘드리아는 원래 독립적인 생물이었는데, 오랜 진화 과정을 거쳐 세포와 공생하게 된 거예요. 정말 흥미로운 이력이죠."

2) 몸속 발전소 배치 전략

"성민 씨, 심장세포에는 미토콘드리아가 특히 많아요."

"왜요?"

"심장은 평생 쉬지 않고 뛰어야 하니까 엄청난 전력이 필요하거든요. 심장세포의 40%가 미토콘드리아로 이루어져 있어요. 마치 발전소 단지 같죠."

◎ **몸속 미토콘드리아 배치:**

- **심장세포**: 고급 발전소들이 빽빽하게 - 평생 무정지 운영 필요
- **뇌세포**: 특급 발전소들 밀집 - 뇌는 몸무게의 2%지만 전체 에너지의 20% 사용
- **간세포**: 24시간 공장용 발전소들 - 특히 술을 자주 마시는 사람의 간세포에는 미토콘드리아가 더 많아져요
- **지방세포**: 비상용 발전소들 - 에너지 저장이 주 업무

"그런데 안타깝게도 58세의 미토콘드리아는 28세 성민 씨보다 40% 정도 효율이 떨어져요. 그래서 요즘 쉽게 피로하시는 거예요."

5. 리보솜: 세포의 생산 공장

"성민 씨, 회사에서 필요한 장비나 부품이 있으면 어떻게 하세요?"

"외주 업체에 주문하거나, 직접 제작하거나…."

"세포는 더 똑똑해요. 필요한 모든 부품을 즉석에서 만들어 내거든요. 그 역할을 하는 게 '리보솜'이에요."

박사가 리보솜의 작업 과정을 애니메이션으로 보여 주었습니다.

"리보솜은 마치 사무실 곳곳에 배치된 3D 프린터 같아요. 핵에서 설계도가 오면 바로 그 자리에서 필요한 단백질을 제작해요."

◎ **리보솜의 5단계 생산 공정:**

- **주문서 접수**: 핵에서 온 mRNA(설계도) 받기
- **재료 준비**: 20가지 아미노산 부품들 준비
- **정밀 조립**: 설계도에 따라 부품들을 정확한 순서로 연결
- **품질 검사**: 완성된 단백질의 모양과 기능 확인

• **배송**: 필요한 곳으로 즉시 전달

"이 모든 과정이 1초에 수십 번씩 일어나요. 회사의 어떤 생산 라인보다도 빨라요."

1) 맞춤형 생산 지원

"성민 씨, 운동을 하면 어떻게 될까요?"

"근육이 커지죠?"

"바로 그거예요! 운동으로 근육에 자극이 가면, 근육세포의 리보솜들이 '근육 단백질 대량 생산 모드'로 전환돼요. 마치 회사에서 긴급 주문이 들어와서 야근 체제로 돌입하는 것과 같아요."

"감기에 걸렸을 때도 마찬가지예요. 면역세포의 리보솜들이 '항체 단백질 비상 생산!'이라며 밤낮없이 일해요. 덕분에 빨리 회복할 수 있는 거죠."

6. 소포체: 세포의 전문 제조 공장

"회사에 여러 부서가 있듯이, 세포에도 전문 제조 공장들이 있어요. 바로 '소포체'예요."

1) 거친 소포체: 특수 부품 전문 공장

"거친 소포체는 마치 회사의 특수 부품 제조 팀 같아요. 일반적인 부품이 아닌, 특별한 용도의 제품들을 만들어요."

◎ **거친 소포체가 특히 발달한 세포들:**

• **침샘 세포**: 소화효소 대량 생산 공장

• **간세포**: 해독 단백질 전문 제작소

- **면역세포:** 항체 생산 전문 라인

2) 매끈한 소포체: 화학 처리 전문 공장

"매끈한 소포체는 회사의 화학 처리 부서 같아요. 특히 어젯밤에 드신 맥주를 처리하는 일을 담당해요."

성민 씨가 웃으며 물었습니다. "술을 마시면 이 소포체가 바빠지는 건가요?"

"정확해요! 술을 마시면 간세포의 매끈한 소포체들이 밤새 '알코올 분해 비상근무'에 들어가요. 마치 회사에서 시스템 장애가 발생해서 복구 팀이 야근하는 것과 같아요."

7. 골지체: 세포의 쿠팡 물류센터

"성민 씨, 쿠팡 물류센터 가본 적 있어요?"

"네, 견학 간 적 있어요. 정말 체계적이더라고요."

"골지체가 바로 그런 곳이에요. 세포의 종합 물류센터죠."

1) 정밀한 포장과 배송 서비스

박사가 골지체의 작업 과정을 보여 주며 설명했습니다.

"리보솜에서 만들어진 단백질들이 골지체로 와서 최종 마무리를 받아요."

◎ **골지체의 4단계 서비스:**

- **성능 업그레이드:** 단백질에 추가 기능을 붙여 줘요
- **배송지 라벨링:** '심장행', '간행', '뇌행' 등 목적지 표시
- **안전 포장:** 운송 중 손상되지 않게 보호

- **배송 분류:** 목적지별로 분류해서 적절한 운송 수단에 적재

"회사의 IT 부서가 컴퓨터를 세팅해서 각 부서에 배치하는 것과 비슷해요."

8. 리소좀: 세포의 환경미화원

"회사에 청소 팀이 있죠?"

"네, 매일 밤 청소하러 와요."

"세포에서 그 역할을 하는 게 '리소좀'이에요. 하지만 단순한 청소가 아니라 고도의 재활용 전문가들이에요."

1) 리소좀의 똑똑한 재활용 시스템

"리소좀은 세포의 쓰레기를 그냥 버리지 않아요. 분해해서 재사용 가능한 재료로 만들어요."

◎ **리소좀의 재활용 업무:**

- **수명 다한 미토콘드리아:** 10-20일마다 새 발전소로 교체
- **고장 난 단백질:** 불량품 회수해서 재료로 재활용
- **침입한 세균:** 완전 분해해서 무력화
- **손상된 부품들:** 수리 불가능한 것들 안전하게 처리

"특히 감기에 걸렸을 때, 백혈구가 세균을 잡아먹으면 리소좀이 그 세균을 완전히 분해해 버려요. 마치 산업용 분쇄기 같아요."

9. 세포막: 세포의 보안 팀

"회사 출입구에 보안 팀이 있죠?"

"네, 출입증 검사하고, 방문자 관리하고…."

"세포막이 바로 그런 역할이에요. 하지만 훨씬 더 똑똑한 보안 시스템이에요."

1) 지능형 출입 관리 시스템

"세포막은 단순한 벽이 아니에요. 선택적 투과성이라는 특별한 능력이 있어서, 좋은 것과 나쁜 것을 구별해서 처리해요."

◎ **세포막의 다양한 출입문들:**

- **영양소 전용 통로:** 포도당, 아미노산 등만 통과
- **나트륨-칼륨 펌프:** 이온 농도 조절 전용
- **응급 상황 통로:** 호르몬 신호 등 긴급 메시지용
- **폐기물 배출구:** 노폐물 전용 출구

"회사 보안 팀이 24시간 교대로 근무하는 것처럼, 세포막도 24시간 쉬지 않고 일해요."

10. 세포 골격: 세포의 철골 구조

"회사 건물에도 철골 구조가 있어야 안 무너지죠?"

"당연하죠."

"세포에도 마찬가지로 골격이 있어요. '세포골격'이라고 해요."

1) 3종류의 구조재

- 액틴 섬유(가는 철근):

    - 세포 모양 유지와 움직임 담당

    - 근육이 수축할 때 핵심 역할

- 미세소관(굵은 철근 + 지하철 노선):

    - 세포 내 교통망 역할

    - 미토콘드리아, 리소좀 등이 이 레일을 타고 이동

- 중간 섬유(보강재):

    - 세포에 기계적 강도 제공

    - 스트레스에 대한 저항력

"정말 신기한 건, 미세소관이 지하철 노선처럼 세포 곳곳으로 뻗어 있어서 '분자 기차'들이 달리면서 다녀요. 회사의 물류 시스템보다 훨씬 효율적이에요."

11. 세포 도시의 하루 일과

"이제 세포의 하루 일과를 종합해서 볼까요?"

◎ **오전 7시: 기상과 함께**

"알람 소리에 잠에서 깨어나지만, 세포들은 이미 한참 전에 깨어나서 준비하고 있어요."

    - 미토콘드리아: "오늘도 전력 공급 준비 완료!"

    - 리보솜: "아침 단백질 생산 계획 수립!"

    - 세포막: "영양소 수입 준비!"

◎ **오전 9시: 출근과 함께 본격 가동**

"핵에서 오늘의 업무 지시가 내려와요."

- 핵: "오늘은 회사 일이 많으니 뇌세포 집중 모드 가동!"

- 골지체: "택배 물량 증가 예상, 배송 준비!"

◎ **오후 2시: 업무 집중 시간**

"중요한 프로젝트에 집중할 때...."

- 뇌세포 미토콘드리아: "고급 전력 공급 중!"

- 뇌세포 리보솜: "집중력 향상 단백질 생산!"

- 세포막: "포도당 우선 공급!"

◎ **오후 6시: 퇴근 준비**

"하루 종일 일한 세포들이 정리 작업을 시작해요."

- 리소좀: "하루 쌓인 쓰레기 수거 시작!"

- 골지체: "오늘 생산품 마지막 배송!"

◎ **밤 11시: 취침과 함께 야간 근무 시작**

"잠들어 있는 동안이 세포들의 진짜 중요한 시간이에요."

- 성장호르몬 세포: "손상 복구 작업 시작!"

- 면역세포: "야간 순찰 강화!"

- 리소좀: "대청소 시간!"

- 소포체: "내일 준비 작업!"

12. 세포 소기관들의 완벽한 팀워크

"성민 씨, 이제 정말 감동적인 이야기를 해 드릴게요."

윤미래 박사가 눈을 반짝이며 말했습니다.

"세포 소기관들이 어떻게 협력하는지 구체적인 사례를 보면 정말 놀라워요. 마치 오케스트라의 완벽한 합주 같거든요."

1) 사례 1: 인슐린 제조 프로젝트

"아버지가 식사를 하신 후 혈당이 올라갔을 때를 상상해 보세요. 췌장 세포에서 벌어지는 일이에요."

박사가 단계별로 설명해 주었습니다.

- 1단계 – 핵의 긴급 명령 "'혈당이 올라갔어! 인슐린 유전자 즉시 가동!' 핵이 인슐린 설계도(mRNA)를 복사해서 리보솜에게 전달해요."
- 2단계 – 리보솜의 즉석 제조 "'인슐린 긴급 주문 들어왔습니다!' 거친 소포체에 붙은 리보솜들이 인슐린 단백질을 만들기 시작해요."
- 3단계 – 소포체의 1차 가공 "'제품 1차 가공 완료, 품질 검사 통과!' 거친 소포체가 인슐린을 적절히 접어서 기본 형태를 만들어요."
- 4단계 – 골지체의 최종 완성 "'품질 개선 및 배송지 확인: 혈액으로 발송!' 골지체가 인슐린에 '분비용' 태그를 붙이고 최종 포장을 완료해요."
- 5단계 – 세포막의 완벽한 배송 "'인슐린 배송 완료!' 세포막을 통해 인슐린이 혈액으로 분비돼요."

성민 씨가 감탄하며 말했습니다. "이 모든 과정이 얼마나 걸려요?"

"놀랍게도 단 몇 분 만에 일어나요! 아버지가 밥을 드신 후 15분 이내에 인슐린이 혈액에 나타나거든요."

2) 사례 2: 근육 성장 프로젝트

"아버지가 운동을 하신 후 근육이 커지는 과정도 정말 흥미로워요."

- **운동 신호 감지**: "세포막의 수용체들이 '운동 스트레스 감지! 근육 강화 필요!'라며 핵에 신호를 보내요."
- **유전자 활성화**: "핵이 '근육 단백질 대량 생산 명령!'을 내려요. 근육 성장 관련 유전자들이 일제히 활성화돼요."
- **대량 생산 체제**: "리보솜들이 야근 모드로 전환돼요. '액틴, 미오신 단백질 24시간 생산!'"
- **에너지 공급 증대**: "미토콘드리아들이 '발전소 증설!'을 외치며 ATP 생산량을 늘려요."
- **품질 관리 강화**: "골지체와 소포체가 '불량품은 절대 용납 안 해!'라며 품질 검사를 강화해요."

"성민 씨, 신기한 건 이 모든 세포가 서로 소통하면서 완벽하게 타이밍을 맞춘다는 거예요."
"몇 주 후, 아버지가 거울을 보시면 '어? 근육이 좀 생긴 것 같은데?' 하고 놀라실 거예요."

3) 사례 3: 감염 대응 프로젝트

"아버지가 감기 바이러스에 노출되었을 때는 어떨까요? 정말 드라마틱한 상황이 벌어져요."

- **1차 경보: 세포막 보안 팀** "'침입자 발견! 미확인 바이러스!' 세포막의 센서들이 바이러스를 감지하고 즉시 경보를 발령해요."
- **2차 대응: 핵의 비상 선포** "'국가 비상사태 선포! 모든 부서 비상근무!' 핵이 면역 관련 유전자들을 대량 활성화시켜요."
- **3차 생산: 리보솜의 총동원** "'항체 대량 생산! 인터페론 긴급 제조!' 리보솜들이 24시간 풀가동으로 면역 단백질들을 만들어요."
- **4차 배송: 골지체의 특급 서비스** "'최고 우선순위 배송!' 골지체가 모든 면역 물질을 최우선으로 처리해요."

- **5차 공격: 리소좀의 특공 작전** "'적 섬멸 작전 개시!' 리소좀들이 바이러스를 완전히 분해하는 특공 작전을 펼쳐요."
- **6차 복구: 전 부서 협력 복구** "'전투 종료, 복구 작업 시작!' 모든 소기관이 협력해서 손상된 부분을 복구해요."

성민 씨가 놀라며 물었습니다. "정말 전쟁 같네요!"

"맞아요, 그런데 이 모든 과정에서 각 소기관들이 실수 없이 완벽하게 협력해요. 현대의 어떤 조직보다도 뛰어난 팀워크죠."

13. 세포 소기관 종합 성과표

박사가 정리된 표를 보여 주었습니다.

"지금까지 배운 내용을 정리해 볼까요?"

소기관	주요 기능	비유	특별한 특징
핵	유전 정보 관리, 세포 조절	중앙정부, 기록관리소	DNA 30억 글자 보관
미토콘드리아	에너지(ATP) 생산	발전소	독자적 DNA 보유
리보솜	단백질 합성	생산공장	1초에 수십 개 생산
거친 소포체	단백질 가공, 포장	단백질 전문공장	리보솜 부착
매끈한 소포체	지질 합성, 해독	화학 전문공장	간세포에 특히 풍부
골지체	단백질 수정, 분류	종합 가공센터	최종 포장 담당
리소좀	노폐물 분해	쓰레기 처리장	강력한 소화효소
세포막	출입 통제	국경수비대	선택적 투과성
세포골격	구조 지지, 운송	철골+지하철	3종류 섬유

"정말 완벽한 도시네요!" 성민 씨가 감탄했습니다.

14. 58세 세포 도시의 현실

성민 씨의 표정이 조금 어두워졌습니다.

"성민 씨, 그럼 세포들이 힘들어하고 있는 건가요?"

윤미래 박사가 따뜻하게 답했습니다.

"성민 씨, 솔직히 말하면 58세의 세포 도시는 28세 때와는 다르죠. 하지만 절망적이지는 않아요."

1) 변화하는 세포 도시의 모습

- 미토콘드리아 발전소들:
  - 효율이 40% 정도 떨어졌지만, 아직 충분히 가동 가능
  - 마치 오래된 발전기가 조금 느려진 상태
- 리보솜 공장들:
  - 생산 속도가 느려졌지만, 품질은 여전히 우수
  - 베테랑 직공들이 경험으로 품질을 유지
- 리소좀 청소 팀:
  - 청소 능력이 조금 떨어져서 노폐물이 약간 쌓이기 시작
  - 야간 근무 시간이 예전만 못함
- 세포막 보안 팀:
  - 선별 능력이 예전만 못해서 가끔 불필요한 것들이 통과
  - 보안 검색대의 센서가 조금 둔해진 상태
- 골지체 물류센터:
  - 포장과 배송 속도가 조금 느려짐

- 하지만 여전히 정확한 배송 시스템 유지
- 핵 사장실:
  - 의사 결정은 여전히 정확하지만 반응 속도가 약간 느려짐
  - 하지만 58년의 경험으로 더 현명한 판단

"하지만 여기서 희망적인 소식이 있어요."

2) 세포 도시 재생의 가능성

"성민 씨, 세포들은 우리가 생각하는 것보다 훨씬 더 회복력이 강해요."

- 미토콘드리아 발전소 업그레이드:
  - 규칙적인 운동으로 새로운 미토콘드리아 증설 가능
  - 적절한 영양 공급으로 기존 발전소 효율 개선
- 리보솜 공장 현대화:
  - 양질의 단백질 공급으로 생산 라인 개선
  - 충분한 휴식으로 공장 설비 점검 시간 확보
- 리소좀 청소 시스템 강화:
  - 간헐적 단식으로 대청소 시간 제공
  - 항산화 식품으로 청소 장비 성능 향상
- 세포막 보안 업그레이드:
  - 균형 잡힌 영양으로 보안 시스템 강화
  - 충분한 수분으로 보안 장비 유지 보수

15. 세포 도시 관리를 위한 실천 방안

"마지막으로, 성민 씨가 아버지를 위해 당장 할 수 있는 일들을 알려 드릴게요."

박사가 친근하게 말했습니다.

"아버지 몸속 37조 개 세포 도시의 시민으로서 해야 할 일들이 있어요."

1) 미토콘드리아 발전소 지원 사업

- 규칙적인 운동:
  - 미토콘드리아 수가 증가해요
  - 특히 유산소 운동이 효과적이에요
- 충분한 수면:
  - 미토콘드리아 수리 시간을 제공해요
  - 하루 7-8시간은 꼭 주무셔야 해요
- 항산화 음식:
  - 미토콘드리아 손상을 방지해요
  - 블루베리, 녹차, 견과류 등이 좋아요
- 금연:
  - 미토콘드리아에 독성 물질이 들어가는 걸 차단해요

2) 리보솜 공장 생산성 향상

- 양질의 단백질 섭취:
  - 아미노산 원료를 공급해요
  - 생선, 계란, 콩류가 좋아요

- **적절한 칼로리:**

  - 단백질 합성에 필요한 에너지를 제공해요

- **스트레스 관리:**

  - 스트레스는 단백질 합성을 방해해요

3) 세포막 보안 시스템 강화

- **균형 잡힌 영양:**

  - 좋은 원료만 공급해요

- **충분한 수분:**

  - 세포막 유연성을 유지해요

  - 하루 2리터 정도가 적당해요

- **오메가-3 섭취:**

  - 세포막 구조를 개선해요

  - 등 푸른 생선이 좋아요

4) 리소좀 청소 시스템 지원

- **간헐적 단식:**

  - 자가 포식 시스템을 활성화해요

  - 16:8 간헐적 단식이 도움이 돼요

- **항염 음식:**

  - 리소좀 부담을 감소시켜요

  - 강황, 생강, 마늘 등이 좋아요

- **정기적 해독:**

  - 독소 축적을 방지해요

  - 충분한 물과 섬유질 섭취가 중요해요

성민 씨가 열심히 메모를 하며 말했습니다.

"박사님, 이 모든 걸 아버지께 전해 드려야겠어요!"

16. 다음 탐험을 위한 준비

진료실을 나서며 성민 씨는 더욱 희망차게 느꼈습니다.

"박사님, 다음에는 뭘 배울까요?"

"다음에는 성민 씨만의 특별한 세포 지도를 만들어 볼 거예요. 단일세포 오믹스라는 최첨단 기술로 아버지 세포들 하나하나의 상태를 정확히 파악할 수 있어요."

"정말요? 그런 게 가능한가요?"

"물론이죠. 마치 회사의 각 직원들 개별 성과표를 보는 것처럼, 세포들 하나하나의 건강 상태를 체크할 수 있어요. 그럼 더 정확한 맞춤 치료가 가능하겠죠?"

집으로 돌아가는 길에 성민 씨는 아버지께 전화를 드렸습니다.

"아버지, 세포들이 정말 대단해요. 마치 회사처럼 체계적으로 돌아가고 있대요."

"그래? 우리 성민이가 의학 박사 되겠네."

"아버지, 세포들이 조금 지쳐 가고 있긴 하지만 충분히 도울 방법이 있대요. 각 부서별로 맞춤 지원을 해 드리면 정말 좋아지실 거예요!"

"고맙다, 아들. 그럼 아버지도 세포 직원들을 위해 운동도 하고, 잘 먹어야겠네."

그날 밤, 성민 씨는 아버지 몸속 세포 도시의 각 부서들이 다시 활기차게 돌아가는 모습을 상상하며 잠들었습니다. 핵 사장실에서는 현명한 결정들이, 미토콘드리아 발전소에서는 깨끗한 에너지가, 리보솜 공장에서는 완벽한 제품들이 만들어지고 있을 거라고 믿으며 말이에요.

3장 단일세포 오믹스로 본 나만의 세포 지도

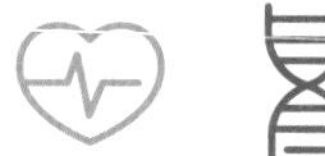 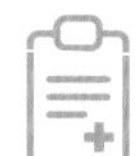

1. 아버지를 위한 세 번째 탐험

2주 후, 성민 씨는 다시 원더셀의원을 찾았습니다. 지난번에 배운 세포 도시 이야기를 아버지께 전해 드렸더니, 정말 신기해하시며 관심을 보이셨거든요.

"박사님, 아버지가 정말 놀라워하셨어요. 자신의 몸속에 그런 복잡한 도시가 있다는 걸 처음 아셨대요."

윤미래 박사가 반갑게 맞아 주었습니다.

"그럼 오늘은 더욱 놀라운 이야기를 해 드릴게요. 아버지만의 특별한 세포 지도를 만들어 보는 거예요."

성민 씨의 눈이 호기심으로 반짝였습니다.

"정말요? 그런 게 가능한가요?"

"물론이죠. 최첨단 기술로 아버지 세포들 하나하나의 이야기를 들을 수 있어요. 마치 37조 명이 사는 거대한 도시에서 각 시민들과 개별 인터뷰를 하는 것과 같아요."

2. 세포 하나하나의 비밀을 찾아서

윤미래 박사가 새로운 화면을 띄우며 설명을 시작했습니다.

"성민 씨, 지금까지 우리는 세포 도시를 전체적으로만 봤어요. 마치 서울시 전체 평균 소득만 알고 있는 것처럼요."

성민 씨가 고개를 끄덕이며 들었습니다.

"만약 우리가 '서울 평균 소득: 400만 원'이라는 정보만 있다면, 강남의 부자도 있고 학생도 있다는 걸 알 수 없겠죠?"

"맞아요, 각자의 다른 상황을 전혀 모르게 되네요."

"바로 그거예요! 기존의 의학이 바로 이런 방식이었어요. 수천, 수만 개의 세포를 한꺼번에 분석해서 평균값만 얻을 수 있었거든요."

박사가 쉬운 예시로 설명했습니다.

◎ **기존 방식:**

"58세 남성 간 지역 주민들의 평균 상태: 보통"

◎ **새로운 방식:**

- "간 1번가 철수 씨: 해독 능력 95%, 재생 능력 60%, 스트레스 80%"
- "간 2번가 영희 씨: 해독 능력 55%, 재생 능력 90%, 스트레스 70%"
- "간 3번가 민수 씨: 해독 능력 80%, 재생 능력 85%, 스트레스 60%"

"이렇게 개별 정보를 알 수 있으면 각 구역에 맞는 맞춤형 도시 계획을 세울 수 있겠죠?"

"정말 혁신적이네요! 그럼 아버지 세포들도 하나하나 다 다르다는 건가요?"

3. 세포 도시 속 작은 도서관의 비밀

"맞아요, 아버지의 세포 도시에서 각 시민들은 작은 도서관을 하나씩 가지고 있어요. 바로 유전자들이죠."

박사가 DNA 모형을 들고 설명했습니다.

"모든 시민이 같은 도서관을 가지고 있어요. 약 2만 권의 같은 책들 말이에요. 하지만 어떤 책을 얼마나 자주 읽는지는 시민마다 완전히 달라요."

성민 씨가 이해했다는 듯 밝게 말했습니다.

"아! 마치 같은 도서관이 있어도, 의사는 의학 서적을, 요리사는 요리책을 주로 보는 것처럼요!"

"정확해요! 이를 '유전자 발현'이라고 하는데, 이것으로 각 세포의 개성과 상태를 파악할 수 있어요."

4. 아버지 심장 구역의 철수 씨 이야기

윤미래 박사가 구체적인 예를 들어 주었습니다.

"아버지의 심장 구역에 사는 철수 씨를 한번 볼까요? 철수 씨 도서관에서 가장 인기 있는 책들을 보면…."

◎ **심장 구역 철수 씨의 베스트셀러:**

- 1위: "심장 박동 완벽 가이드" - 매일 10만 번씩 읽어요
- 2위: "근육 수축의 모든 것" - 하루도 빠짐없이 읽습니다
- 3위: "혈액 펌프 운영 매뉴얼" - 철수 씨의 필수 교재예요

◎ **먼지 쌓인 책들:** "소화효소 만들기", "호르몬 분비법", "면역 반응 가이드"

"이런 책들은 거의 읽지 않아요. 철수 씨 동네에서는 필요 없는 정보거든요."

5. 아버지 간 구역의 영희 씨 이야기

"반면, 아버지의 간 구역에 사는 영희 씨는 완전히 다른 책을 좋아해요."

◎ **간 구역 영희 씨의 베스트셀러:**
- 1위: "독소 분해 완전 정복" – 24시간 내내 읽어요
- 2위: "알코올 처리 전문가 되기" – 아버지가 맥주 드실 때 특히 많이 읽습니다
- 3위: "영양소 저장 및 관리" – 영희 씨의 전문 분야예요

◎ **관심 없는 책들:** "심장 박동법", "뇌 신호 전달", "근육 움직이기"

"영희 씨는 이런 책들에는 전혀 관심이 없어요. 각 구역마다 전문 분야가 다르니까요."
성민 씨가 재미있어하며 물었습니다.
"그럼 뇌 구역 주민들은 또 다른 책을 읽겠네요?"

6. 아버지 뇌 구역의 민수 씨 이야기

"맞아요! 아버지의 뇌 구역에 사는 민수 씨의 독서 취향은 또 다릅니다."

◎ **뇌 구역 민수 씨의 베스트셀러:**
- 1위: "전기신호 고속 전달법" – 1초에 수백 번씩 읽어요

- 2위: "기억 저장 완벽 가이드" – 민수 씨의 핵심 업무죠
- 3위: "감정 처리 매뉴얼" – 복잡하지만 중요한 책이에요

◎ **읽지 않는 책들:** "소화 과정", "해독 작용", "근육 수축"

"민수 씨는 뇌 구역 밖의 일에는 관심이 없어요. 오직 자신의 동네 일에만 집중하죠."
박사가 정리하며 말했습니다.

"단일세포 오믹스는 바로 이런 각 시민들의 독서 패턴을 분석하는 기술이에요. 누가 어떤 '책'
을 얼마나 읽고 있는지 정확히 알 수 있죠."

7. 아버지 무릎 구역의 복잡한 상황

윤미래 박사가 실제 사례를 들어 설명했습니다.

"성민 씨, 아버지의 무릎 관절염을 예로 들어 볼게요. 기존에는 '관절염'이라고 뭉뚱그려 말했
지만, 개별 세포 분석으로 보면 훨씬 복잡해요."

"어떻게 복잡한데요?"

"실제로 무릎 지역의 연골 구역 주민들을 하나하나 인터뷰해 보니, 5가지 다른 상태의 시민들
이 있더라고요."

◎ **아버지 무릎 연골 구역 주민 현황:**

- 베테랑 시민들(약 30%)

    - 특징: 아직 정상적으로 연골 생산 업무 중

    - 하는 말: "문제없어요! 열심히 일하고 있습니다!"

    - 상태: 경험 많고 능력 있는 베테랑들

- 피곤한 시민들(약 35%)

  - 특징: 업무량이 많아서 힘들어하지만 아직 일할 수 있음

  - 하는 말: "좀 힘들긴 하지만… 그래도 할 수 있어요."

  - 상태: 야근에 지쳤지만 휴식 후 회복 가능

- 지친 시민들(약 20%)

  - 특징: 스트레스를 받아서 실수가 잦아진 상태

  - 하는 말: "일이 너무 많아서… 실수할 것 같아요."

  - 상태: 번아웃 초기 단계로 관리가 필요

- 과열된 수리 팀(약 10%)

  - 특징: 손상된 부분을 고치려고 과도하게 열심인 상태

  - 하는 말: "모든 걸 다 고쳐야 해!"

  - 상태: 선의지만 오히려 염증을 증가시키고 있음

- 휴직 중인 시민들(약 5%)

  - 특징: 거의 일을 안 하거나 기능을 상실한 상태

  - 하는 말: "이제 정말 힘들어서… 쉬어야겠어요."

  - 상태: 기능 회복이 어려운 상태

성민 씨가 이해했다는 듯 고개를 끄덕였습니다.

"와, 정말 복잡하네요. 그럼 치료도 각 상황에 맞게 다르게 해야 하는 건가요?"

"바로 그거예요! 베테랑들은 격려해 주고, 피곤한 시민들은 휴식을 주고, 지친 시민들은 스트레스를 줄여 주고, 과열된 수리팀은 진정시켜 주고, 휴직자들은 새로운 인력으로 교체해야 하죠."

8. 최첨단 기술: 37조 시민과의 개별 인터뷰

"그런데 이런 놀라운 분석이 어떻게 가능한 거예요?"

박사가 단일세포 분석 장비를 가리키며 설명했습니다.

"이 기술은 마치 37조 명의 시민들과 개별 인터뷰를 하는 것과 같아요. 물론 실제로는 그렇게 복잡하지 않아요."

성민 씨가 호기심 어린 눈으로 바라보자, 박사가 쉽게 풀어서 설명했습니다.

"간단히 말하면, 조직에서 세포를 하나씩 분리해서, 각각에게 고유한 신분증을 만들어 주고, 그들이 어떤 유전자를 활발히 사용하고 있는지 측정하는 거예요."

"마치 시민 한 명 한 명에게 개별 ID를 주고, '지금 어떤 일을 하고 계신가요?'라고 묻는 것과 같죠."

9. 아버지 췌장 구역의 당뇨병 초기 상황

박사가 또 다른 실제 사례를 들어 설명했습니다.

"만약 아버지가 당뇨병 초기 진단을 받으신다면, 개별 세포 분석으로 훨씬 정확한 상황을 파악할 수 있어요."

"어떤 상황인데요?"

"당뇨병은 췌장의 베타세포 구역에서 인슐린을 제대로 만들지 못해서 생기는 병이에요. 하지만 모든 베타세포 시민이 똑같이 문제가 있는 건 아니라는 게 밝혀졌어요."

◎ **아버지 췌장 베타세포 구역 주민 현황:**

- **성실한 시민들(약 50%)**

  - 상태: 아직 정상적으로 인슐린 생산 중

  - 하는 말: "문제없어요! 열심히 일하고 있습니다!"

- **피곤한 시민들(약 30%)**

  - 상태: 업무량이 많아서 힘들어하지만 아직 일할 수 있음

  - 하는 말: "좀 힘들긴 하지만… 그래도 할 수 있어요."

- 지친 시민들(약 15%)

  - 상태: 스트레스를 받아서 실수가 잦아진 상태

  - 하는 말: "일이 너무 많아서… 실수할 것 같아요."

- 휴직 중인 시민들(약 5%)

  - 상태: 거의 일을 안 하거나 기능을 상실한 상태

  - 하는 말: "이제 정말 힘들어서… 쉬어야겠어요."

성민 씨가 안도의 표정을 지으며 말했습니다.

"다행히 성실한 시민들이 아직 절반이나 되네요!"

"맞아요! 그래서 아버지 같은 경우는 생활 습관 개선과 적절한 치료로 충분히 관리 가능해요. 피곤한 시민들과 지친 시민들을 도와주면 되거든요."

10. 아버지 뇌 구역의 놀라운 비밀

"아버지가 요즘 기억력이 예전 같지 않다고 하시죠? 뇌 구역 분석 결과도 정말 흥미로워요."

박사가 뇌세포 분석 결과를 보여 주었습니다.

"기존에는 뇌 구역에 10여 종류의 다른 직업을 가진 시민들이 있다고 알려져 있었어요. 하지만 개별 분석 결과, 실제로는 훨씬 더 다양한 전문가들이 존재한다는 것이 밝혀졌어요."

◎ **아버지 뇌 구역의 다양한 전문가들:**

- 기억 담당 구역: 해마의 CA1 지역 주민들

  - 전문 분야: 새로운 기억 형성과 저장

  - 현재 상태: 58세치고는 양호하지만 속도가 조금 느려짐

- 판단 담당 구역: 전두엽 5층 지역 주민들

  - 전문 분야: 복잡한 문제 해결과 의사 결정

- 현재 상태: 경험과 지혜로 젊은 시절보다 오히려 향상됨

• 감정 담당 구역: 편도체와 해마 연결 지역 주민들

- 전문 분야: 감정 처리와 스트레스 관리

- 현재 상태: 안정적이고 성숙한 상태

11. 아버지 뇌 구역의 청소 시스템 점검

"특히 흥미로운 발견은 뇌 구역의 청소 시스템이에요."

박사가 미세아교세포 분석 결과를 보여 주었습니다.

"뇌 구역에는 '청소 전문가'들이 있어요. 이들의 상태를 보면 전체적인 뇌 구역 건강을 알 수 있어요."

◎ **아버지 뇌 구역 청소팀 현황:**

• 정상 청소 팀(약 60%)

- 상태: 일상적인 청소와 감시 업무 수행 중

- 평가: 아직 건강하게 일하고 있음

• 경보 발령 팀(약 25%)

- 상태: "뭔가 문제가 생긴 것 같아, 주의 깊게 감시 중"

- 평가: 아직 정상 범위 내의 반응

• 비상 대응 팀(약 15%)

- 상태: "문제 발견! 적극적 대응 모드!"

- 평가: 과도한 염증 반응을 일으킬 수 있어 주의 필요

성민 씨가 걱정스럽게 물었습니다.

"비상 대응팀이 15%나 된다니… 괜찮은 건가요?"

"58세 남성으로는 평균적인 수준이에요. 하지만 이 비율이 더 늘어나지 않도록 관리하는 것이 중요해요. 다행히 적절한 치료와 생활 습관 개선으로 이를 조절할 수 있어요."

12. 나만의 세포 지도의 의미

박사가 정리하며 말했습니다.

"성민 씨, 이제 '나만의 세포 지도'가 무엇인지 이해하시겠어요?"

"네, 아버지 몸속 37조 개 세포들 각각의 상태와 역할을 정확히 파악하는 거네요."

"정확해요! 마치 거대한 도시의 각 구역별, 직업별 현황을 상세히 파악하는 것과 같아요."

13. 세포 시민들 간의 놀라운 대화 엿듣기

박사가 더욱 흥미로운 발견을 알려 주었습니다.

"정말 신기한 건 세포 시민들이 서로 메시지를 주고받으며 협력하고 있다는 거예요."

"메시지요? 정말로요?"

"네! 세포들은 다양한 화학 신호를 주고받으면서 협력하고 있어요."

◎ **아버지 무릎 구역 시민들의 실시간 대화:**

- **지친 연골 시민:** "도와줘! 너무 힘들어!"

- **주변 면역 시민:** "알겠어! 염증 제거하러 간다!"

- **혈관 시민:** "영양소 배송 늘릴게!"

- **신경 시민:** "뇌 구역에 상황 보고 완료!"

◎ **아버지 간 구역 시민들의 주말 대화:**

- 간 시민 A: "어제 맥주 많이 들어왔네…"
- 간 시민 B: "야근 준비! 해독 모드 가동!"
- 담즙 시민: "소화 지원하러 간다!"
- 혈관 시민: "독소 배출 라인 확보!"

박사가 웃으며 말했습니다.

"마치 단체 채팅방에서 실시간으로 소통하는 것 같죠?"

14. 암 구역의 조직적 문제 상황

박사가 조금 더 심각한 주제로 넘어갔습니다.

"성민 씨, 안타깝게도 암에 걸린 환자들의 세포를 분석해 보니 정말 특이한 발견이 있었어요."

"어떤 발견이요?"

"암세포 구역에서는 시민들이 마치 무법 집단처럼 변해서 서로 협력하고 있더라고요."

박사가 암세포 분석 결과를 보여 주며 신중하게 설명했습니다.

◎ **폐암 구역 시민들의 문제적 역할 변화:**

- 증식 담당으로 변한 시민들(30%)

  - 변화된 행동: "복사하자! 복사하자!" 하며 끊임없이 증식

  - 문제점: 마치 고장 난 복사기처럼 계속 자신을 복제

- 보급 담당으로 변한 시민들(25%)

  - 변화된 행동: "여기에 배송로 좀 만들어 줘!" 하며 혈관 건설 요청

  - 문제점: 불법적인 물류망을 구축하려 함

- **위장 담당으로 변한 시민들(20%)**
  - 변화된 행동: "우리는 정상이에요!" 하며 면역 순찰대를 속임
  - 문제점: 가짜 신분증을 가진 것처럼 정체를 숨김
- **저항 담당으로 변한 시민들(15%)**
  - 변화된 행동: "약물 공격도 문제없어!" 하며 치료에 저항
  - 문제점: 두꺼운 갑옷을 입어 치료를 막아 냄
- **정찰 담당으로 변한 시민들(10%)**
  - 변화된 행동: "새로운 터전을 개척하자!" 하며 이주 준비
  - 문제점: 다른 건강한 구역으로 이주하려 함

성민 씨가 심각한 표정으로 말했습니다.

"정말 체계적으로 문제를 일으키는군요. 그럼 이런 걸 미리 알 수 있으면 치료가 더 효과적으로 되는 건가요?"

"맞아요! 환자마다 어떤 타입의 문제 세포가 많은지 미리 알면, 그에 맞는 맞춤 치료를 할 수 있어요."

15. 개인 맞춤형 치료의 시작

"이런 상세한 정보가 있으면 정말 정확한 맞춤 치료가 가능해져요."
박사가 구체적인 예를 들어 설명했습니다.

◎ **아버지 무릎 구역 맞춤 관리 전략:**
- **베테랑 연골 시민들**: 영양 공급과 지원
- **피곤한 연골 시민들**: 휴식과 회복 지원
- **지친 연골 시민들**: 스트레스 완화 치료

- 과열된 수리 팀: 염증 억제 치료
- 휴직 연골 시민들: 줄기세포로 교체

◎ **아버지 췌장 구역 맞춤 관리 전략:**
- 성실한 베타세포 시민들: 현상 유지 지원
- 피곤한 베타세포 시민들: 업무량 조절과 휴식
- 지친 베타세포 시민들: 스트레스 관리와 영양 지원
- 휴직 베타세포 시민들: 재생 치료 고려

16. 미래의 놀라운 치료 현장

박사가 미래의 모습을 그려 주었습니다.

"현재는 주로 연구 단계이지만 2030년대에는 이런 기술들이 실제 병원에서 활용될 가능성이 높아요."

◎ **미래의 정밀검사 상상도:**

간호사: "혈액 조금만 뽑을게요. 분석 후에 결과를 알려 드릴게요."

분석 후,

의사: "검사 결과가 나왔네요. 아버지의 세포 건강 점수는 82점입니다!"

"면역 구역 시민들 중에서 T세포의 70%가 활성화 상태이고, 특히 바이러스와 싸우는 전문가들이 평소보다 15% 증가했네요. 최근에 감기를 앓으셨죠? 몸이 바이러스와 잘 싸우고 있는 증거입니다."

"그런데 간 구역 시민들 중 일부에서 지방 축적 관련 업무가 조금 늘어나고 있어요. 아직 문제가 되는 수준은 아니지만, 식단 조절을 통해 미리 예방하시는 게 좋겠습니다."

17. 개인차의 과학적 이해

성민 씨가 궁금해하며 물었습니다.

"박사님, 그럼 왜 같은 치료를 받아도 사람마다 결과가 다른 건가요?"

"바로 이런 개별 세포 차이 때문이에요. 사람마다 세포 구역의 구성과 상태가 다르거든요."

박사가 구체적으로 설명했습니다.

"어떤 사람은 면역 구역이 특별히 활성화되어 있고, 어떤 사람은 간 구역의 해독 능력이 뛰어나고, 또 어떤 사람은 근육 구역의 재생 능력이 우수해요."

"아버지의 경우도 마찬가지예요. 58세치고는 뇌 구역의 판단 능력이 뛰어나시고, 간 구역의 해독 능력도 좋은 편이에요. 하지만 연골 구역과 모발 구역 시민들은 좀 지쳐 가고 있죠."

18. 아버지만의 특별한 세포 프로필

박사가 아버지의 예상 세포 프로필을 그려 주었습니다.

◎ **박영수 씨**(58세)**의 세포 건강 리포트:**

- **강한 구역들:**

  - 뇌 구역 판단력: 85점 - 경험과 지혜로 젊은 시절보다 향상

  - 간 구역 해독력: 78점 - 58세치고는 우수한 편

  - 심장 구역 지구력: 80점 - 꾸준한 운동 덕분에 양호

  - 면역 구역 방어력: 75점 - 평균 이상의 건강한 면역 시스템

- **관리가 필요한 구역들:**

  - 연골 구역 재생력: 45점 - 관절염 진행으로 회복 필요

  - 모발 구역 활력: 35점 - 탈모 진행으로 줄기세포 치료 고려

- 근육 구역 탄력: 60점 - 노화로 인한 자연스러운 감소

- 피부 구역 재생력: 55점 - 콜라겐 생산 능력 저하

성민 씨가 놀라며 말했습니다.

"정말 세밀하게 알 수 있네요! 이런 정보가 있으면 치료 계획을 훨씬 정확하게 세울 수 있겠어요."

19. 세포 하나에서 시작된 혁명

성민 씨가 감동받으며 말했습니다.

"박사님, 정말 놀라워요. 불과 몇 년 전만 해도 상상할 수 없었던 일들이네요."

"맞아요, 단일세포 오믹스 기술은 우리에게 완전히 새로운 관점을 제공했어요."

박사가 정리하며 말했습니다.

"지금까지 우리는 이런 놀라운 발견들을 했어요."

◎ **혁신적인 발견들:**

- 암 구역 시민들이 서로 다른 역할을 나누어 가지며 조직적으로 협력한다는 사실

- 당뇨병에서 베타세포 시민들이 각각 다른 상태로 존재한다는 발견

- 관절염에서 연골 구역 시민들의 다양한 피로 단계

- 뇌 구역 시민들 사이의 복잡한 상호작용과 청소 시스템

"이 모든 것이 세포 하나하나를 들여다볼 수 있게 되면서 밝혀진 비밀들이에요."

20. 나만의 세포 지도가 가져다주는 미래

"성민 씨, '나만의 세포 지도'는 단순히 검사 결과가 아니에요. 개인 맞춤형 건강의 새로운 시대를 여는 열쇠가 될 수 있어요."

박사가 미래의 모습을 그려 주었습니다.

◎ **개인 맞춤 의학의 시대:**

 - 각자의 세포 상태에 맞는 정확한 치료

 - 질병이 생기기 전에 미리 예방

 - 같은 증상이라도 개인별 다른 접근법

 - 치료 효과를 실시간으로 세포 단위에서 확인

"아버지의 경우도 이제 무작정 '나이가 들어서 그렇다'고 포기하실 필요가 없어요. 어떤 구역의 시민들이 어떻게 지쳐 가는지 정확히 알고, 그에 맞는 도움을 줄 수 있거든요."

21. 놀라운 발견: 특별한 세포들의 존재

성민 씨가 모든 설명을 듣고 나서 감탄했습니다.

"정말 신기해요. 아버지 몸속 세포들이 각자 이렇게 다른 이야기를 가지고 있다니!"

윤미래 박사가 의미심장한 미소를 지었습니다.

"성민 씨, 오늘 우리가 본 것처럼 아버지의 각 세포들은 모두 다른 이야기를 가지고 있어요. 그런데 정말 놀라운 건, 이 모든 다양한 세포들이 원래는 하나의 세포에서 시작됐다는 거예요."

성민 씨의 눈이 더욱 커졌습니다.

"정말요? 그 많은 종류의 세포들이?"

"네, 그리고 더욱 흥미로운 사실이 있어요. 지금도 아버지 몸속에는 마치 마법같이 다른 세포로 변할 수 있는 특별한 존재들이 숨어 있답니다."

"어떤 존재들인가요?"

박사가 조심스럽게 말했습니다.

"이들은 다른 세포들과는 완전히 달라요. 필요에 따라 심장 구역 시민도 될 수 있고, 뇌 구역 시민도 될 수 있고, 근육 구역 시민도 될 수 있어요. 마치 만능 배우처럼 어떤 역할이든 소화할 수 있는 놀라운 세포들이죠."

성민 씨가 흥미진진해하며 물었습니다.

"정말 그런 세포가 있어요? 그럼 그 세포들이 아버지를 도울 수 있는 건가요?"

"다음에 오시면 이 신비로운 세포들, '줄기세포'에 대해 자세히 알아보겠어요. 아버지의 58년 인생과 함께 어떻게 변해 왔는지, 그리고 어떻게 다시 활성화시킬 수 있는지 말이에요."

윤미래 박사의 눈빛이 반짝였습니다.

"오늘 배운 세포 개별성의 비밀이 바로 줄기세포를 이해하는 열쇠가 될 거예요."

22. 새로운 기대감으로 가득한 귀갓길

진료실을 나서며 성민 씨는 더욱 호기심에 찼습니다.

"박사님, 다음에는 정말 줄기세포에 대해 배울 수 있는 거예요?"

"물론이죠, 아버지 몸속의 놀라운 치유 전문가들의 이야기를 해 드릴게요. 그들이 어떻게 태어나서, 어떻게 자라고, 어떻게 나이를 먹어 가는지 말이에요."

집으로 돌아가는 길에 성민 씨는 아버지께 전화를 드렸습니다.

"아버지, 정말 신기한 걸 배웠어요!"

"그래? 뭘 배웠는데?"

"아버지 몸속 세포들이 하나하나 각자 다른 상태라는 거예요. 그리고 그중에는 정말 특별한 능력을 가진 세포들이 있다고 해요!"

"특별한 능력?"

"네! 다른 세포로 변할 수 있는 마법 같은 세포들이 아버지 몸속에 숨어 있대요. 다음 주에 그 이야기를 들을 거예요!"

전화 너머로 아버지의 놀라는 목소리가 들렸습니다.

"우리 성민이가 정말 박사가 되어 가는구나."

그날 밤, 성민 씨는 아버지 몸속에 숨어 있는 특별한 세포들에 대한 꿈을 꾸었습니다. 어떤 세포들일까? 정말 아버지를 도울 수 있을까? 궁금증이 가득한 채로 잠들었습니다.

2부

줄기세포의 이해와 생애 주기

줄기세포란 무엇인가: 정의와 분류

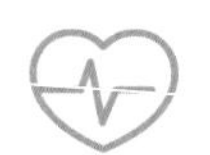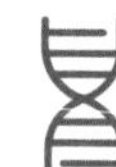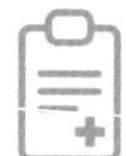

1. 수정란 하나에서 시작된 기적

"박사님, 저번에 말씀하신 줄기세포가 정확히 뭔가요? 아버지 몸속의 특별한 의사들이라고 하셨는데….."

성민 씨가 지난 시간부터 계속 궁금했던 것을 물어보았습니다.

윤미래 박사가 컴퓨터 화면에 현미경 사진을 띄우며 말했습니다.

"성민 씨, 정말 놀라운 이야기를 해 드릴게요. 이 작은 세포 하나를 보세요."

화면에는 지름 0.1mm의 작은 원이 보였습니다.

"이게 뭔지 아세요? 바로 수정란이에요. 성민 씨도, 아버지도 한때는 이렇게 머리카락보다도 작은 세포 하나였어요."

성민 씨가 놀라며 물었습니다.

"정말요? 그런데 어떻게 이렇게 작은 세포 하나가 완전한 사람이 될 수 있어요?"

"바로 그게 줄기세포의 놀라운 비밀이에요. 이 하나의 세포 안에는 37조 개 세포로 이루어진 인간 전체의 설계도가 들어 있거든요."

2. 줄기세포의 정의: 특별한 두 가지 능력

윤미래 박사는 화이트보드에 큰 원 두 개를 그리며 설명을 시작했습니다.

"성민 씨, 줄기세포를 정확히 정의해 보자면, 두 가지 특별한 능력을 동시에 가진 세포예요."

1) 첫 번째 능력: 자기복제능(Self-renewal)

"첫 번째는 자기복제능이에요. 쉽게 말해 '자기와 똑같은 줄기세포를 만들어 내는 능력'이죠."

윤미래 박사가 원을 하나 더 그리며 설명했습니다.

"일반 세포들은 분열할 때마다 늙어 가요. 마치 복사기로 복사를 반복하면 점점 흐려지는 것처럼요. 하지만 줄기세포는 달라요. 100번을 복사해도 원본처럼 선명해요."

"그래서 줄기세포 하나가 있으면 무한정 늘릴 수 있는 거예요. 마치 마법의 씨앗처럼요."

2) 두 번째 능력: 분화능(Differentiation)

"두 번째는 분화능이에요. 다른 종류의 세포로 변신하는 능력이죠."

성민 씨가 고개를 갸우뚱했습니다.

"변신이요?"

"네! 마치 만능 배우가 상황에 따라 의사도, 선생님도, 요리사도 될 수 있는 것처럼, 줄기세포는 필요에 따라 심장세포도, 뇌세포도, 간세포도 될 수 있어요."

윤미래 박사는 20년 전 의과 대학 학생 시절을 떠올리며 말했습니다.

"사실 저도 처음에는 믿어지지 않았어요. 이 작은 세포가 어떻게 심장도 만들고, 뇌도 만들고, 간도 만들 수 있는지 말이에요."

3) 줄기세포의 완전한 정의

"그래서 줄기세포의 완전한 정의는 이렇게 할 수 있어요."

🔍 줄기세포(Stem Cell)란?

자기와 동일한 세포를 무한정 만들어 낼 수 있는 자기복제능과 다양한 종류의 전문 세포로 변화할 수 있는 분화능을 동시에 가진 미분화 세포이다.

"이 두 능력이 모두 있어야 진짜 줄기세포예요. 하나만 있으면 안 돼요."

3. 37조 개 세포의 기원을 찾아서

3장에서 우리는 놀라운 사실을 발견했습니다. 우리 몸의 37조 개 세포들이 모두 다르다는 것 말이에요. 심장세포는 박동을, 간세포는 해독을, 뇌세포는 사고를 담당하며 각자의 전문 분야에서 열심히 일하고 있었습니다.

하지만 이 모든 전문가는 처음부터 전문가가 아니었습니다. 모두 하나의 세포, 바로 수정란에서 시작되었거든요.

4. 줄기세포 회사의 조직도

줄기세포를 이해하는 가장 좋은 방법은 거대한 회사의 조직도를 보는 것입니다.

성민 씨가 고개를 끄덕이며 말했습니다. "아버지 회사처럼요?"

"바로 그거예요! 줄기세포들도 마치 회사 조직처럼 계층구조를 가지고 있어요."

1) 1대: 전능한 CEO(전능성 줄기세포)

◎ 주인공: 수정란 CEO

"옛날에 정말 대단한 CEO가 있었어요. 수정란 CEO는 혼자서 모든 일을 할 수 있는 만능 경영자였죠."

윤미래 박사가 설명했습니다.

"다른 CEO들은 기존 직원들을 관리하는 일만 하지만, 수정란 CEO는 달랐어요. 회사 건물도 짓고, 직원도 뽑고, 업무 매뉴얼도 만들고… 정말 모든 걸 혼자 할 수 있었거든요."

"하지만 이런 놀라운 능력은 오래 지속되지 않았어요. 수정 후 단 3-4일 동안만 가능했죠."

"너무 강력한 능력이라 혼자서는 감당할 수 없구나. 이제 내 능력을 부하들에게 나누어 줘야겠다."

2) 2대: 만능 부사장들(다능성 줄기세포)

◎ 주인공: 배아줄기세포 부사장과 iPSC 부사장

CEO의 뒤를 이은 것은 두 명의 유능한 부사장이었습니다.

- 첫 번째 부사장 – 배아줄기세포: "CEO님처럼 회사 전체를 만들지는 못하지만, 모든 부서의 직원은 다 뽑을 수 있어요!"

  첫 번째 부사장(배아줄기세포)은 수정 후 5-14일 사이에 나타나서, 200여 종류의 전문 직원을 모두 뽑을 수 있었습니다. 하지만 한 가지 문제가 있었어요. 이 부사장을 영입하려면 새로운 회사를 해체해야 했는데, 이는 윤리적으로 논란이 많았거든요.

- 두 번째 부사장 – iPSC(역분화줄기세포): 2006년, 일본의 야마나카 신야라는 인사 전문가가 놀라운 발견을 했습니다.

  "잠깐! 이미 전문직이 된 직원도 다시 만능 부사장으로 승진시킬 수 있어!"

  그는 네 가지 특별한 교육 프로그램(OCT4, SOX2, KLF4, c-MYC)을 발견했어요. 이 프로그램을 일반 직원(성체세포)에게 적용하면, 다시 만능 부사장으로 되돌아간다는 것이었습니다.

  윤미래 박사가 흥분하며 말했습니다.

"iPSC가 진짜 게임체인저예요! 환자 자신의 피부세포만 있으면 어떤 세포든 만들 수 있거든요. 2030년대에는 이것이 세포치료의 메인이 될 거예요. 거부반응도 없고, 윤리적 문제도 없고… 완벽해요!"

3) 3대: 부서장들(다분화능 줄기세포)

만능 부사장들의 아래에는 각 분야의 전문 부서장들이 있었습니다.

◎ **혈액 부서장 – 조혈 줄기세포:** 골수라는 본사에서 일하는 부서장입니다.
김혈액 부서장은 매일 바쁩니다. 하루에 2,000억 명의 혈액 직원을 배치해야 하거든요.
"오늘 배치할 직원들이에요: 적혈구 운송 팀, 백혈구 보안 팀, 혈소판 수리 팀!"

- **적혈구 운송팀:** "산소 배송 전문 팀이에요!"
- **백혈구 보안팀:** "세균과 바이러스를 막는 경비 팀!"
- **혈소판 수리팀:** "상처가 났을 때 응급 복구 팀!"

김혈액 부서장은 CD34라는 특별한 부서장 자격증을 가지고 있어요. 평생에 걸쳐 약 500kg의 혈액 직원을 배치한다고 하니, 정말 대단한 업무량이죠.

◎ **건설 부서장 – 간엽 줄기세포:** 박구조 부서장은 몸의 뼈대와 근육을 담당하는 전문가입니다. 지방조직이라는 넓은 사무실에서 일해요.
"우리 부서 전문 분야를 소개할게요!"

- **뼈 건설 팀:** "칼슘과 콜라겐으로 튼튼하게!"
- **연골 제작 팀:** "관절이 부드럽게 움직이도록!"
- **지방 저장 팀:** "에너지를 저장하는 창고 관리!"
- **근육 제작 팀:** "힘과 움직임을 주는 엔진 제작!"

박구조 부서장은 CD73, CD90, CD105라는 세 개의 자격증을 가지고 있지만, CD45, CD34, CD14는 없어요. 이것으로 진짜 건설 전문가인지 확인할 수 있답니다.

◎ **현재 재생치료의 에이스:** "간엽 줄기세포는 지금 당장 사용할 수 있는 가장 안전한 재생치료의 핵심이에요."

윤미래 박사는 간엽 줄기세포의 현재 가치를 강조합니다.

"iPSC처럼 모든 직원을 뽑지는 못하지만, 이미 우리 몸에서 일하고 있어서 바로 활용할 수 있어요. 관절염, 심장 질환, 상처 치유… 지금 이 순간에도 환자들을 돕고 있는 재생치료의 주축이죠."

4) 4대: 팀장들(소분화능 줄기세포)

부서장들 아래에는 더욱 세분화된 팀장들이 있었습니다.

◎ **보안팀장 – 림프구 전구세포:** 이면역 팀장은 작은 보안 팀을 운영합니다. 팀원은 딱 세 명이에요.

"저희 팀은 인원이 적지만, 보안 분야에서는 최고로 인정받는 전문 팀입니다!"

- T세포 대원: "바이러스와 암세포를 직접 공격!"
- B세포 대원: "항체라는 특수 무기를 제작!"
- NK세포 대원: "자연살해세포라는 이름처럼 강력!"

5) 5대: 전문 기술자들(단분화능 줄기세포)

마지막 계층은 한 가지 기술만 평생 연마하는 전문 기술자들입니다.

◎ **근육 전문 기술자 – 위성세포:** 최근육 기술자는 근육 옆 작은 작업실에서 일합니다. 평소에는 조용히 있다가, 근육이 다치면 번개처럼 달려와요.

"제가 하는 일은 오직 근육 수리 하나뿐입니다. 하지만 세상에서 가장 완벽한 근육 수리를 할 수 있어요!"

최근육 기술자는 Pax7이라는 특별한 기술자 자격증을 가지고 있어요. 근육이 손상되면 누구보다 빠르게 달려와서 새로운 근육세포를 만들어 수리해 줍니다.

5. 윤미래 박사의 실험실 이야기

1) 마커로 줄기세포 찾아내기

"줄기세포 연구에서 가장 중요한 건 진짜와 가짜를 구별하는 거예요."

윤미래 박사의 실험실에서는 매일 줄기세포들의 신분을 확인하는 작업이 이루어집니다. 마치 공항에서 여권을 확인하는 것처럼, 각 세포가 가진 '분자 여권'을 꼼꼼히 검사해요.

다능성 줄기세포의 골든 여권: "iPSC가 제대로 만들어졌는지 확인하려면 네 가지 도장이 모두 찍혀 있어야 해요."

- OCT4 도장: "나는 줄기세포입니다"
- SOX2 도장: "신경계 분화 가능합니다"
- NANOG 도장: "계속 증식할 수 있습니다"
- KLF4 도장: "리프로그래밍 완료입니다"

"이 네 개가 모두 빨갛게 빛나면 성공이에요. 하나라도 빠지면 실패작이죠."

2) 줄기세포 분화 프로토콜 개발

◎ **심장세포 만들기 – 윤미래 박사의 특급 프로토콜:**

"심장세포를 만드는 건 정말 정교한 과정이에요. 타이밍이 조금만 어긋나도 실패하거든요."

- **1일 차 – 준비 단계:** iPSC를 배양접시에 고르게 펼쳐 놓습니다. "자, 이제 심장세포 분화를 시작해 볼까요?"
- **2일 차 – 첫 번째 신호:** Activin A와 BMP4를 넣어 줍니다. "중배엽으로 가는 길을 알려주는 신호예요."
- **3일 차 – 방향 전환:** "이제 심장 쪽으로 방향을 바꿔야 해요." FGF2와 DKK1을 추가합니다.
- **5일 차 – 확인 작업:** "NKX2.5와 ISL1이 나타나면 심장 전구세포가 된 거예요!"
- **7일 차 – 최종 완성:** "와! 정말로 팔딱팔딱 뛰기 시작했어요!"

윤미래 박사는 배양접시 속에서 실제로 박동하는 심장세포들을 보며 매번 감동을 받습니다.

"20년을 연구해도 이 순간은 항상 마법 같아요. 세포 하나가 심장이 되는 걸 보면 생명의 신비로움에 전율이 흘러요."

6. 환자들의 실제 이야기

1) 조혈 줄기세포 이식의 기적 – 김철수 씨 이야기

김철수 씨(45세)는 2023년 급성 백혈병 진단을 받았습니다. 골수에서 암세포가 정상 혈액세포를 밀어내고 있었어요.

"의사 선생님, 저 살 수 있나요?"

"철수 씨, 다행히 형님이 조혈 줄기세포 공여가 가능해요. 희망을 가지세요."

철수 씨의 형은 일주일간 G-CSF 주사를 맞았습니다. 이 주사는 골수에 숨어 있던 조혈 줄기세포들을 혈액으로 불러내는 역할을 해요.

"형님, 정말 고마워요. 저 때문에 주사까지….."

"뭔 소리야, 형이 동생 못 도와주면 누가 도와줘?"

- **이식 당일:** 성분채집기라는 특별한 기계로 형님의 혈액에서 CD34+ 조혈 줄기세포만 골라냈습니다. 작은 주사기 안에 2억 개의 줄기세포가 들어있었어요.

"이 작은 양이 저를 살려 주는 거예요?"

"네, 이 세포들이 철수 씨 몸에 들어가면 새로운 혈액 공장을 만들어 줄 거예요."

- **14일 후의 기적:** "의사 선생님! 혈액 검사 결과가 어떻게 나왔나요?"

  "축하합니다! 새로운 혈액세포들이 나타나기 시작했어요. 형님의 줄기세포가 철수 씨 몸에 잘 정착했습니다."

30일 후 키메리즘 검사에서 95% 이상이 형님의 DNA를 가진 새로운 혈액세포였습니다.

"신기해요. 제 몸에서 형님의 혈액이 흐르고 있다니….."

2) 관절 재생의 새로운 희망 - 박영희 씨 이야기

박영희 씨(58세)는 10년간 무릎 관절염으로 고생했습니다. 연골이 닳아서 걸을 때마다 아팠어요.

"수술은 무섭고, 인공관절은 너무 이른 것 같아서… 줄기세포 치료에 대해 들었는데요."

"영희 씨, 본인의 지방에서 간엽 줄기세포를 뽑아서 무릎에 주사하는 방법이 있어요."

◎ **치료 과정:**

① **지방 채취(1일 차):** "복부 지방을 조금만 뽑을게요. 50ml 정도면 충분해요."

② **실험실에서 3주간:** 윤미래 박사팀이 지방에서 간엽 줄기세포를 분리하고 1억 개까지 늘렸습니다.

  "CD73, CD90, CD105 모두 양성이고, CD45, CD34는 음성이네요. 완벽한 간엽 줄기세포입니다!"

③ 주사 치료(22일 차): 초음파로 정확한 위치를 확인하며 무릎 관절강에 줄기세포를 주입했습니다.

"따끔한 정도예요. 이제 줄기세포들이 연골을 재생시켜 줄 거예요."

- 3개월 후: "선생님, 신기해요! 계단 오르내릴 때 아픈 게 많이 줄었어요."
- 6개월 후: MRI에서 연골 재생 소견이 관찰되었습니다.

"히알루론산 생성이 증가하고 연골 두께가 부분적으로 회복되었네요."

윤미래 박사는 이런 사례들을 볼 때마다 보람을 느낍니다.

"간엽 줄기세포는 지금 당장 환자들을 도울 수 있는 현실적인 치료법이에요. iPSC만큼 만능은 아니지만, 안전하고 효과적인 재생치료의 주축 역할을 하고 있어요."

7. 미래를 바꿀 줄기세포 혁명

1) 2030년의 병원 풍경

"10년 후에는 완전히 다른 의료가 펼쳐질 거예요."
윤미래 박사는 미래에 대한 확신에 찬 목소리로 말합니다.

- 개인 맞춤형 iPSC 은행: "태어날 때 제대혈 저장하듯이, 20대에는 iPSC를 미리 만들어서 저장해 두는 시대가 올 거예요."
- 3D 바이오프린팅과의 만남: "환자의 iPSC + 3D 프린터 = 맞춤형 장기. 거부반응 없는 완벽한 이식이 가능해질 거예요."
- 질병 연구의 혁신: "환자의 iPSC로 개인별 질병 모델을 만들어서 약물 반응을 미리 예측할 수 있어요."

2) 아직 넘어야 할 산들

하지만 윤미래 박사는 현실적인 문제들도 솔직하게 이야기합니다.

- **안전성의 벽:** "다능성이 높을수록 통제하기 어려워요. 잘못하면 기형종이 생길 수 있거든요."
- **표준화 문제:** "같은 레시피로 요리해도 실험실마다 결과가 달라요. 이걸 해결하는 게 과제죠."
- **비용 효율성:** "아직은 비싸요. 대량 생산 기술이 발전해야 일반 환자들도 쉽게 받을 수 있어요."

줄기세포의 놀라운 세계를 둘러보았습니다. 수정란이라는 전능한 ceo에서 시작해서 각 분야의 전문가들까지, 정말 다양한 능력을 가진 세포들이 우리 몸에서 활약하고 있어요.

성민 씨가 갑자기 궁금한 표정을 지었습니다.

"박사님, 그런데 이 줄기세포들이 언제 가장 바쁘게 일해요? 아버지처럼 58세일 때도 젊었을 때만큼 열심히 일하는 건가요?"

윤미래 박사가 의미심장한 미소를 지었습니다.

"아, 정말 좋은 질문이에요! 사실 줄기세포의 일생을 보면 정말 드라마틱해요. 우리 인생의 각 단계마다 완전히 다른 역할을 하거든요."

"예를 들어, 성민 씨가 엄마 뱃속에 있을 때와 지금의 줄기세포는 완전히 다른 존재예요. 마치 같은 사람이 어릴 때는 운동선수였다가 나중에는 교수가 되는 것처럼요."

성민 씨의 눈이 호기심으로 반짝였습니다.

"정말요? 그럼 다음에는 줄기세포들이 우리 인생과 함께 어떻게 변해 가는지 알고 싶어요!"

"그럼 다음 시간에는 성민 씨와 아버지의 줄기세포 일대기를 함께 따라가 볼까요? 엄마 뱃속에서의 폭발적인 성장기부터 지금의 성숙한 58세까지 말이에요."

줄기세포에서 인간까지의 여정
수정란은 세포분열을 거쳐 '배아'로 발달
하며, 세 가지 배엽(외배엽, 중배엽, 내배
엽)으로 분화됩니다.

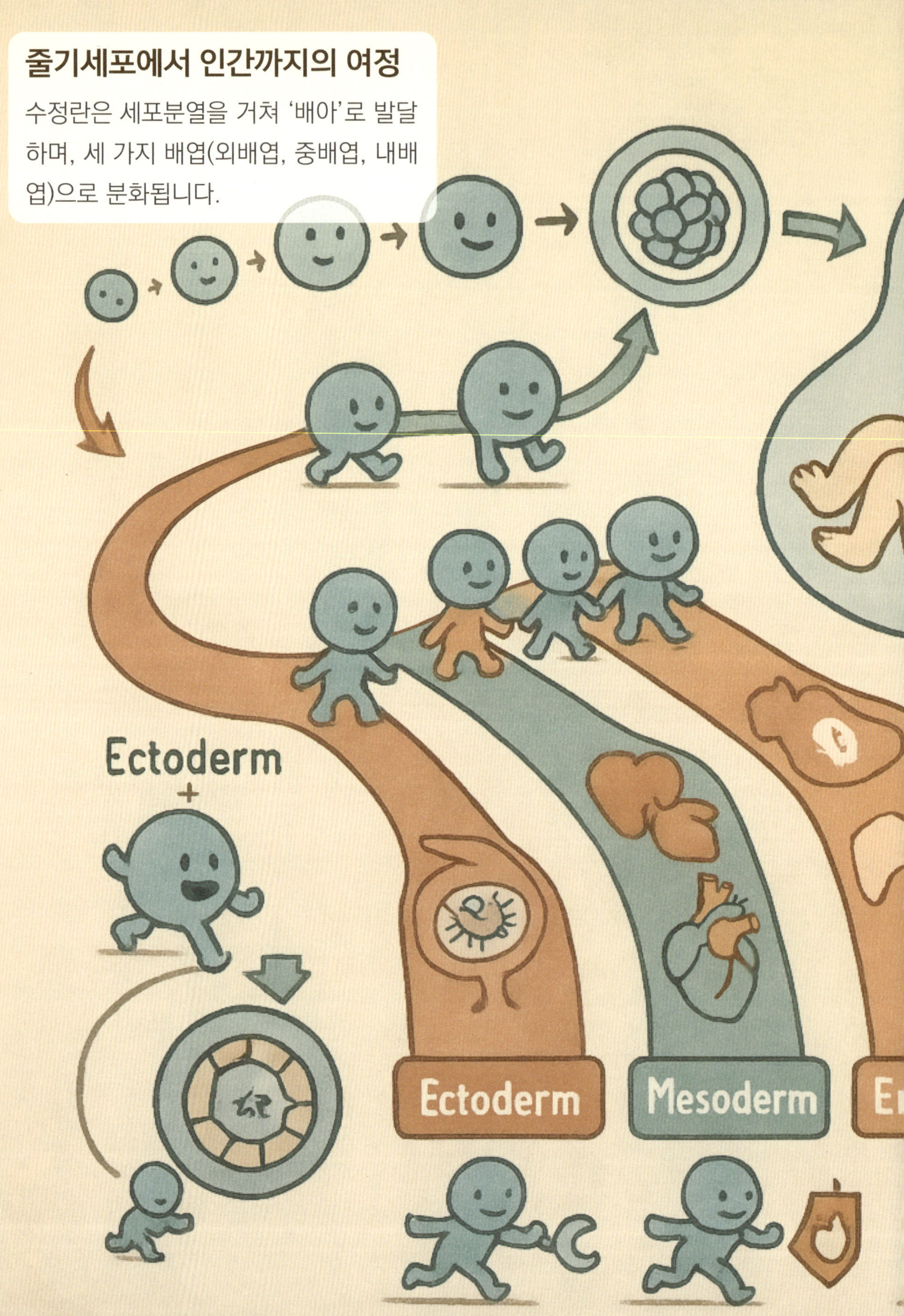

Ectoderm
Ectoderm
Mesoderm
En

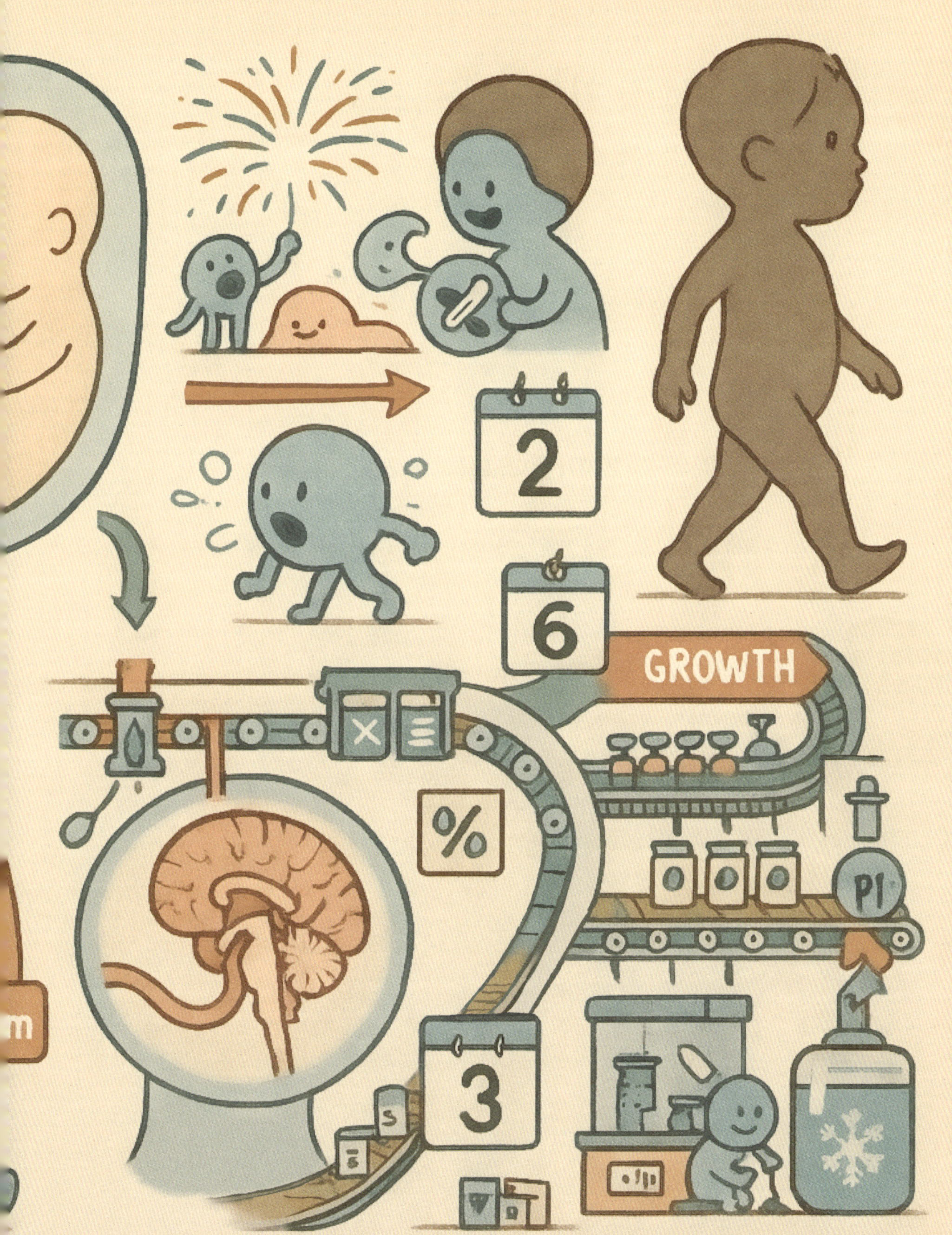

2
6
GROWTH
3
P1

5장

성장기 줄기세포:
생명의 폭발

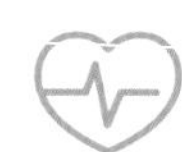 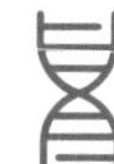 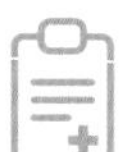

1. 하루에 10억 개씩 만들어지는 기적

"박사님, 그런데 이 줄기세포들이 가장 바쁠 때는 언제인가요? 아버지처럼 58세일 때도 젊었을 때만큼 열심히 일하는 건가요?"

성민 씨가 지난번에 배운 줄기세포 이야기가 흥미로워서 더 자세히 알고 싶어했습니다.

윤미래 박사가 의미심장한 미소를 지으며 대답했습니다.

"정말 좋은 질문이에요! 사실 줄기세포가 가장 바쁘게 일하는 시기가 따로 있어요. 바로 우리가 엄마 뱃속에 있을 때죠."

박사가 새로운 화면을 띄우며 설명을 시작했습니다.

"어떻게 9개월 만에 2g짜리 수정란이 3kg의 아기가 될 수 있을까요? 정말 상상하기 어려운 성장 속도예요."

성민 씨가 놀라며 물었습니다.

"얼마나 빨리 자라는 건가요?"

윤미래 박사는 잠시 계산해 보더니 놀라운 숫자를 알려 주었습니다.

"지금 이 순간에도 임신한 분들의 뱃속 아기는 놀라운 속도로 새로운 세포를 만들고 있어요. 태아기에는 하루에 약 5억-10억 개의 새로운 세포가 생겨나요."

"그럼 시간으로 따지면 어떻게 되는 거예요?"

"계산해 보면 정말 놀라워요. 1시간에 약 4천만 개, 1분에 약 70만 개, 1초에 약 1만 2천 개씩 새로운 세포가 태어나고 있어요."

성민 씨가 깜짝 놀랐습니다.

"1초에 1만 2천 개요? 정말 믿어지지 않아요!"

"맞아요! 바로 지금 이 순간에도 임신한 분들의 뱃속에서는 그런 일이 벌어지고 있어요. 심장 세포, 뇌세포, 간세포… 모든 종류의 세포가 동시에 탄생하고 있죠!"

2. 임신 중 줄기세포들의 대공사

1) 1주 차: 전능성의 마지막 춤

수정란의 마지막 활약기입니다.

- **수정 후 1일 차:** 정자와 난자가 만나 수정란이 됩니다. 이때는 정말로 모든 것을 만들 수 있는 전능성 줄기세포예요.
  "나는 완전한 생명체를 만들 수 있는 유일한 존재야!"
- **수정 후 2-3일 차:** 수정란이 2개, 4개, 8개로 분열합니다. 아직 각 세포는 전능성을 유지하고 있어요. 만약 이때 세포가 분리되면 일란성 쌍둥이가 됩니다.
- **수정 후 4-5일 차:** 배반포(blastocyst)가 형성되면서 운명이 갈립니다.
  - 바깥쪽 세포들: "우리는 태반을 만들 거야!"(영양외배엽)
  - 안쪽 세포들: "우리는 아기 몸을 만들 거야!"(내세포덩이)
  "이제 전능성의 시대는 끝이야. 각자 맡은 바 역할을 하자!"

2) 2–3주 차: 3대 줄기세포 군단의 탄생

◎ **착상과 함께 시작되는 대분화:**

내세포덩이에서 나온 다능성 줄기세포들이 인생 최대의 결정을 내립니다.

"자, 이제 세 개 팀으로 나누어지자!"

- **외배엽 팀(Ectoderm):** "우리는 뇌와 신경을 만들 거야!"
  - 뇌세포, 척수, 말초신경
  - 피부, 머리카락, 손발톱
  - 감각기관(눈, 코, 귀)
- **중배엽 팀(Mesoderm):** "우리는 몸의 뼈대와 근육을 담당할게!"
  - 심장, 혈관, 혈액
  - 뼈, 근육, 연골
  - 신장, 생식기관
- **내배엽 팀(Endoderm):** "우리는 소화와 호흡을 책임질게!"
  - 폐, 기관지
  - 위, 장, 간, 췌장
  - 갑상선, 부갑상선

성민 씨가 신기해합니다.

"우와, 정말 체계적이네요! 임신 3주 차쯤 되면 이 세 팀이 확실히 정해져요. 그리고 각 팀에서 또 세부 전문가들이 나오기 시작하죠."

3) 4–8주 차: 전문 부서들의 본격적인 작업

"이 시기는 기관형성기(organogenesis)라고 불러요. 각 부서의 줄기세포들이 본격적으로 장기를 만들기 시작해요."

◎ **심장 건설 현장 – 4주 차:**

중배엽에서 나온 심장 전문 줄기세포들이 모였습니다.

"심장 공사 시작! 먼저 튜브 모양으로 만들어 보자!"

- 1단계(4주 차): 심장관 형성 단순한 튜브 모양의 원시 심장이 만들어집니다. 벌써 박동을
  시작해요!

  "엄마, 제 심장이 뛰기 시작했어요!"(실제로 임신 4주에 심장 박동 시작)
- 2단계(5-6주 차): 방과 실 분리 튜브가 구부러지면서 4개의 방이 만들어집니다.

  "좌심실, 우심실, 좌심방, 우심방 완성!"
- 3단계(7-8주 차): 판막 설치 혈액이 역류하지 않도록 정교한 판막들이 만들어집니다.

  "이제 완벽한 펌프 시스템이 완성됐어!"

◎ **뇌 건설 현장 – 3-8주 차:**

외배엽의 신경 전문 줄기세포들은 더욱 복잡한 작업을 합니다.

"인간의 뇌를 만드는 건 우주에서 가장 복잡한 공사야!"

- 신경관 형성(3주 차):

  평평한 신경판이 말려서 관 모양이 됩니다.
- 뇌 영역 구분(4주 차):

  - 전뇌: "나중에 대뇌가 될 거야!"

  - 중뇌: "시각과 청각을 담당할게!"

  - 후뇌: "소뇌와 뇌간을 만들 거야!"
- 뇌세포 급증(5-8주 차):

  이 시기에는 뇌세포 생성이 매우 활발해집니다. 연구에 따르면 최대 시기에는 분당 수십
  만 개의 뉴런이 생성된다고 알려져 있어요.

"임신 중기까지 이런 속도로 계속 만들어져야 최종적으로 약 1,000억 개의 뉴런이 완성돼요!"

3. 태아기 줄기세포들의 특별한 능력

1) 무한 증식의 비밀

윤미래 박사가 태아 조직에서 분리한 줄기세포를 보여 줍니다.

"태아 줄기세포는 정말 특별해요. 성인 줄기세포와는 차원이 달라요."

◎ 어린이 vs. 어른의 줄기세포 비교:
- 태아/신생아 줄기세포:
  - 세포 분열 주기: 12-24시간
  - 분열 가능 횟수: 50-60회
  - 텔로미어 길이: 성인의 약 2-3배
  - 분화 속도: 매우 빠름
- 성인 줄기세포:
  - 세포 분열 주기: 며칠에서 수주
  - 분열 가능 횟수: 20-40회
  - 텔로미어 길이: 중간 수준
  - 분화 속도: 상대적으로 느림

"그래서 어린아이들은 다치면 흉터도 잘 안 남고 빨리 나아요. 줄기세포가 워낙 활발하거든요."

2) 산소 농도의 마법

태아 환경에는 특별한 비밀이 있습니다.

"태아는 엄마 뱃속에서 약 3-5%의 낮은 산소 농도에서 자라요. 우리가 숨 쉬는 공기의 산소 농도가 21%인 걸 생각하면 5분의 1 수준이죠."

◎ **저산소 환경의 장점:**

- **HIF-1α 활성화:** 저산소 환경에서 활성화되는 전사인자
- **당분해 촉진:** 효율적인 에너지 생산
- **줄기세포성 유지:** 분화를 늦추고 증식 능력 유지
- **혈관신생 촉진:** 새로운 혈관 만들기 활발

"그래서 요즘 줄기세포 연구에서도 저산소 배양을 많이 해요. 태아 환경을 따라 하는 거죠."

4. 신생아기: 적응의 대전환

1) 출생 직후의 충격적 변화

"응애!"

첫울음과 함께 아기의 몸에서는 엄청난 변화가 일어납니다.

호흡계의 대전환: 양수로 가득했던 폐에 공기가 들어오면서 폐 줄기세포들이 분주해집니다.

"급하게 폐포를 더 만들어야 해! 이제 직접 숨을 쉬어야 한다고!"

출생 후 몇 시간 내에 수백만 개의 폐포가 추가로 만들어집니다.

순환계의 대변화: 태아 순환에서 성인 순환으로 바뀝니다.

"이제 태반을 거칠 필요 없어! 직접 폐에서 산소를 받아 와!"

동맥관, 정맥관 등 태아기 혈관들이 닫히면서 새로운 순환 경로가 완성됩니다.

2) 면역계 줄기세포들의 첫 미션

"이제 엄마 면역력에만 의존할 수 없어!"

태아기에는 엄마의 항체에 의존했지만, 출생 후에는 자신만의 면역계를 구축해야 합니다.

골수에서 조혈 줄기세포들이 바쁘게 움직입니다.

"T세포 팀, B세포 팀, NK세포 팀! 모두 비상소집!"

- **출생 직후**: 주로 선천면역(NK세포, 대식세포)
- **생후 몇 개월**: 적응면역 본격 가동(T세포, B세포)

"그래서 신생아들이 감염에 취약해요. 면역계가 아직 미숙하거든요."

3) 보안 팀 훈련 프로그램

성민 씨는 신생아 회사를 위해 보안 환경을 개선해야 한다는 것을 알았습니다.

"그럼 신생아 때는 어떻게 도와줘야 하나요?"

"환경을 깨끗하게 유지하고, 충분한 영양 공급, 그리고 무엇보다 모유 공급이 중요해요."

◎ **3주 후 신생아 회사의 변화:**

"신기하게도 보안팀이 제대로 작동하기 시작했어요. 그리고 전체적인 회사 운영이 안정되었어요."

신생아 회사 내 각 팀들도 기뻐했습니다.

"드디어 제대로 된 보안 시스템이 가동되네!"

"이제 밤에도 안전하게 업무를 할 수 있겠어!"

5. 영유아기: 폭발적 성장의 절정

1) 뇌 발달의 황금기

"0-3세는 뇌 발달의 골든 타임이에요!"
윤미래 박사가 뇌 발달 그래프를 보여 줍니다.

◎ **시냅스 폭발기**(0-2세)**:**

- **신생아**: 출생 시 약 2,500개의 시냅스/뉴런
- **2-3세**: 최고 15,000개의 시냅스/뉴런(성인의 약 2배)
- **성인**: 약 7,500개의 시냅스/뉴런

"이때 뇌에서는 정말 폭발적인 연결이 일어나요. 마치 도시에 도로를 깔고 전선을 연결하는 것처럼요."

◎ **신경 줄기세포들의 24시간:**

해마의 치상회에서 신경 줄기세포들이 바쁘게 일합니다.

- **새벽 6시:** "오늘도 새로운 뉴런을 만들어야지!" BDNF, VEGF 등 성장인자들이 활발하게 분비됩니다.
- **오전 10시:** "이 뉴런은 기억 담당으로 배치하자!" 새로운 뉴런이 기존 회로에 통합됩니다.
- **오후 2시:** "시냅스 연결 점검 중!" 불필요한 연결은 제거하고 중요한 연결은 강화합니다.
- **저녁 8시:** "내일을 위해 에너지를 저장하자!" 뇌유래신경영양인자(BDNF)를 충전합니다.

2) 성장판의 기적

"아이들이 쑥쑥 크는 비밀은 성장판에 있어요!"

◎ **성장판 줄기세포들의 분업:**

뼈의 양쪽 끝에 있는 성장판에서는 연골 줄기세포들이 조직적으로 일합니다.

- **휴식층(Reserve Zone):** "우리는 예비군이야! 필요할 때 출동한다!" 줄기세포들이 조용
  히 대기하고 있습니다.
- **증식층(Proliferative Zone):** "분열! 분열! 더 많은 연골세포를 만들어!" 활발하게 분열하
  며 연골세포를 생산합니다.
- **성숙층(Hypertrophic Zone):** "이제 뼈로 바뀔 시간이야!" 연골이 뼈로 바뀌면서 키가
  자랍니다.

◎ **일반적인 성장 속도:**

- **영아기(0-1세):** 출생 체중의 3배로 증가, 키 약 25cm 성장
- **유아기(1-3세):** 연간 체중 2-3kg, 키 10-12cm 증가
- **학동기(6-12세):** 연간 체중 2-3kg, 키 5-7cm 증가
- **사춘기(12-18세):** 연간 체중 3-5kg, 키 7-12cm 증가(성장 급진기)

"하루에 0.3mm씩 자란다고 생각하면, 정말 대단한 속도죠!"

6. 실제 사례: 조산아 회사의 기적적 회복

1) 28주 조산아 이준호 이야기

이준호(가명)는 28주에 태어난 극소 저체중아였습니다. 출생 체중 1.2kg, 성인 손바닥만 한 크
기였어요.

"선생님, 우리 아기 살 수 있나요?"

준호 엄마는 신생아 중환자실 유리창 너머로 인큐베이터 안의 작은 아기를 바라보며 눈물을

흘렸습니다.

◎ **윤미래 박사의 설명:**

"준호는 28주에 태어났지만, 태아기 줄기세포들이 아직 활발해요. 이 아이들의 재생 능력은 어른과는 비교할 수 없을 만큼 뛰어나죠."

◎ **기적 같은 회복 과정:**

- **1주 차 – 폐 발달:** 조산아의 폐는 아직 미성숙했지만, 폐 줄기세포들이 빠르게 폐포를 만들어 냅니다.

  "인공호흡기 도움을 받으면서도 스스로 폐를 완성시켜 나가고 있어요."

- **2주 차 – 뇌 보호:** 미성숙한 뇌혈관 장벽 때문에 뇌출혈 위험이 있었지만, 신경 줄기세포들이 손상된 부위를 복구합니다.

  "뇌 초음파에서 작은 출혈이 있었는데, 2주 만에 거의 회복되었어요."

- **1개월 차 – 소화기계 적응:** 장 줄기세포들이 모유를 소화할 수 있도록 장벽을 성숙시킵니다.

- **3개월 차 – 면역계 강화:** 조혈 줄기세포들이 감염에 대항할 수 있는 면역세포들을 대량 생산합니다.

- **6개월 후:** 준호는 정상 체중을 회복하고 건강하게 자라고 있었습니다.

"조산아들의 놀라운 회복력을 볼 때마다 태아기 줄기세포의 위력을 실감해요."

7. 제대혈: 버려지는 보물

1) 출산실에서 일어나는 일

"제대혈 보관하실 건가요?"

출산 직후, 의료진이 탯줄을 자르기 전에 묻는 질문입니다.

8. 출산과 제대혈: 새로운 생명과 함께 오는 선택

1) 민정 씨의 출산 이야기

몇 달 후, 윤미래 박사의 후배 연구원 민정 씨에게 진통이 시작되었습니다. 박사는 연구실을 뛰쳐나와 분만실로 달려갔어요.

"민정 씨, 어떠세요? 아기가 곧 나올 것 같네요!"

"박사님… 제대혈 보관, 정말 해야 할까요? 마지막에 다시 고민이 돼요."

진통 중에도 민정 씨는 결정을 못 내리고 있었습니다. 비용도 부담스럽고, 정말 필요할지 확신이 서지 않았거든요.

"민정 씨, 제대혈은 정말 특별한 자원이에요. 지금 결정하지 않으면 평생 다시 얻을 수 없는 기회죠."

2) 제대혈 줄기세포의 특별함

출산 직후, 탯줄과 태반에 남아 있는 100-150ml의 혈액에는 놀라운 보물들이 들어 있습니다.

◎ **제대혈 속 줄기세포들:**

- **조혈 줄기세포(HSC):** 혈액세포 생산, 성인 골수보다 10배 높은 농도
- **간엽 줄기세포(MSC):** 뼈, 연골, 지방, 근육으로 분화 가능
- **내피전구세포(EPC):** 새로운 혈관 형성 능력

◎ **아기가 태어난 직후:**

"축하합니다! 건강한 여자아이예요!"

의료진이 신속하게 움직입니다. 탯줄을 자르기 전 제대혈을 채취해야 하거든요.

"지금 채취하겠습니다. 아기나 산모에게는 전혀 위험하지 않아요."

◎ **검사실에서의 실제 분석:**

채취 즉시 검사실로 보내진 제대혈을 윤미래 박사가 직접 분석합니다.

"와, 정말 좋은 품질이네요!"

- **총유핵세포 수:** 8-15억 개(보통 10억 개 이상이면 양호)
- **CD34+ 조혈 줄기세포:** 500만 개 이상(치료 기준)
- **생존율:** 90% 이상(냉동 보관 후 해동 기준)
- **보관 가능 기간:** 액체질소(-196℃)에서 이론상 무제한

"민정 씨 아기 제대혈은 치료에 충분한 양과 질이에요."

◎ **하지만 현실적인 고려 사항들:**

윤미래 박사는 솔직하게 이야기합니다.

"제대혈 보관에는 초기 비용 100-300만 원, 연간 보관료 10-30만 원 정도가 들어요. 그리고 실제 사용 확률은 아직 높지 않아요. 자가 사용 확률은 약 1/2,700 정도로 보고되고 있어요."

"하지만 만약 필요하게 되면 정말 소중한 자원이 될 수 있어요. 특히 혈액암 같은 질환에서는 생명을 구할 수 있는 치료법이 되기도 하거든요."

9. 성장기 줄기세포 최적화 전략

1) 임신 중 줄기세포 건강법

민정 씨가 궁금해합니다.

"박사님, 제 뱃속 아기의 줄기세포를 더 건강하게 할 방법은 없을까요?"

윤미래 박사가 조언합니다.

① **충분한 단백질 섭취**: "하루 80-100g의 양질의 단백질이 필요해요. 줄기세포 분열에 꼭 필요한 재료거든요."

② **엽산과 오메가-3:**
   - 엽산: 하루 400-800μg(신경관 결손 예방)
   - 오메가-3: 하루 1,000mg(뇌 발달 촉진)

③ **적절한 운동**: "임신 중 유산소 운동은 태반 혈류를 증가시켜 태아 줄기세포에 더 많은 영양과 산소를 공급해요."

④ **스트레스 관리**: "만성 스트레스는 코르티솔을 증가시켜 태아 발달에 악영향을 줄 수 있어요."

2) 영유아기 줄기세포 활성화법

• **충분한 수면**: "성장호르몬은 깊은 잠을 잘 때 가장 많이 분비돼요. 신생아는 하루 16-18시간, 유아는 12-14시간 자야 해요."

• **모유 수유의 중요성**: 모유에는 줄기세포 활성화에 도움이 되는 다양한 성분이 들어 있습니다.
   - 래크토페린: 면역력 강화
   - 올리고당: 장내 미생물 균형
   - 성장인자: 직접적인 성장 촉진

- **적절한 자극:** "너무 많은 자극도, 너무 적은 자극도 좋지 않아요. 아이의 발달 단계에 맞는 적절한 자극이 중요해요."

10. 성장기 줄기세포의 한계와 주의점

1) 빠른 성장의 양면성

윤미래 박사는 성장기 줄기세포의 어두운 면도 솔직하게 이야기합니다.

"성민 씨, 활발한 세포 분열은 양날의 검이에요. 빠른 성장을 가능하게 하지만, 때로는 문제도 일으킬 수 있거든요."

◎ **소아암의 특징:**
- 성인 암과 다른 양상으로 주로 혈액암이나 뇌종양
- 줄기세포의 조절 실패로 발생 가능
- 활발한 세포 분열 시기에 돌연변이 위험 증가

◎ **발달 장애의 줄기세포적 관점:**
- **자폐 스펙트럼 장애:** 태아기 신경 줄기세포 분화 과정 이상
- **뇌성마비:** 출산 과정에서 뇌 줄기세포 손상

하지만 희망적인 소식도 있습니다.

"어린이의 뇌는 성인보다 가소성이 높아서 줄기세포 치료에 더 잘 반응할 가능성이 있어요."

11. 미래의 성장기 줄기세포 치료

1) 태아 치료의 새로운 가능성

"태아 단계에서 줄기세포로 치료하는 시대가 올 거예요."

◎ **자궁 내 줄기세포 치료:**
  - **척추갈림증**: 태아기 신경 줄기세포 이식
  - **선천성 심질환**: 심근줄기세포 주입
  - **면역결핍증**: 조혈 줄기세포 이식

◎ **태아 유전자 치료:** "유전병을 가진 태아의 줄기세포에 정상 유전자를 넣어서 치료하는 연구가 진행 중이에요."

성장기는 인생에서 줄기세포가 가장 활발하게 일하는 시기입니다. 수정란에서 시작해서 태아기, 신생아기, 영유아기를 거치면서 폭발적인 성장을 이루어 내죠.

하지만 이런 빠른 성장은 영원히 지속되지 않습니다. 성인이 되면서 줄기세포들의 활동은 점점 안정화되고, 성장보다는 유지와 복구에 초점을 맞추게 됩니다.

성민 씨가 궁금해하며 물었습니다.

"그럼 성인이 된 후에는 줄기세포들이 어떻게 변하나요? 더 이상 자라지 않는 몸에서 줄기세포들은 무엇을 하며 살아갈까요?"

윤미래 박사가 미소를 지으며 답했습니다.

"바로 그 이야기를 다음에 해 드릴게요. 성장의 시대에서 유지와 복구의 시대로 넘어가는 줄기세포들의 새로운 도전과 역할에 대해서 말이에요."

"그리고 성민 씨, 아버지의 58세 줄기세포들이 어떤 상태인지, 어떻게 도울 수 있는지도 자세히 알아보겠어요."

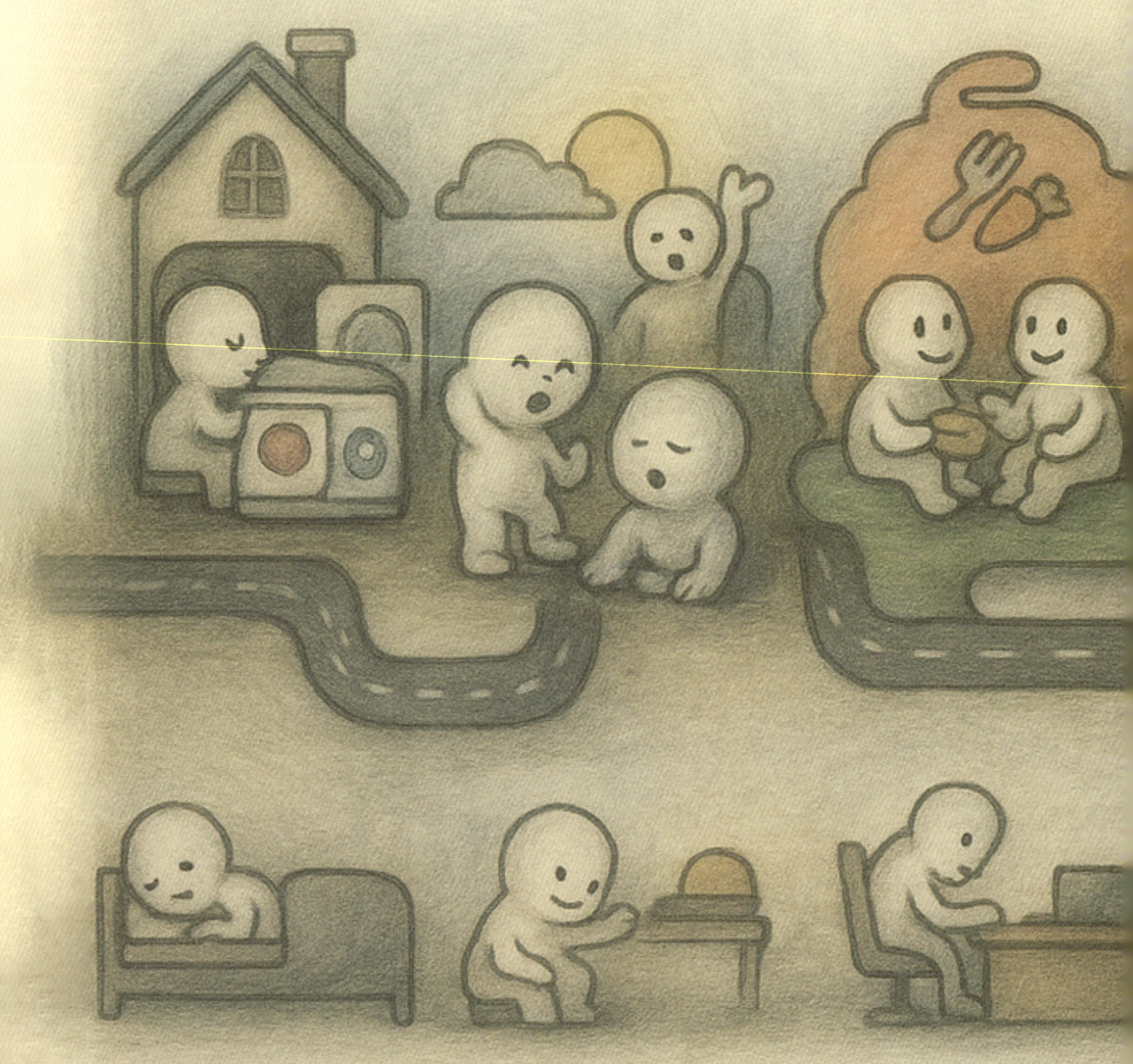

새벽 2시
오전 6시
오전 9시

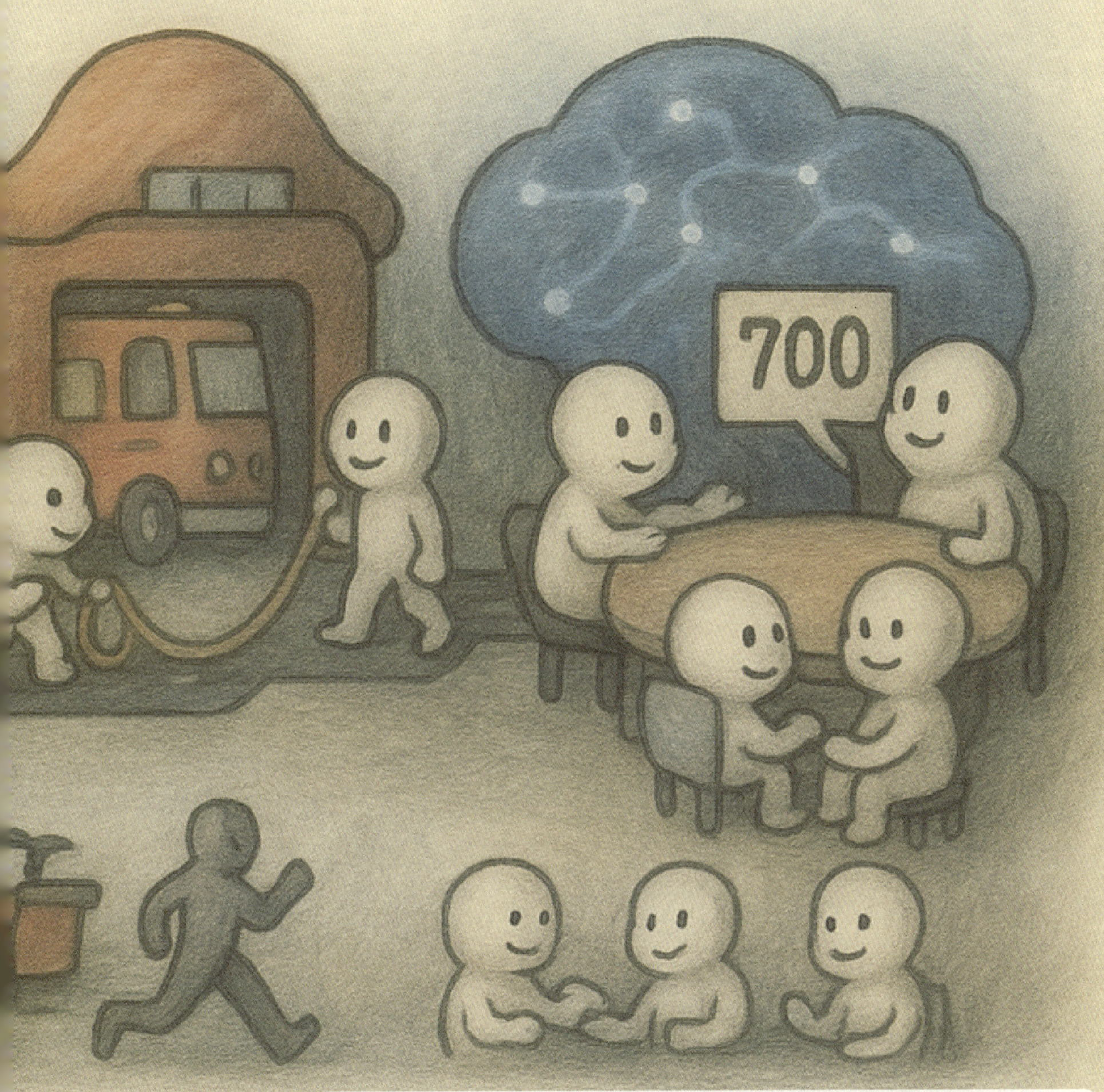

새벽 2시: 뼈(골수) 공장 야간근무

오전 6시: 피부 건설현장 — 상처 메꾸기/타일 붙이기

오전 9시: 장(소장) 주방 — 음식 재료 다듬는 세포들

오후 2시: 근육 소방서 — 대기하다 출동 준비

저녁 8시: 뇌 연구소 — 뉴런 회로 설계, 메모장에 '700' 표시

밤 11시: 회의실 — 각 부서 줄기세포 대표들의 원탁 회의

6장

성인의 줄기세포: 유지와 복구의 중심축

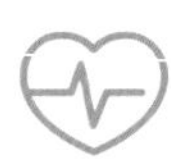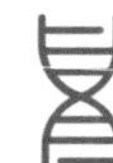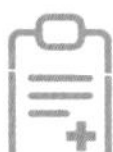

1. 성장에서 유지로: 새로운 임무를 맡은 줄기세포들

박성민 씨(28세, 회사원)는 오늘도 아침 7시 알람에 눈을 떴습니다. 거울을 보니 어제 농구를 하다 긁힌 팔꿈치 상처가 거의 나았어요.

"어? 벌써 딱지가 생겼네?"

어린 시절에는 상처가 금세 나았는데, 요즘은 예전보다 조금 더 오래 걸리는 것 같습니다. 하지만 여전히 잘 낫고 있어요.

성민 씨는 모르고 있지만, 바로 지금 이 순간에도 그의 몸속에서는 수십억 개의 줄기세포들이 밤새 열심히 일하고 있었습니다.

2. 성인 줄기세포들의 24시간 근무 일지

1) 새벽 2시: 골수에서의 야간 특근

성민 씨가 깊은 잠에 빠진 새벽 2시, 그의 골반뼈 속 골수에서는 조혈 줄기세포들이 야간 특근에 돌입했습니다.

"후우, 오늘도 밤샘 근무네. 하지만 성민이가 어제 농구를 하면서 흘린 피를 보충해야 해!"

조혈 줄기세포들은 성장호르몬이 최고조로 분비되는 이 시간을 놓칠 수 없었어요. 평소보다 20% 더 열심히 일해야 했거든요.

"적혈구 팀! 오늘 목표는 2억 개야. 성민이가 어제 격한 운동을 했으니까 산소 운반이 더 필요해!"

"혈소판 팀! 팔꿈치 상처 지혈 작업 지원 요청이 들어왔어. 1,000억 개 추가 생산!"

조혈 줄기세포들은 CD34라는 특별한 마커를 가지고 있었어요. 이 마커가 있어야 진짜 조혈 줄기세포로 인정받을 수 있거든요.

"우리 같은 진짜 줄기세포는 전체 골수 세포의 0.01%밖에 안 돼. 정말 소중한 존재지!"

그런데 최근 들어 뭔가 달라진 걸 느끼고 있었어요.

"어? 뭔가 예전보다 힘이 드네. 20대 초반에는 하룻밤에 3억 개도 만들 수 있었는데, 요즘은 2억 8천만 개 정도가 한계야."

하지만 여전히 강력한 재생 능력을 보여 주고 있었어요. 성민 씨가 감기에 걸리면 즉시 백혈구 생산량을 3배로 늘릴 수 있고, 상처가 나면 혈소판을 추가로 공급할 수 있었거든요.

"그래도 아직 젊으니까 충분해! 성민이가 아프면 언제든지 달려갈 준비 완료!"

🔍 조혈 줄기세포는 어디에 살까?

조혈 줄기세포는 주로 골반뼈, 갈비뼈, 흉골, 척추뼈의 골수에 살고 있어요. 전체 골수 세포의 0.01-0.05%만이 진짜 줄기세포입니다.

조혈 줄기세포들이 이렇게 열심히 일할 수 있는 건 그들만의 특별한 작업 환경 때문이에요. 골수 니치에는 조혈 줄기세포를 돌보는 여러 종류의 '관리 직원'들이 있어요.

- 골아세포 매니저들: "줄기세포 여러분, 오늘 컨디션은 어때요? SCF 영양제 더 드릴까요?"
- 혈관내피세포 보급 팀: "신선한 산소와 영양분 배송 완료! 노폐물 수거도 준비됐어요!"
- CXCL12 신호원들: "귀가 지시! 멀리 나간 줄기세포들, 집으로 돌아와!"

이 관리 시스템 덕분에 조혈 줄기세포들은 적절한 때에 분열하고, 적절한 때에 휴식을 취할 수 있어요. 마치 최고급 호텔의 컨시어지 서비스를 받는 것처럼요.

하지만 최근 들어 이 관리 팀들도 조금씩 변화를 느끼고 있었어요.

"성민이가 28세가 되면서 우리도 예전만큼 활발하지 못하네. 그래도 아직 젊은 편이니까 괜찮아!"

2) 오전 6시: 피부에서의 교대 근무

성민 씨가 알람에 눈을 뜨는 오전 6시, 피부의 기저층에서는 기저세포들이 아침 교대 근무를 시작했습니다.

"어젯밤 근무조가 수고 많았어! 이제 우리가 이어받자!"

기저세포들은 팔꿈치 상처 부위로 급히 달려갔어요. 밤사이 새로운 피부세포들이 상처를 덮기 시작했지만, 아직 할 일이 많았거든요.

"상처 부위 80% 복구 완료! 오늘 안으로 90%까지 끌어올리자!"

피부 줄기세포들은 28일이라는 정해진 일정에 맞춰 일해야 했어요. 성민 씨의 모든 피부가 한 달마다 완전히 새로워지거든요.

"우리가 하루에 만드는 피부세포가 300억 개야. 성민이가 매일 새로운 피부를 입고 다니는 거나 마찬가지지!"

하지만 최근 들어 피부 줄기세포들도 고민이 생겼어요.

"어라? 예전에는 상처가 3-4일이면 완전히 나았는데, 요즘은 5-6일 정도 걸리네. 우리가 느려진 건가?"

"아직 큰 차이는 아니지만, 분명히 예전과는 다른 것 같아. 그래도 열심히 해 보자!"

(1) 피부 줄기세포들의 정교한 분업 시스템

성민 씨의 피부에는 여러 종류의 줄기세포들이 각자의 역할을 담당하고 있어요.

- 기저층의 기저세포들: "우리는 피부의 기본 구조를 만드는 건축 팀이야!"
  - 표피의 90%를 담당하는 주력 부대
  - 28일 주기로 피부 전체를 새로 갈아입힘
  - 상처가 나면 가장 먼저 달려가는 응급 복구 팀
- 모낭의 모낭 줄기세포들: "우리는 머리카락 전문 제조 팀!"
  - 머리카락을 평생에 걸쳐 계속 자라게 함
  - 2-7년 주기로 머리카락을 완전히 교체
  - "성민이가 28세가 되면서 우리도 조금씩 활동이 둔해지기 시작했어. 아직은 괜찮지만…."
- 피지선의 줄기세포들: "우리는 피부 보습 전문 팀!"
  - 천연 보습제인 피지를 적절히 분비
  - 피부를 외부 자극으로부터 보호하는 방어막 역할

성민 씨의 피부가 아직도 탄력 있고 건강한 이유는 이 피부 줄기세포들이 28년간 꾸준히 일해 왔기 때문이에요.

3) 오전 9시: 장에서의 초고속 근무

성민 씨가 아침 식사를 하는 오전 9시, 소장의 융모에서는 장 줄기세포들이 가장 바쁜 시간을 보내고 있었습니다.

"여러분! 성민이가 아침을 먹기 시작했어요. 우리가 몸에서 가장 바쁜 줄기세포라는 걸 보여 줄 시간이야!"

"우리는 3-5일마다 완전히 새로워져야 해. 성민이가 먹는 음식과 세균들로부터 몸을 보호하려면 계속 새 세포로 갈아타야 하거든!"

장 줄기세포들은 지금 이 순간에도 엄청난 속도로 새로운 장세포를 만들어 내고 있었어요.

"하루에 3,000억 개 생산! 우리 없이는 성민이가 영양분을 제대로 흡수할 수 없어!"

(1) 장 줄기세포들의 특수 임무

장은 음식물과 함께 수많은 세균, 바이러스, 독소들이 들어오는 최전선이에요. 그래서 장 줄기세포들은 다른 줄기세포들보다 훨씬 더 바쁘게 일해야 해요.

◎ **크립트(crypt) 기지에서의 작전 회의:** "오늘 아침 메뉴 브리핑! 계란, 토스트, 우유가 들어올 예정이야!" "좋아! 단백질 소화 팀 준비하고, 유당 분해 팀도 대기!"

◎ **장융모 최전선 보고:** "어제저녁의 매운 음식 때문에 일부 세포들이 손상됐어요!" "알겠어! 즉시 교체 작업 시작! 48시간 내에 완전 복구!"

장 줄기세포들은 Lgr5라는 특별한 마커를 가지고 있어서, 언제든지 필요한 종류의 장세포로 분화할 수 있어요.

- **흡수세포:** "우리는 영양분을 흡수하는 주력 부대야!" **술잔세포:** "우리는 점액을 분비해서 장벽을 보호해!" **내분비세포:** "우리는 소화 호르몬을 분비하는 신호 팀!" **파네트세포:** "우리는 항균 물질을 분비하는 방어 팀!"

"우리는 몸에서 가장 바쁘지만, 가장 보람 있는 일을 하고 있어!"

🔍 장 줄기세포가 특별한 이유?

장은 항상 음식물과 세균에 노출되어 있어서 손상이 잦아요. 그래서 장 줄기세포는 다른 조직보다 5-10배 빠르게 분열합니다.

4) 오후 2시: 근육에서의 대기 근무

성민 씨가 사무실에서 일하는 오후 2시, 근육 섬유 사이에 숨어 있는 위성세포들은 조용히 대기하고 있었습니다.

"평상시에는 우리가 가장 조용한 줄기세포야. 하지만 문제가 생기면…"

위성세포들은 Pax7이라는 특별한 센서를 가지고 있어서, 근육에 손상이 생기면 즉시 감지할 수 있어요.

"어? 어제 농구 할 때 종아리 근육에 미세 손상이 있었네! 지금까지도 염증 신호가 오고 있어!"

위성세포들은 즉시 행동에 나섰습니다.

"대기조 해제! 종아리 근육 보수 작업 투입! 48시간 내에 완벽 복구해야 해!"

위성세포들이 일제히 활성화되면서 손상된 근육 섬유를 새로운 세포로 교체하기 시작했어요.

(1) 위성세포들의 놀라운 응급 대응 시스템

평소에는 근육 섬유 바로 옆에서 조용히 잠들어 있던 위성세포들이 손상 신호를 받으면 마치 소방서처럼 즉시 출동해요.

- 1단계 – 긴급 출동(손상 후 2-6시간) "비상! 근육 손상 발생! 모든 위성세포 즉시 활성화!"

  위성세포들은 휴면 상태에서 깨어나서 빠르게 증식을 시작해요. 마치 잠자고 있던 소방관들이 사이렌 소리에 즉시 뛰어나오는 것처럼요.

- 2단계 – 분화와 융합(손상 후 1-3일) "이제 새로운 근육 섬유를 만들자!"

  일부 위성세포들은 근육세포로 분화해서 손상된 부위와 융합하고, 다른 일부는 다음을 위해 다시 휴면 상태로 돌아가요.

- 3단계 – 완전 복구(손상 후 3-7일) "복구 완료! 원상 복구됐어!"

  새로 만들어진 근육 섬유가 원래 근육과 완벽하게 연결되면서 성민 씨는 다시 정상적인 운동을 할 수 있게 돼요.

하지만 최근 들어 위성세포들도 변화를 느끼고 있어요.

"어라? 예전 20대 초반에는 하루 만에 복구가 끝났는데, 요즘은 2-3일은 걸리네."

"그래도 아직 젊으니까! 40대 50대보다는 훨씬 빨라!"

위성세포의 수 자체는 아직 크게 줄지 않았지만, 반응 속도가 조금씩 느려지기 시작했어요. 그래서 성민 씨도 운동 후 회복에 예전보다 시간이 더 걸린다고 느끼는 거죠.

5) 저녁 8시: 뇌에서의 제한적 근무

성민 씨가 퇴근 후 집에서 휴식을 취하는 저녁 8시, 해마의 치상회에서는 신경 줄기세포들이 고민에 빠져 있었습니다.

"우리는 정말 특별한 처지야. 성인 뇌에서 새로운 뉴런을 만들 수 있는 건 우리밖에 없어."

뇌의 신경 줄기세포들은 다른 줄기세포들과 달리 매우 제한된 활동을 해야 했어요. 뇌는 너무 중요한 기관이라 함부로 바꿀 수 없거든요.

"연구에 따르면 하루에 700개 정도의 새로운 뉴런을 만든다고 하는데… 전체 뇌세포에 비하면 정말 미미하지만, 성민이의 학습과 기억에는 중요한 역할을 해!"

성민 씨가 오늘 새로운 농구 기술을 연습한 기억을 저장하기 위해, 신경 줄기세포들은 몇 개의 새로운 뉴런을 조심스럽게 만들어 냈어요.

(1) 뇌 줄기세포들의 특수한 임무

성인의 뇌에서 줄기세포가 활동하는 곳은 매우 제한적이에요. 주로 해마에서만 새로운 뉴런이 만들어진다고 알려져 있어요.

◎ **해마 치상회의 신경 줄기세포들: "우리는 새로운 기억을 만드는 전문가들이야!"**

- 새로운 경험과 학습을 위한 뉴런 생산
- 스트레스나 우울감이 있을 때 활동 감소
- 운동과 새로운 환경 자극으로 활성화

"성민이가 오늘 새로운 농구 기술을 배웠으니, 이 기억을 저장할 새로운 뉴런을 만들어야겠어!"

하지만 28세의 신경 줄기세포들도 변화를 느끼고 있어요.

"예전 20대 초반에는 하루에 1,000개도 만들 수 있었는데, 요즘은 700개 정도가 한계네."

"그래도 꾸준히 운동하고 새로운 걸 배우니까 아직은 괜찮아!"

🔍 성인의 뇌에서도 새로운 뉴런이 만들어질까?

성인의 뇌에서 새로운 뉴런이 만들어지는지는 아직 과학계에서 논란이 있어요. 동물 실험에서는 확실하지만, 인간에서는 연구마다 결과가 다릅니다.

(2) 뇌 줄기세포 활성화의 비밀

흥미롭게도 뇌 줄기세포들은 성민 씨의 생활 패턴에 매우 민감하게 반응해요.

◎ **활성화 요인들:**

- 새로운 학습과 도전

- 규칙적인 유산소 운동

- 충분한 수면

- 사회적 상호작용

◎ **억제 요인들:**

- 만성적인 스트레스

- 수면 부족

- 알코올 과다 섭취

- 단조로운 일상

"성민이가 요즘 새로운 취미도 시작하고 운동도 꾸준히 하니까 우리도 활기차게 일할 수 있어!"

3. 28세, 변화의 시작점을 깨닫다

이렇게 하루 종일 바쁘게 일하던 줄기세포들이지만, 성민 씨 몰래 서로 걱정스러운 대화를 나누기 시작했어요.

1) 줄기세포들의 비밀회의

그날 밤 11시, 성민 씨가 잠든 후 각 조직의 줄기세포 대표들이 모였습니다.

- **조혈 줄기세포 대표:** "여러분, 솔직히 말해 보죠. 우리 모두 변화를 느끼고 있잖아요?"
- **피부 줄기세포 대표:** "맞아요, 상처 치유가 예전보다 하루이틀은 더 걸려요."
- **근육 위성세포 대표:** "우리도 마찬가지예요. 운동 후 회복이 확실히 느려졌어요."
- **신경 줄기세포 대표:** "새로운 뉴런 생산량도 줄었고… 성민이가 농구 기술 배우는 데 시간이 더 걸리는 것 같아요."
- **장 줄기세포 대표:** "우리만 괜찮은 것 같은데? 아직 하루에 3,000억 개씩 만들고 있어요!"
- **조혈 줄기세포 대표:** "그래도 인정하자고요. 우리가 25세 정점을 지나 28세가 된 지금, 서서히 변화가 시작된 거예요."
- **피부 줄기세포 대표:** "그렇다고 해서 포기할 건 아니죠! 성민이가 우리를 잘 돌봐 주면 아직 10년은 더 현재 수준을 유지할 수 있어요."
- **근육 위성세포 대표:** "맞아요! 지금부터 관리를 잘 하면 40대까지도 충분히 버틸 수 있어요."

모든 줄기세포가 고개를 끄덕였습니다. 변화는 자연스러운 일이지만, 아직 희망은 충분했어요.

4. 원더셀의원에서의 현실적 상담

성민 씨는 이런 변화들이 궁금해서 원더셀의원을 찾았습니다.

"박사님, 제가 28살인데 제 줄기세포 상태는 어떤가요? 최근에 회복이 예전보다 조금 느린 것 같아서요."

윤미래 박사가 친근하게 설명했습니다.

"성민 씨, 정말 좋은 질문이에요. 실제로 25세를 지나면서 줄기세포 기능이 서서히 감소하기 시작해요. 자연스러운 과정이죠."

"줄기세포 상태를 직접 측정하는 것은 아직 일반적이지 않지만, 간접적으로 평가할 수 있는 방법들이 있어요. 글루타치온 레벨을 측정해 보는 거죠."

성민 씨가 궁금해했습니다.

"글루타치온이 뭔가요?"

"세포 내 가장 중요한 항산화 물질이에요. 줄기세포가 건강할수록 글루타치온 수치가 높게 나타나죠. 성민 씨의 경우 28세치고는 꽤 좋은 수치가 나왔어요."

검사 결과를 보여 주며 박사가 계속 설명했습니다.

"상처 치유 속도, 운동 후 회복 시간, 감기 걸렸을 때 회복 속도 등을 종합해서 판단하면, 성민 씨의 세포 나이는 26세 수준으로 추정돼요. 관리를 잘 하고 계시다는 뜻이죠!"

1) 28세 줄기세포의 현실적 상태

윤미래 박사는 성민 씨에게 현실적인 설명을 해 주었습니다.

"성민 씨, 솔직히 말씀드릴게요. 일반적인 28세와 20세의 차이를 보면…."

◎ **조혈 줄기세포:**

- **20세**: 하루 3억 개 생산 가능
- **28세**: 하루 2억 8천만 개(약 7% 감소)

"아직 큰 차이는 아니지만, 감기 걸렸을 때 회복 속도가 조금 느려졌을 거예요."

◎ **피부 줄기세포:**

- **20세:** 상처 치유 3-4일
- **28세:** 상처 치유 4-5일(약 25% 지연)

"성민 씨도 최근에 느끼셨을 텐데, 예전보다 상처가 조금 더 오래가죠?"

성민 씨가 놀라며 말했습니다.

"정말 그런 것 같아요! 어제 팔꿈치 상처도 예전보다 하루 더 걸린 것 같아요."

◎ **근육 위성세포:**

- **20세:** 운동 후 24시간 내 회복
- **28세:** 운동 후 36-48시간 회복(약 50% 지연)

"격한 운동 후 근육통이 예전보다 하루 더 오래 가실 거예요."

◎ **신경 줄기세포:**

- **20세:** 하루 1,000개 새 뉴런 생성
- **28세:** 하루 700개 새 뉴런 생성(30% 감소)

"아직은 학습 능력에 큰 차이 없지만, 새로운 기술 습득이 조금 더 오래 걸릴 수 있어요."

성민 씨가 고개를 끄덕였습니다.

"정말 그런 것 같아요. 요즘 농구 새 기술 배우는 데 시간이 더 걸리더라고요."

2) 개인차의 현실

"하지만 성민 씨, 중요한 건 개인차예요."
윤미래 박사가 강조했습니다.

"같은 28세라도 줄기세포 상태가 정말 다를 수 있어요. 회사 동료들과 비교해 보면….."

◎ **김 대리**(32세) **케이스:**

- 주 3-4회 야근, 수면 부족

- 주말 과음, 운동 부족

• 줄기세포 나이: 38세 수준

"김 대리는 4살 위지만 줄기세포는 10살 더 늙어 있어요."

◎ **이 과장**(35세) **케이스:**

- 규칙적인 운동, 금연

- 스트레스 관리 잘 함

• 줄기세포 나이: 30세 수준

"반대로 이 과장님은 7살 위지만 줄기세포는 2살밖에 안 늙어 있어요."
"성민 씨는 현재 28세인데 세포 나이는 26세 수준이에요. 잘 관리하고 계시다는 뜻이죠!"

3) 줄기세포 니치: VIP 거주지의 비밀

"성민 씨, 줄기세포가 이렇게 열심히 일할 수 있는 건 그들만의 특별한 거주 환경 때문이에요."
윤미래 박사가 재미있게 설명했습니다.
"줄기세포 니치는 마치 최고급 아파트 같은 곳이에요. 각자 다른 스타일의 고급 주거 단지 같죠."

• 골수 니치 – 지하 벙커형 보안 시설: "우리는 지하 벙커에 살아요! 1-6% 저산소 환경에서

  편안하게 쉬면서 일하죠."

- 뼈로 둘러싸인 안전한 공간

- 24시간 영양 공급 시스템

- "가장 안전하지만 좀 답답해!"

- **피부 니치 – 활동적인 오피스텔:** "우리는 바쁜 도심 오피스텔에 살아요! 외부 자극이 많지만 그만큼 역동적이죠."

  - 외부 환경에 직접 노출

  - 빠른 교체 주기(28일)

  - 다양한 자극에 민감한 반응

  - "바쁘지만 역동적이야!"

- **장 니치 – 최전방 작전 기지:** "우리는 최전선 군사기지에 살아요! 위험하지만 보람 있는 곳이죠."

  - 세균과 독소에 항상 노출

  - 초고속 교체 시스템(3-5일)

  - 강력한 방어 시설 완비

  - "위험하지만 보람 있는 일터!"

- **근육 니치 – 대기 상태의 소방서:** "우리는 조용한 소방서에 살아요! 평소엔 심심하지만 응급 상황에 빛나죠."

  - 평상시에는 매우 조용

  - 응급 상황 시 즉시 출동

  - 고효율 수리 시스템

  - "평소엔 심심하지만 중요한 순간에 빛나!"

- **뇌 니치 – 초고급 연구소:** "우리는 최고급 연구소에 살아요! 출입도 까다롭고 일도 까다로워요."

  - 가장 보호받는 환경

  - 제한적이지만 정밀한 작업

  - 혈뇌 장벽으로 철저히 차단

  - "엘리트들만 들어갈 수 있는 특별한 곳!"

"이런 니치들을 건강하게 유지하는 것이 줄기세포 관리의 핵심이에요."

4) 성민 씨를 위한 현실적 관리법

"성민 씨, 과도한 기대는 금물이에요. 28세부터는 '되돌리기'가 아니라 '현상 유지'가 목표예요."
윤미래 박사가 현실적인 조언을 해 주었습니다.

(1) 단계별 실용적 관리법

① **1단계: 기본기 다지기**(첫 3개월)

"가장 중요한 건 기본기예요."

- 수면 개선:
  - 밤 11시 취침, 오전 7시 기상
  - 취침 1시간 전 스마트폰 금지
  - 주말에도 수면 패턴 유지
- 운동 습관:
  - 주 3회 이상 유산소 운동
  - 주 2회 근력 운동
  - 계단 이용하기, 한 정거장 먼저 내리기
- 식습관 개선:
  - 하루 3끼 규칙적으로
  - 금요일 저녁 과음 줄이기

- 물 하루 1.5-2L 마시기

"이것만 해도 3개월 후에 확실한 차이를 느끼실 거예요."

② **2단계: 세부 최적화**(3-6개월)

기본기가 자리 잡히면 더 세밀한 관리를 시작해요.

• 영양소 보충:

  - 비타민 D: 혈중 농도 30ng/mL 이상 유지

  - 오메가-3: 주 2-3회 생선 섭취 또는 보충제

  - 항산화제: 베리류, 녹차, 견과류

• 스트레스 관리:

  - 주말 등산이나 자연 활동

  - 취미 활동 시간 확보

  - 명상이나 요가(주 1-2회)

③ **3단계: 정기 점검**(6개월마다)

"6개월마다 한 번씩 체크해 보는 게 좋아요."

• 기본 검사:

  - 혈액 검사(염증 지표, 영양 상태)

  - 글루타치온 수치 측정

  - 항산화 능력 평가

  - 체성분 분석

④ **니치별 관리 포인트**

"각 니치별로 관리 포인트가 달라요."

- 골수 니치 관리: "우리 조혈 줄기세포들을 위해서는..."

  - 충분한 단백질 섭취(하루 체중 1kg당 1.2g)

  - 철분과 비타민 B12 보충

  - 과도한 방사선 노출 피하기

- 피부 니치 관리: "우리 피부 줄기세포들을 위해서는..."

  - 자외선 차단(SPF 30 이상)

  - 적절한 보습

  - 과도한 각질 제거 피하기

- 장 니치 관리: "우리 장 줄기세포들을 위해서는..."

  - 프로바이오틱스 섭취

  - 섬유질 풍부한 식단

  - 항생제 남용 피하기

- 근육 니치 관리: "우리 위성세포들을 위해서는..."

  - 규칙적인 근력 운동

  - 충분한 단백질 섭취

  - 적절한 휴식과 회복

- 뇌 니치 관리: "우리 신경 줄기세포들을 위해서는..."

  - 새로운 학습과 도전

  - 규칙적인 유산소 운동

  - 충분한 수면과 스트레스 관리

5) 줄기세포 치료의 현실

성민 씨가 치료에 대해 물어봤습니다.

"박사님, 줄기세포 치료도 받을 수 있나요?"

윤미래 박사는 신중하게 답했습니다.

"성민 씨 나이에는 아직 필요하지 않아요. 줄기세포 치료는 생활 습관 개선으로 한계가 있을 때 고려하는 거예요."

◎ **줄기세포 치료가 도움이 되는 경우:**

- 40대 이후 기능 저하가 뚜렷할 때

- 질병이나 부상으로 손상이 있을 때

- 생활 습관 개선만으로 부족할 때

◎ **현재 검증된 치료법:**

- **관절염**: 간엽 줄기세포 주사

- **심근경색**: 골수 줄기세포 이식

- **혈액암**: 조혈 줄기세포 이식

"하지만 모든 치료에는 한계가 있어요. 완벽한 회춘은 불가능하고, 개선 정도도 개인차가 크죠."

5. 성민 씨의 깨달음과 새로운 관점

진료실을 나서며 성민 씨는 많은 것을 배웠습니다.

"28세라고 해서 아직 젊다고 안주하면 안 되겠네요. 이미 변화가 시작됐다니…."

하지만 절망적이지는 않았어요. 오히려 명확한 방향을 잡게 되었거든요.

1) 성민 씨가 새롭게 이해한 것들

☑ **노화는 자연스러운 과정**

- 25세부터 시작되는 것이 정상

- 완전히 막을 수는 없지만 늦출 수는 있음

- 극적인 변화보다는 점진적 관리

☑ **줄기세포들의 헌신**

- 매일 수천억 개의 새 세포 생산

- 24시간 쉬지 않는 복구 작업

- 상황에 맞는 유연한 대응

☑ **개인차의 중요성**

- 같은 나이라도 관리에 따라 10년 차이

- 생활 습관이 가장 큰 영향 요인

- 작은 실천의 누적 효과

2) 실천 가능한 계획 수립

성민 씨는 현실적인 계획을 세웠습니다.
"너무 욕심내지 말고, 할 수 있는 것부터 차근차근 해 보자."

◎ **1개월 목표:**

- 밤 11시 30분 이전 취침

- 주 3회 30분 운동

- 금요일 과음 줄이기

◎ **3개월 목표:**

- 규칙적인 생활 패턴 완전 정착

- 스트레스 관리법 찾기

- 정기 건강검진 받기

◎**1년 목표:**

　　- 현재 컨디션 유지

　　- 28세 수준의 회복력 지속

　　- 다음 검진에서 좋은 결과

"완벽할 필요는 없어요. 80% 정도만 지켜도 충분히 효과가 있을 거예요."

성민 씨가 윤미래 박사에게 말했습니다.

6. 가족에 대한 새로운 관심

집으로 돌아가면서 성민 씨는 자연스럽게 가족을 떠올렸습니다. 특히 58세인 아버지가 걱정되기 시작했어요.

"내가 28세인데도 벌써 변화가 시작됐다면, 아버지의 줄기세포들은 어떤 상황일까?"

카페에 앉아 커피를 마시며 성민 씨는 오늘 배운 내용을 정리했습니다.

"내 줄기세포들이 이렇게 열심히 일하고 있는데, 내가 술 마시고 밤새우고… 미안했네."

성민 씨는 자신의 몸속 줄기세포들에게 고마움을 느꼈어요. 그리고 동시에 책임감도 생겼죠.

"아버지는 30년을 더 살아오셨는데, 아버지 줄기세포들은 얼마나 힘들까?"

전화를 걸어 아버지께 안부를 물었습니다.

"아버지, 안녕하세요. 오늘 병원에서 줄기세포에 대해 배우고 왔어요."

"그래? 어떤 이야기를 들었는데?"

"저희 몸속에 있는 줄기세포들이 24시간 우리를 위해 일한다는 거예요. 정말 고마운 존재들이더라고요."

"그런 게 있구나. 우리 성민이가 의사가 되어 가네."

성민 씨는 아버지의 목소리에서 관심을 느꼈습니다.

"아버지, 저는 28세인데도 줄기세포 기능이 조금씩 떨어지기 시작한다고 하더라고요. 그런데 아버지는….”

“응, 아버지는 나이가 있으니까 더 그렇겠지.”

“다음에 함께 상담을 받아 보는 게 어떨까요? 연령대별로 관리법이 다르다고 하던데….”

“그래, 좋다. 아버지도 궁금하다.”

7. 28세 줄기세포의 현재와 미래

그날 밤, 성민 씨는 자신의 몸속에서 일하고 있는 수십억 개의 줄기세포들을 떠올리며 잠들었습니다.

1) 줄기세포들의 마지막 회의

성민 씨가 잠든 후, 몸속 줄기세포들은 다시 한번 모였습니다.

- 조혈 줄기세포 대표: “오늘 성민이가 우리에 대해 많이 배웠네요.”
- 피부 줄기세포 대표: “그러게요. 이제 우리가 얼마나 열심히 일하는지 알았을 거예요.”
- 근육위성세포 대표: “앞으로 운동 후에 우리 회복 시간도 생각해 줄 것 같아요.”
- 신경 줄기세포 대표: “새로운 것도 더 많이 배우게 될 것 같고요.”
- 장 줄기세포 대표: “금요일 과음도 줄인다고 하니까 우리도 일이 좀 줄겠네요!”
  모든 줄기세포가 기뻐했습니다.
- 조혈 줄기세포 대표: “28세라는 나이, 아직 늦지 않았어요. 지금부터라도 성민이가 우리를 잘 돌봐 주면 10년은 더 젊게 살 수 있어요.”
- 피부 줄기세포 대표: “그리고 아버지 줄기세포들도 도와드릴 수 있겠어요.”
- 신경 줄기세포 대표: “맞아요, 우리가 배운 것들을 가족들과 나누면 모두가 건강해질 거예요.”
  줄기세포들은 희망에 찬 목소리로 말했습니다.

"성민아, 고마워. 우리를 알아줘서. 앞으로도 함께 건강하게 살아가자!"

2) 새로운 여정의 시작

성민 씨의 28세 줄기세포 탐험은 이렇게 마무리되었습니다. 하지만 이것은 끝이 아니라 새로운 시작이었어요.

성민 씨는 이제 자신의 몸을 바라보는 시각이 완전히 달라졌습니다. 단순히 '아직 젊다.'라는 안일한 생각에서 벗어나, '지금부터 잘 관리해야 한다.'라는 적극적인 마음가짐으로 바뀐 거죠.

그리고 무엇보다, 이 지식을 혼자만 간직하지 않고 가족들과 나누고 싶다는 생각이 들었어요. 특히 아버지처럼 이미 더 많은 경험을 쌓은 분들의 줄기세포들은 어떤 상황에 있을지, 그리고 어떻게 도울 수 있을지에 대한 호기심이 생겼습니다.

"고마워, 우리 줄기세포들. 내가 너희를 더 잘 돌봐 줄게."

성민 씨의 줄기세포 여행은 계속됩니다. 이제 그는 자신뿐만 아니라 가족 모두의 건강한 노화를 위한 동반자가 되고 싶어 했어요.

7장 노화와 줄기세포: 기능 저하와 재생력의 종말

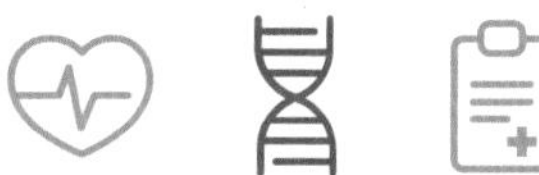

1. 아버지를 위한 일곱 번째 탐험

성민 씨는 할아버지(박영수 씨의 아버지, 85세) 댁에 다녀온 후 더욱 절실한 마음으로 원더셀의원을 찾았습니다. 할아버지의 변해 가는 모습을 보며 아버지의 미래가 걱정되었거든요.

"박사님, 할아버지를 뵈니까 정말 많이 변하셨더라고요. 아버지도 언젠가 저렇게 되실까 봐 걱정이에요. 줄기세포도 나이가 들면서 늙는 건가요?"

윤미래 박사는 잠시 생각에 잠긴 후 대답했습니다.

"그럼요, 줄기세포도 우리와 함께 늙어요. 그리고 그 이야기는 생각보다 훨씬 복잡하고 흥미로워요."

2. 85세 할아버지의 하루

1) 새벽 5시: 잠들지 못하는 밤

박영수 씨의 아버지(85세)는 새벽 5시에 잠에서 깼습니다. 요즘 들어 밤에 자주 깨고, 다시 잠들기가 어려워졌어요.

"젊었을 때는 한번 자면 아침까지 푹 잤는데…."

할아버지는 모르고 계시지만, 이 순간 그의 몸속에서는 58세 아들 박영수 씨나 28세 손자 성민 씨와는 전혀 다른 일들이 벌어지고 있었습니다.

(1) 골수 속 조혈 줄기세포의 고충

"아이고, 오늘도 힘들겠구나…." 85년간 밤낮없이 일해 온 조혈 줄기세포들은 이제 예전 같지 않았어요. 젊었을 때는 하루에 2,000억 개의 혈구를 만들어냈지만, 이제는 그 절반도 힘들었습니다.

"동료들이 하나둘씩 은퇴하고 있어. 우리도 이제 한계야…."

실제로 85세 할아버지의 골수에는 젊은 시절의 10분의 1밖에 안 되는 조혈 줄기세포가 남아 있었어요. 그마저도 분열 속도가 현저히 느려져 있었고요.

(2) 텔로미어의 짧아진 끝

가장 큰 고민은 텔로미어였습니다. 세포가 분열할 때마다 조금씩 짧아지는 염색체 끝부분이었죠.

"젊었을 때는 12,000개 정도였는데, 이제는 5,000개도 안 남았어. 몇 번 더 분열하면 정말 끝이야…."

2) 오전 8시: 느려진 피부 재생

할아버지는 면도를 하다가 볼에 작은 상처를 냈습니다.

"어라, 또 베었네. 요즘 자주 그러네…."

피부 기저층에서는 기저세포들이 한숨을 쉬고 있었습니다.

"옛날에는 이런 상처는 2-3일이면 다 나았는데, 이제는 일주일도 모자라네…."

젊었을 때는 28일 주기로 피부가 완전히 새로워졌지만, 이제는 45-50일이 걸렸어요. 게다가 콜라겐과 엘라스틴을 만드는 능력도 현저히 떨어져 있었습니다.

"새로운 세포를 만들어 내는 것도 힘들고, 만들어 내도 질이 예전 같지 않아…."

3) 오전 10시: 근육의 조용한 비명

할아버지는 2층으로 올라가는 계단에서 숨이 찼습니다. 예전에는 3층까지도 뛰어 올라갔는데….

근육 속 위성세포들은 거의 잠들어 있는 상태였습니다.

"젊었을 때는 근육이 다치면 즉시 출동했는데, 이제는 신호가 와도 반응하기 힘들어…."

실제로 85세 노인의 위성세포는 20대의 20% 수준까지 감소해 있었어요. 그나마 남은 세포들도 활성화되는 데 시간이 오래 걸렸고, 분열 능력도 현저히 떨어져 있었습니다.

"할아버지가 넘어지기라도 하면… 회복하는 데 몇 개월이 걸릴 거야."

4) 오후 2시: 기억 속으로 사라지는 뉴런들

할아버지는 점심을 드시고 나서 며느리 이름이 갑자기 생각나지 않았습니다.

"어… 우리 며느리 이름이 뭐였지?"

뇌 속 신경 줄기세포들은 이미 대부분 활동을 멈춘 상태였습니다.

"젊었을 때는 하루에 700개씩 새로운 뉴런을 만들어 냈는데, 이제는 거의 만들지 못해…."

더 큰 문제는 기존 뉴런들이 하나둘씩 죽어 가고 있다는 것이었어요. 새로운 뉴런 공급은 거의 중단된 상태에서 기존 뉴런만 줄어들고 있었습니다.

"기억을 저장하는 창고가 점점 작아지고 있어…."

3. 윤미래 박사와의 노화 상담

"할아버지는 언제부터 늙기 시작하셨을까요?"

성민 씨는 할아버지가 언제부터 이렇게 변하기 시작했는지 궁금했습니다.

"박사님, 할아버지 젊으셨을 때 사진을 보니까 정말 건장하셨거든요. 언제부터 이렇게 변하신 걸까요?"

윤미래 박사는 노화 곡선 그래프를 컴퓨터 화면에 띄우며 설명했습니다.

"노화는 갑자기 시작되는 게 아니에요. 아주 천천히, 눈에 띄지 않게 시작되다가 어느 순간 가속화되죠."

◎ **인생 주기별 줄기세포 변화:**

- **25-30세:** 정점(100%)

- **40-50세:** 서서히 감소(80-90%)

- **60-70세:** 가속화(60-70%)

- **70세 이후:** 급격한 감소(20-40%)

"이 그래프를 보세요. 할아버지의 인생을 그대로 보여 주는 것 같죠?"

성민 씨는 그래프를 유심히 살펴보았습니다.

"정말 그러네요. 할아버지도 40대까지는 정말 건강하셨는데, 60대 넘어서부터 확 달라지신 것 같아요."

◎ **노화의 단계적 진행:**

- **40대 초반 – 조용한 시작:** "40세 정도부터 줄기세포 기능이 눈에 띄게 감소하기 시작해요. 하지만 워낙 천천히 진행되어서 본인도 잘 모르죠."

- **50대 중반 – 변화 감지**: "50대 중반쯤 되면 회복력이 떨어지는 걸 체감하기 시작해요. 운동 후 회복 시간이 길어지고, 상처도 더 오래가죠."
- **60대 후반 – 가속화**: "65세 이후부터는 줄기세포 기능 저하가 가속화돼요. 이때부터 노화가 눈에 띄게 나타나기 시작하죠."
- **70대 이후 – 급격한 변화**: "70대부터는 줄기세포 고갈과 기능 저하가 급격해져요. 할아버지께서 지금 느끼시는 변화들이 이 시기에 나타나는 거예요."

1) 줄기세포 노화의 메커니즘

"그럼 줄기세포는 정확히 어떻게 늙는 건가요?"

"줄기세포 노화는 여러 메커니즘이 복합적으로 작용해요. 마치 자동차가 오래되면서 여러 부품이 동시에 고장 나는 것과 비슷하죠."

① 텔로미어 단축:

"가장 잘 알려진 노화 메커니즘이에요. 세포가 분열할 때마다 텔로미어가 짧아지면서 결국 분열 한계에 도달하게 되죠."

- **20대**: 평균 10,000-12,000염기쌍
- **40대**: 평균 8,000-9,000염기쌍
- **60대**: 평균 6,000-7,000염기쌍
- **80대**: 평균 4,000-5,000염기쌍

② DNA 손상 축적:

"시간이 지나면서 자외선, 활성산소, 화학물질 등에 의한 DNA 손상이 쌓여요. 젊을 때는 수리가 잘 되지만, 나이가 들면서 수리 능력이 떨어지죠."

③ 후성유전학적 변화:

"DNA 서열은 변하지 않지만, 유전자 발현 패턴이 바뀌어요. 마치 같은 악보인데 연주 방

식이 달라지는 것처럼요."

④ 미토콘드리아 기능 저하:

"세포의 발전소 역할을 하는 미토콘드리아가 노화되면서 에너지 생산 능력이 떨어져요."

⑤ 세포 노화(Senescence):

"늙은 세포들이 죽지 않고 남아서 염증 물질을 분비하며 주변 세포들에게 나쁜 영향을 미쳐요."

> **Q 세포 노화(Senescence)란?**
>
> 세포 노화는 세포가 분열을 멈추고 특별한 상태에 들어가는 것을 말해요. 이 세포들은 죽지도 않으면서 염증성 물질을 계속 분비해서 주변 조직을 손상시킵니다. 마치 은퇴했는데 계속 직장에 남아서 후배들 일을 방해하는 것과 같아요.

4. 노화 가속화 요인들: 할아버지의 젊은 시절 이야기

1) 담배와 술이 남긴 상처

윤미래 박사는 성민 씨에게 할아버지의 생활 습관에 대해 물어보았습니다.

"할아버지께서 젊으셨을 때 흡연이나 음주를 하셨나요?"

성민 씨는 잠시 생각해 보며 대답했습니다.

"네, 담배를 40년 정도 피우셨고, 술도 자주 드셨어요. 10년 전에 끊으셨지만요."

"그렇다면 그것들이 할아버지 줄기세포 노화를 가속화시켰을 가능성이 높아요."

◎ **40년간의 흡연과 음주의 누적 손상:**

"40년간의 흡연과 음주… 그 시간 동안 할아버지 몸속 줄기세포들이 얼마나 힘들었을지 상상이 되네요."

◎ **담배가 줄기세포에 미친 40년간의 누적 손상:**

- **활성산소 폭증:** 매일 흡연으로 DNA 손상이 10배 증가
- **텔로미어 급속 단축:** 흡연자의 텔로미어는 비흡연자보다 평균 5년 더 짧음
- **줄기세포 환경 파괴:** 타르와 니코틴이 골수 니치를 직접 손상

◎ **알코올이 간 줄기세포에 남긴 흔적:**

할아버지의 간 줄기세포들도 힘든 시절을 보냈습니다.

"매일 저녁 소주 한 병씩… 알코올을 분해하느라 정신없었어. 그러다 보니 정작 간세포를 새로 만들 여력이 없었지."

- **지속적인 염증:** 40년간의 만성 음주로 간 섬유화 진행
- **재생 능력 고갈:** 간 줄기세포의 분열 능력이 점진적으로 감소
- **독성 물질 축적:** 알코올 대사 과정에서 생긴 아세트알데히드가 줄기세포 손상

2) 스트레스라는 보이지 않는 독

"할아버지께서 젊으셨을 때 스트레스가 많으셨나요?"

성민 씨는 잠시 생각해 보았습니다.

"네, 사업을 하셨는데 정말 바쁘셨어요. 밤늦게까지 일하시고, 걱정도 많으셨고요. 특히 IMF 때는 정말 힘드셨다고…."

윤미래 박사는 고개를 끄덕였습니다.

"40년간의 만성 스트레스… 그것도 할아버지 줄기세포들에게는 큰 시련이었을 거예요."

◎ **만성 스트레스가 남긴 40년간의 상처:**

- 코르티솔 과다 분비: 줄기세포 분열 능력 직접 억제

- 염증의 만성화: 스트레스 → 만성 염증 → 줄기세포 환경 악화

- 텔로미어 가속 단축: 한 연구에 따르면 만성 스트레스를 받는 여성의 텔로미어가 10년
  더 짧음

"특히 IMF 시절이 가장 힘들었어. 3년간 계속된 극심한 스트레스로 우리 많은 동료가 조기 은퇴했지….."

3) 운동 없는 40년: 사용하지 않으면 사라진다

"할아버지께서 젊으셨을 때 운동을 하셨나요?"

"아니요, 일이 너무 바빠서 운동할 시간이 없으셨어요. '나중에 여유 생기면 하지.'라고 말씀하시곤 했는데….."

윤미래 박사는 안타까운 표정을 지었습니다.

"40년간의 운동 부족… 특히 근육 줄기세포들에게는 정말 치명적이었을 거예요."

◎ **40년간 운동 부족의 누적 효과:**

- 위성세포 급감: 20대 때의 10분의 1 수준으로 감소

- 근섬유 위축: 40년간 근육량 30-40% 감소

- 심혈관계 약화: 혈관 내피 전구세포 기능 저하

"지금 할아버지가 계단 오르기 힘들어하시는 건, 단순히 나이 때문만이 아니라 40년간 쌓인 운동 부족의 결과예요."

5. 노화를 늦추는 방법들: 희망은 있다

1) 성민 씨의 간절한 질문

성민 씨는 할아버지의 이야기를 들으며 안타까워했습니다.

"박사님, 할아버지처럼 이미 많이 손상된 줄기세포도 회복시킬 수 있나요? 아니면 저도 지금부터 예방할 수 있는 방법이 있을까요?"

윤미래 박사는 희망적인 미소를 지었습니다.

"다행히 줄기세포는 우리가 생각하는 것보다 회복력이 좋아요. 완전히 되돌릴 수는 없지만, 노화 속도를 늦추거나 어느 정도 개선시킬 수 있는 방법들이 있어요."

2) 칼로리 제한의 놀라운 발견

"가장 확실하게 입증된 방법 중 하나가 칼로리 제한이에요."

성민 씨는 고개를 갸우뚱했습니다.

"칼로리 제한이요? 그냥 적게 먹는 건가요?"

"맞아요, 하지만 단순히 굶는 게 아니라 영양소는 충분히 섭취하면서 칼로리만 줄이는 거예요."

윤미래 박사는 최근 연구 결과를 보여 주었습니다.

"2019년에 발표된 CALERIE 연구를 보면, 2년간 15% 칼로리 제한을 한 사람들의 노화 속도가 25% 감소했어요."

◎ **칼로리 제한 실험에 참여한 가상의 피험자 이야기:**

45세 회사원 김정호 씨는 2년간 칼로리 제한 실험에 참여했습니다.

"처음에는 정말 힘들었어요. 평소 2,500kcal 먹던 걸 2,100kcal로 줄이니까…."

하지만 3개월 후부터 변화가 시작됐습니다.

"신기하게도 오후에 졸리던 게 없어지고, 집중력도 좋아졌어요."

◎ 2년 후 김정호 씨의 변화:

- 체중 7kg 감소(건강한 감소)

- 혈압, 혈당 개선

- 염증 지표 40% 감소

- 텔로미어 길이 유지(대조군은 단축)

"가장 놀라운 건 피부가 좋아진 거예요. 주변에서 10살은 젊어 보인다고 하더라고요."

3) 간헐적 단식: 현대인을 위한 해답

"칼로리 제한이 어렵다면 간헐적 단식을 시도해 볼 수 있어요."

성민 씨는 관심을 보였습니다.

"간헐적 단식이요? 어떻게 하는 건가요?"

"여러 방법이 있는데, 가장 인기 있는 건 16:8 방법이에요."

◎ 성민 씨의 간헐적 단식 체험기:

호기심이 많은 성민 씨는 바로 다음 주부터 16:8 간헐적 단식을 시작했습니다.

- 1주 차: "오후 8시 이후로 안 먹으니까 밤에 좀 배고프네요. 그래도 참을 만해요."

- 2주 차: "어? 아침에 안 먹는데도 오전에 집중이 더 잘 되는 것 같아요."

- 1개월 후: "확실히 몸이 가벼워진 느낌이에요. 소화도 좋아지고, 뭔가 머리가 맑아진 것 같아요."

◎ 간헐적 단식의 과학적 메커니즘:

성민 씨 몸속에서는 신기한 일들이 벌어지고 있었습니다.

◎ 16시간 공복 중 세포들의 대화:

"자, 이제 오토파지 시간이야!"

세포들이 일제히 대청소를 시작했습니다.

"낡은 미토콘드리아 치우고, 손상된 단백질들 분해해!"

"줄기세포들은 에너지 절약 모드로 들어가서 재충전해!"

◎ **다시 먹기 시작할 때:**

"좋아! 이제 새로운 에너지가 들어온다!"

휴식을 취한 줄기세포들이 다시 활발하게 움직이기 시작했습니다.

> **오토파지란?**
>
> 오토파지는 세포가 자신의 낡은 부품들을 분해해서 재활용하는 과정이에요. 마치 집 대청소처럼 불필요한 것들을 치우고 새로 정리하는 거죠. 간헐적 단식이나 운동, 수면 중에 활발해져요.

4) 운동: 줄기세포를 깨우는 마법

"운동은 나이와 상관없이 줄기세포를 직접적으로 젊게 만들어요."
윤미래 박사는 흥미로운 연구 결과를 보여 주었습니다.

◎ **72세 할머니 박순자 씨의 6개월 운동 이야기:**

박순자 할머니는 6개월 전만 해도 계단 오르기가 힘드셨습니다.

"숨이 차고 다리에 힘이 없어서… 2층 올라가는 것도 힘들었어요."

하지만 윤미래 박사의 권유로 운동을 시작하셨습니다.

- **1개월 차 – 수중 걷기:** "물속에서 걷는 건 무릎에 부담이 없어서 좋아요. 30분 정도는 거뜬해요."
- **3개월 차 – 가벼운 근력 운동:** "0.5kg 아령으로 시작했는데, 이제 1kg도 들 수 있어요!"
- **6개월 차 – 놀라운 변화:** "계단을 오를 때 숨이 안 차요. 그리고 기분도 훨씬 좋아졌어요."

◎ **운동이 할머니 몸속 줄기세포에 미친 변화:**

근육 속 위성세포들이 깜짝 놀랐습니다.

"어? 이게 뭐지? 오랜만에 제대로 된 자극이 들어오네!"

◎ **6개월간의 꾸준한 운동으로:**

- 위성세포 수 30% 증가

- 근섬유 크기 15% 증가

- 모세혈관 밀도 20% 증가

"70대에도 이런 변화가 가능하다니… 정말 신기해!"

5) 수면: 회복의 황금 시간

"질 좋은 수면은 줄기세포 회복의 핵심이에요."

성민 씨는 할아버지를 떠올렸습니다.

"할아버지가 요즘 밤에 자주 깨신다고 하시던데… 그것도 줄기세포와 관련이 있나요?"

"네, 나이가 들면서 수면 패턴이 바뀌는 게 줄기세포 노화를 가속화시켜요."

◎ **85세 할아버지의 수면 문제:**

할아버지는 요즘 밤마다 고생하고 계셨습니다.

"밤 12시에 자려고 누웠는데, 새벽 2시에 깨서 다시 못 자겠어…."

할아버지 몸속에서는 이런 일이 벌어지고 있었습니다.

- **깊은 잠 단계 급감:** 20대 25% → 70대 5%

- **성장호르몬 분비 저하:** 20대의 15% 수준

- **멜라토닌 부족:** 수면-각성 리듬 교란

◎ **수면 개선 작전:**

성민 씨는 할아버지를 위해 수면 환경을 개선해 드렸습니다.

"할아버지, 침실 온도를 18도로 맞춰 드릴게요. 그리고 이 암막 커튼도 달아 드릴게요."

"그리고 저녁 9시 이후에는 TV 보지 마시고, 따뜻한 우유 한 잔 드세요."

◎ **3주 후 할아버지의 변화:**

"성민아, 신기하게도 밤에 덜 깨는 것 같구나. 그리고 아침에 일어날 때 좀 더 개운해."

할아버지 몸속 줄기세포들도 기뻐했습니다.

"드디어 제대로 된 성장호르몬이 나오네!"

"이제 밤에 수리 작업을 할 수 있겠어!"

6. 최신 연구: 줄기세포 회춘의 가능성과 한계

1) 야마나카 인자: 시간을 되돌리는 발견

성민 씨는 더 근본적인 궁금증이 생겼습니다.

"박사님, 정말로 늙은 세포를 젊게 되돌릴 수 있나요? SF 영화에서나 나올 법한 일인데…."

윤미래 박사는 신중한 표정으로 대답했습니다.

"놀랍게도 실제로 그런 연구들이 성공하고 있어요. 하지만 아직 많은 한계가 있어요."

◎ **2020년 하버드 연구 팀의 실험:**

데이비드 싱클레어 교수 팀은 녹내장으로 시력을 잃은 늙은 쥐(18개월령)의 눈에 야마나카 인자 중 3개(OCT4, SOX2, KLF4)를 아데노바이러스를 통해 주입했습니다.

• 실험 전: "이 쥐는 사람 나이로 60-70세에 해당하며, 시신경이 손상되어 거의 보지 못해요."

- 야마나카 인자 주입 후 4주:

쥐의 눈 속에서 기적 같은 일이 벌어졌습니다. 손상된 망막 신경절세포들이 젊은 상태로 되돌아가기 시작했어요.

- 결과:

  - 시력 회복: 젊은 쥐의 80% 수준으로 시야 회복

  - 후성유전학적 나이: DNA 메틸화 패턴이 젊은 상태로 역전

  - 축삭 재생: 손상된 시신경이 다시 자람

"하지만 여기서 중요한 한계들이 있어요."

- 야마나카 인자 연구의 한계:

윤미래 박사는 현실적인 문제들을 지적했습니다.

"첫째, 아직 동물 실험 단계예요. 쥐에서 성공했다고 해서 인간에게도 같은 효과가 있을지는 미지수죠."

"둘째, 안전성 문제가 심각해요. 야마나카 인자를 과도하게 활성화하면 암이 발생할 위험이 있어요."

"셋째, 적용 범위가 제한적이에요. 눈 같은 특정 조직에서만 성공했을 뿐, 전신에 적용하기는 어려워요."

2) 젊은 혈액의 신비와 현실

"젊은 혈액을 늙은 몸에 수혈하면 줄기세포가 젊어진다는 연구도 있지만, 이것도 복잡한 문제예요."

◎ 스탠퍼드대학의 파라바이오시스 연구:

토니 위스-코레이 교수 팀은 젊은 쥐(3개월)와 늙은 쥐(18개월)의 혈관을 외과적으로 연결하는

실험을 했습니다.

- **4주 후 늙은 쥐의 변화:**
  - 근육 줄기세포: 분열 능력 부분적 회복
  - 뇌 줄기세포: 새로운 뉴런 생성 약간 증가
  - 간 줄기세포: 재생 능력 일시적 향상

"하지만 이 연구에도 심각한 한계가 있어요."

- **파라바이오시스 연구의 한계:**

"첫째, 젊은 쥐도 늙는 효과가 나타났어요. 늙은 쥐가 좋아지는 만큼 젊은 쥐는 나빠졌죠."

"둘째, 효과가 일시적이었어요. 혈관 연결을 끊으면 다시 원래 상태로 돌아갔어요."

"셋째, 어떤 물질이 정확히 작용하는지 아직 명확하지 않아요."

- **인간 적용 연구의 현실:**

2014년부터 일부 회사가 주도한 알츠하이머 환자 젊은 혈장 수혈 임상 시험들은 실망스러운 결과를 보였습니다.

"초기 소규모 연구에서는 희망적인 결과가 있었지만, 대규모 임상 시험에서는 통계적으로 유의한 효과를 보이지 못했어요."

- **현재 상황:**
  - FDA는 2019년 젊은 혈장 수혈을 상업적으로 금지
  - "과학적 근거가 부족하고 안전성에 우려가 있다"고 경고
  - 현재는 엄격한 임상 시험 환경에서만 연구 진행

3) 노화 세포 제거: 세놀리틱스의 가능성과 한계

"늙은 세포들을 선택적으로 제거하는 약물 연구도 주목받고 있어요."

◎ **메이요 클리닉의 세놀리틱 연구:**
제임스 커클랜드 박사팀은 다사티닙(항암제)과 퀘르세틴(천연 플라보노이드)의 조합으로 노화 세포를 제거하는 연구를 진행했습니다.

- **폐 섬유화 환자 대상 임상 시험(2019년 EBioMedicine):**
  - 참가자: 14명의 특발성 폐 섬유화 환자
  - 투여법: 다사티닙 100mg + 퀘르세틴 1,000mg, 3일간 투여
  - 결과: 6분 보행 거리 평균 20m 증가, 의자에서 일어나기 시간 단축

하지만 이 연구도 한계가 명확합니다.

- **세놀리틱스 연구의 한계:**
  "첫째, 아직 소규모 연구 단계예요. 14명이라는 적은 수의 환자를 대상으로 했죠."
  "둘째, 단기간 효과만 확인됐어요. 장기간 안전성은 아직 검증되지 않았어요."
  "셋째, 모든 노화 세포가 나쁜 건 아닐 수 있어요. 일부는 상처 치유나 암 억제에 도움이 될 수도 있어요."
  "넷째, 어떤 노화 세포를 제거해야 하는지 정확한 기준이 없어요."

4) 항노화 약물 연구: TAME 연구와 메트포르민

성민 씨는 또 다른 궁금증이 생겼습니다.
"박사님, 그럼 약으로 노화를 늦출 수는 없나요?"
"흥미로운 연구가 진행되고 있어요. 특히 메트포르민이라는 당뇨병 약물이 주목받고 있어요."

◎ **TAME**(Targeting Aging with Metformin) **연구:**

네이트 바지레이 박사가 주도하는 이 대규모 임상 시험은 당뇨가 없는 65-79세 성인 3,000
명을 대상으로 하고 있습니다.

- **연구 설계:**
  - 대상: 심혈관 질환, 암, 치매 중 1개 이상 위험 인자를 가진 노인
  - 방법: 메트포르민 vs. 플라세보 6년간 투여
  - 목표: 노화 관련 질병 발생 지연

- **메트포르민의 기대 효과:**
  - AMPK 경로 활성화로 세포 대사 개선
  - 염증 감소 및 DNA 손상 억제
  - 관찰 연구에서 당뇨 환자의 수명 연장 효과 확인

- **하지만 TAME 연구의 한계:**

  윤미래 박사는 현실적인 문제들을 지적했습니다.

  "첫째, 아직 결과가 나오지 않았어요. 2019년에 시작된 연구라 최소 2025년은 되어야
  초기 결과를 볼 수 있어요."

  "둘째, 건강한 사람에게 평생 복용하는 약물의 안전성은 미지수예요."

  "셋째, 개인차가 클 수 있어요. 모든 사람에게 같은 효과가 있을지는 의문이죠."

5) 라파마이신: 희망과 우려

"라파마이신이라는 면역 억제제도 수명 연장 효과가 있다는 연구가 있어요."

- **동물 실험 결과:**
  - 쥐 수명 15-25% 연장(여러 연구에서 재현됨)

- mTOR 경로 억제로 오토파지 활성화

- 노화 관련 질병 발생 감소

• 하지만 인간 적용의 현실:

"라파마이신은 원래 장기이식 환자의 면역 억제를 위한 약물이에요. 건강한 사람이 장기간 복용하면 심각한 부작용이 있을 수 있어요."

• 라파마이신의 부작용:

- 면역 기능 억제로 감염 위험 증가

- 상처 치유 지연

- 대사 이상(고혈당, 고지혈증)

- 구내염, 폐렴 등

"현재 저용량으로 주 1회 복용하는 방법이 연구되고 있지만, 아직 안전성이 충분히 검증되지 않았어요."

6) NAD+ 부스터: 과대광고의 현실

"최근 NAD+ 부스터라는 보충제가 인기인데, 이것도 신중하게 봐야 해요."

• NAD+ 부스터의 주장:

- NMN(니코틴아미드 모노뉴클레오티드)

- NR(니코틴아미드 리보사이드)

- 세포 에너지 대사 개선, 수명 연장 효과

• 실제 연구 현황:

"동물 실험에서는 일부 효과가 있었지만, 인간에서는 아직 확실하지 않아요."

- 인간 임상 시험의 한계:

  - 대부분 소규모, 단기간 연구

  - 혈중 NAD+ 수치 증가는 확인되지만 실제 건강 개선 효과는 미미

  - 장기간 안전성 데이터 부족

  - 고용량 복용 시 부작용 우려

"특히 한국에서는 식품의약품안전처가 NMN을 식품원료로 인정하지 않고 있어요."

7) 현실적 조언: 검증된 것부터

윤미래 박사는 성민 씨에게 현실적인 조언을 했습니다.

"성민 씨, 이런 최신 연구들이 흥미롭긴 하지만, 대부분 아직 실험 단계예요."

◎ **항노화 연구의 공통된 한계:**

- **동물과 인간의 차이:** 쥐에서 성공한 것이 인간에게는 실패하는 경우가 많음

- **단기 vs. 장기 효과:** 단기간 좋은 결과가 장기간 유지되지 않을 수 있음

- **개인차:** 유전적, 환경적 요인으로 인한 큰 개인차

- **안전성 미확인:** 건강한 사람의 장기 복용에 대한 안전성 데이터 부족

- **비용 대비 효과:** 대부분 고비용이지만 확실한 효과는 미지수

◎ **지금 할 수 있는 검증된 방법:**

"미래의 기적적인 치료법을 기다리기보다는, 지금 검증된 방법들을 꾸준히 실천하는 게 더 현명해요."

  - 규칙적인 운동(가장 확실한 항노화 방법)

  - 균형 잡힌 영양(지중해식 식단)

  - 충분한 수면(7-8시간)

- 스트레스 관리(명상, 취미 활동)

- 사회적 관계 유지(외로움 방지)

- 정기 건강검진(조기 발견과 예방)

"이런 기본적인 것들이 여전히 가장 강력한 항노화 전략이에요."

🔍 항노화 연구 읽는 법

▼ 항노화 관련 뉴스를 볼 때는 다음을 확인하세요.

☑ 동물 실험인지 인간 임상 시험인지

☑ 참가자 수가 충분한지(최소 수백 명 이상)

☑ 장기간 추적 관찰했는지

☑ 동료 심사를 거친 논문인지

☑ 이해 상충(연구비 출처) 여부

7. 할아버지와의 대화: 현실적 희망

1) 85세에도 할 수 있는 것들

성민 씨는 집에 돌아가서 할아버지와 이야기를 나누었습니다.

"할아버지, 오늘 병원에서 정말 신기한 얘기들을 많이 들었어요. 할아버지 나이에도 도움이 될 만한 게 있대요."

할아버지는 반신반의하는 표정이었습니다.

"이 나이에도 뭔가 할 수 있단 말이냐? 85살인데….."

"네! 박사님이 그러시는데, 몇 개월만 해도 분명 변화가 있을 거래요."

2) 할아버지의 3개월 도전기

성민 씨는 윤미래 박사의 조언을 바탕으로 할아버지만의 특별한 프로그램을 시작했습니다.

◎ 1단계 – 단백질 늘리기:

"할아버지, 고기를 좀 더 드세요. 근육이 줄어드는 걸 막으려면 단백질이 필요해요."

할아버지는 처음에 반대하셨습니다.

"나이 들면 고기 소화가 안 돼서… 그냥 죽이나 국물만 먹는 게 낫지 않을까?"

"아니에요! 오히려 더 필요해요. 부드럽게 조리해서 드시면 돼요."

◎ 할아버지의 새로운 식단:

- **아침:** 계란찜 2개 + 두유 한 잔
- **점심:** 닭가슴살 죽 + 두부 반 모
- **저녁:** 생선조림 + 콩나물국

- 2주 후: "어? 기력이 좀 나는 것 같구나. 예전보다 덜 피곤해."

◎ 2단계 – 일어서기 운동:

"할아버지, 의자에서 일어서기 운동을 해 보세요."

"그냥 일어서기만 하면 되는 거냐?"

"네, 팔 안 쓰고 다리 힘만으로 10번 일어서기예요."

첫날: "으으… 5번도 힘드네."

할아버지 다리 근육 속 위성세포들이 오랜만에 자극을 받았습니다.

"어? 오랜만에 일할 시간이네!"

- 3주 후: "10번은 이제 쉬워졌어. 15번도 할 수 있을 것 같은데?"

◎ **3단계 – 사회 활동:**

"할아버지, 노인정에 나가 보세요. 사람들과 만나는 게 좋대요."

"노인정? 거기 가면 화투만 치는데…."

"화투도 좋아요! 머리 쓰는 거잖아요."

첫 노인정 방문: 할아버지는 어색해하셨지만, 옛 동네 친구들을 만나게 되었습니다.

"어? 종수야! 오랜만이네!"

"영호야, 너도 여기 다니냐?"

• 뇌 속 신경 줄기세포들의 기쁨: "오랜만에 제대로 된 자극이네!"

"새로운 사람들, 새로운 대화… 우리도 다시 일할 수 있겠어!"

3) 3개월 후 할아버지의 변화

성민 씨는 3개월 후 할아버지의 변화에 깜짝 놀랐습니다.

"할아버지, 많이 좋아 보이세요!"

"그러게 말이야. 네가 알려 준 것들을 따라 했더니 정말 달라졌어."

◎ **객관적 변화:**

- 보행 속도 15% 증가

- 악력 10% 증가

- 수면 시간 1시간 증가(5시간 → 6시간)

- 의자에서 일어나기 5회 → 15회

◎ **주관적 변화:** "기억력도 좋아진 것 같고, 기분도 훨씬 나아졌어. 무엇보다 사람들과 만나는
게 즐거워졌지."

◎ **할아버지의 깨달음:** "성민아, 나는 늙는 게 무섭기만 했는데, 이렇게라도 좋아질 수 있다는 게 신기해. 완전히 젊어지지는 못해도, 더 건강하게 늙을 수는 있구나."

8. 마무리: 나이 듦의 새로운 의미

1) 성민 씨의 깨달음

1년 후, 성민 씨는 할아버지 댁을 다시 방문했습니다. 할아버지는 여전히 85세였지만, 1년 전과는 확실히 달랐어요.

"할아버지, 정말 많이 좋아 보이세요!"

"그러게 말이야. 네가 알려 준 것들을 따라 했더니 정말 달라졌어."

할아버지는 계속 말씀하셨습니다.

"물론 20년 전으로 돌아간 건 아니야. 하지만 지금이 훨씬 편하고 행복해."

2) 세대를 이어 가는 지혜

성민 씨는 할아버지에게서 새로운 관점을 배웠습니다.

"할아버지, 젊음을 되찾고 싶지 않으세요?"

할아버지는 지혜로운 미소를 지으며 대답하셨습니다.

"성민아, 젊을 때는 젊을 때의 좋음이 있고, 늙어서는 늙어서의 좋음이 있단다. 중요한 건 각 시기를 최대한 건강하고 행복하게 사는 거야."

"나는 너희들이 건강하게 오래 살기를 바란다. 하지만 젊음에만 매달리지는 말거라. 인생의 각 단계마다 그 나름의 아름다움이 있으니까."

3) 윤미래 박사의 마지막 조언

성민 씨는 마지막으로 윤미래 박사를 찾아갔습니다.

"박사님, 1년간 정말 많은 걸 배웠어요. 줄기세포 관리가 중요하지만, 과도한 기대는 금물이라는 것도 깨달았고요."

"맞아요. 성민 씨, 줄기세포 항노화의 한계를 아는 것도 중요해요."

◎ **현실적인 기대치:**

- **노화를 완전히 막을 수는 없음**: 자연스러운 생물학적 과정
- **개인차가 매우 큼**: 유전적 요인의 영향이 큼
- **검증된 방법 우선**: 운동, 영양, 수면, 스트레스 관리가 기본

"하지만 포기하라는 뜻은 아니에요. 지금 시작할 수 있는 것들부터 차근차근 해 나가면 돼요."

성민 씨는 할아버지 댁을 나서며 생각했습니다.

"노화는 피할 수 없지만, 어떻게 나이 들어가는지는 선택할 수 있구나."

그는 28세의 자신이 할 수 있는 일들을 하나씩 실천해 나가기로 결심했습니다. 언젠가 자신도 할아버지처럼 나이가 들 테지만, 그때까지 최선을 다해 줄기세포들을 돌보고, 건강하고 의미 있는 삶을 살아가겠다고요.

"할아버지처럼 지혜롭게 나이 들 수 있을까? 그리고 나의 줄기세포들이 질병과 싸울 때는 어떤 일이 벌어질까?"

3부

줄기세포 치료의 실제와 확장

8장

임상 적용 사례: 관절, 심장, 뇌, 면역 질환

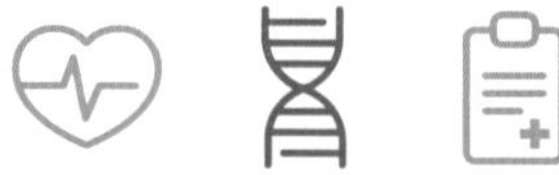

1. 병원 복도에서 만난 희망과 절망

성민 씨는 할아버지 건강검진을 위해 원더셀의원을 방문했습니다. 대기실에서 기다리는 동안, 다양한 연령대의 환자들이 오가는 모습을 보며 궁금증이 생겼어요.

"박사님, 줄기세포 치료를 실제로 받는 분들은 어떤 질병을 앓고 있나요? 정말 효과가 있는 건가요? 인터넷에서는 좋다는 이야기만 나오는데…."

윤미래 박사는 잠시 망설이더니 솔직하게 답했습니다.

"성민 씨, 정말 좋은 질문이에요. 오늘은 실제 환자분들의 이야기를 들려드릴게요. 성공한 분들도 계시고… 솔직히 실망하신 분들도 계세요."

성민 씨는 놀란 표정을 지었습니다.

"실망하신 분들도 있다고요?"

"네, 의학에서는 100%가 없어요. 하지만 그래야 더 정확한 판단을 하실 수 있잖아요."

2. 우리나라 줄기세포 치료의 현주소

1) 정부가 공식 인정한 4개의 치료법

"먼저 우리나라에서 공식적으로 인정받은 줄기세포 치료가 몇 개나 되는지 아세요?"

성민 씨는 고개를 흔들었습니다.

"딱 4개예요. 놀랍지 않나요? 전 세계에서 줄기세포 치료제를 가장 많이 승인받은 나라인데 고작 4개죠."

윤미래 박사는 마치 보물 상자를 열듯이 파일을 펼쳤습니다.

◎ **우리나라의 4대 줄기세포 치료제:**

"첫 번째는 하티셀그램이에요. 2011년에 세계 최초로 승인받은 심근경색 치료제죠. 마치 심장마비로 죽어가는 심근세포들에게 구원투수를 보내는 거예요."

"두 번째는 카티스템. 무릎 연골을 재생시키는 치료제인데, 제대혈에서 나온 줄기세포를 쓰는 거예요. 마치 젊은 세포가 나이든 무릎을 고쳐 주는 셈이죠."

성민 씨는 신기해했습니다.

"그럼 나머지 두 개는요?"

"큐피스템은 크론병이라는 장 질환의 복잡한 항문루를 치료해요. 템셀은 골수이식 후 생기는 심각한 합병증을 치료하고요. 아주 전문적인 분야예요."

2) 법의 틈새에서 피어나는 새로운 치료들

"그런데 실제 병원에서는 이것보다 훨씬 다양한 치료가 이뤄지고 있어요."

성민 씨는 의아해했습니다.

"그럼 불법인가요?"

"아니에요! 2019년부터 「첨단재생의료법」이라는 특별한 법이 생겼거든요. 마치 신약 개발을 위한 임시 허가증 같은 거예요."

윤미래 박사는 비유를 들어 설명했습니다.

"예를 들어, 새로운 맛집이 생겼는데 아직 미슐랭 가이드에는 안 올라가 있다고 하죠. 하지만 동네 사람들이 먹어 보니 맛있더라… 그런 상황이에요."

◎ **현재 활발히 시행되는 치료들:**

- **관절염:** 1년에 3천 명 정도(가장 인기)
- **심장병:** 1년에 300명 정도(생명과 직결)
- **뇌졸중:** 1년에 200명 정도(아직 연구 단계)

🔍 이 장의 환자 사례 안내

▼ **다음에 소개하는 환자 사례들은 다음과 같은 방식으로 구성되었습니다.**

- 의학적 근거: 국내외 임상연구 데이터와 실제 치료 결과를 바탕으로 함
- 환자 정보: 개인 정보 보호를 위해 여러 환자의 경험을 종합하여 재구성
- 치료 과정: 실제 의료진이 시행하는 표준 프로토콜을 반영
- 결과 제시: 과장 없는 현실적 개선 정도와 한계점을 포함
- 통계 수치: 발표된 논문과 임상 데이터를 기반으로 한 실제 성공률

3. 첫 번째 이야기: 박영희 씨의 무릎 기적

1) 20년 전쟁의 시작

박영희 씨(61세)와 무릎 관절염의 전쟁은 41세에 시작되었습니다. 처음에는 "아, 좀 아프네." 정도였지만, 20년이 지나면서 일상이 지옥이 되었어요.

"아침에 눈 뜨면 무릎이 완전히 굳어 있어요. 마치 녹슨 문고리를 억지로 돌리는 것 같아요."

◎ **영희 씨의 하루는 이렇게 시작됩니다:**
- 오전 6시: 알람이 울려도 30분간 침대에서 무릎 풀기
- 오전 7시: 화장실까지 5미터가 마라톤 같음
- 오전 8시: 계단 3개를 오르는 데 10분 소요
- 저녁 9시: 하루 종일 쌓인 통증으로 진통제 복용

"젊었을 때는 등산도 하고 에어로빅도 했는데… 이제는 마트 장보기도 힘들어요."

2) 무릎 속 세포들의 20년 전쟁기

영희 씨가 모르는 사이에, 그녀의 무릎 속에서는 처절한 전쟁이 벌어지고 있었습니다.

◎ **연골세포 최무릎 씨의 절망적인 하루:**

"또 아침이 밝았네… 오늘도 염증 물질들의 공격이 시작됐어."

최무릎 씨는 20년간 매일 같은 전쟁을 치르고 있었습니다.

"TNF-α, IL-1β… 이 염증 물질들이 매일 우리를 공격해. 동료들이 하나둘씩 죽어 가고 있어."

◎ **20년간의 연골 파괴 과정:**
- 41세(전쟁 초기): "적이 쳐들어왔다! 방어하자!"
- 45세(본격 전투): "동료들이 죽어 가고 있어… 하지만 아직 버틸 수 있어."
- 50세(전선 붕괴): "이제 우리만으론 안 돼… 도움이 필요해."
- 61세(항복 직전): "더 이상 버틸 수 없어… 뼈가 직접 부딪히고 있어."

3) 줄기세포라는 구원투수의 등장

2023년 3월, 영희 씨는 원너셀의원에서 윤미래 박사를 만났습니다.

"영희 씨, 현재 상태로는 인공관절 수술이 표준 치료법이에요."

영희 씨의 얼굴이 어두워졌습니다.

"수술은 정말 무서워요. 그리고 61세에 인공관절을 하면 나중에 또 수술해야 한다고 하던데…"

윤미래 박사는 새로운 제안을 했습니다.

"간엽 줄기세포 치료를 시도해 볼 수 있어요. 마치 무너져 가는 성벽에 새로운 병사들을 보내는 것과 같죠."

"하지만 100% 보장할 수는 없어요. 영희 씨 같은 상태에서는 10명 중 6-7명 정도가 의미 있는 개선을 보였어요."

영희 씨는 고민했습니다.

"그럼 3-4명은 효과가 없다는 뜻인가요?"

"그렇죠. 솔직히 말씀드리는 거예요."

4) 복부 지방에서 구원투수를 찾다

◎ 1단계 – 지방 채취 (Day 0):

"영희 씨 복부에 숨어 있는 구원투수들을 찾아야 해요!"

국소마취 후 복부 지방 50ml를 채취했습니다. 마치 금광에서 금을 캐듯이 말이죠.

"아, 생각보다 별로 안 아프네요!"

채취된 지방은 즉시 실험실로 향했습니다.

◎ 실험실에서의 2주간 특훈:

채취된 지방 속에는 수십만 개의 간엽 줄기세포들이 숨어 있었습니다.

실험실 연구원 김세포 씨: "자, 이제 특훈을 시작하자! 2주 동안 너희들을 연골 재생 전문가로 키워줄게!"

◎ **세포 분리 과정:**

- **1일 차:** "지방 덩어리에서 진짜 줄기세포들만 골라내자!"
- **3일 차:** "CD73, CD90 양성인 진짜 간엽 줄기세포들 확인!"
- **1주 차:** "이제 본격적으로 증식시키자! 100배, 1,000배로!"
- **2주 차:** "연골 재생에 특화된 성장인자들을 먹여 주자!"

"처음 몇만 개였던 세포가 2주 후에는 3천만 개로 늘어났어요!"

◎ **2단계 – 무릎으로의 특급 배송**(Day 14)**:**

"이제 3천만 개의 구원투수들을 영희 씨 무릎으로 특급 배송할 시간이에요!"

초음파를 보면서 정확히 관절강 안으로 주사했습니다.

"이 작은 주사기 안에 영희 씨 무릎을 구할 3천만 개의 세포가 들어 있어요!"

5) 무릎 속 줄기세포들의 첫 출근

◎ **주입된 줄기세포들이 영희 씨의 무릎에 도착했을 때:**

- **새로운 동료들의 등장:**

  기존 연골세포 최무릎 씨가 깜짝 놀랐습니다.

  "어? 누가 와? 20년 만에 처음 보는 건강한 세포들이네!"

  새로 온 간엽 줄기세포 신연골 씨가 상황을 파악했습니다.

  "와… 여기 정말 전쟁터네. 염증도 심하고, 연골도 거의 다 망가졌네."

- **1주 차 – 응급처치:**

  신연골 씨: "일단 응급처치부터 하자! 염증부터 잡아야 해!"

  - IL-10(착한 염증 억제 물질) 분비

- 염증 세포들에게 "그만 싸워!" 신호 전달

- 혈관을 통해 영양분과 산소 공급 증가

• 2주 차 – 본격 수리 작업:

"이제 진짜 연골을 만들어 보자!"

신연골 씨와 동료들이 연골세포로 변신하기 시작했습니다:

- 콜라겐 II형(연골의 기본 재료) 생산 시작

- 프로테오글리칸(연골의 쿠션 역할) 합성

- 히알루론산(관절액의 윤활유) 분비

• 1개월 차 – 팀워크 완성:

- 최무릎 씨: "오랜만에 희망이 보이네! 새로운 동료들 덕분에 다시 일할 힘이 생겼어!"

- 신연골 씨: "우리가 새로운 연골을 만들 테니, 기존 동료들은 염증 제거를 도와줘!"

6) 3개월 후, 영희 씨의 작은 기적

영희 씨는 주사 후 3개월이 지나면서 조금씩 변화를 느끼기 시작했습니다.

"어? 계단 내려갈 때 무릎이 덜 아픈 것 같아요."

처음에는 의심했습니다.

"설마… 플라시보 효과 아닐까?"

하지만 변화는 계속되었습니다:

• 아침 경직: 30분 → 15분으로 단축

• 계단: 3개도 힘들었는데 → 10개 가능

• 보행: 200m가 한계 → 500m 가능

• 통증: 밤에 잠 못 잘 정도 → 진통제 없이도 잠들 수 있음

7) 6개월 후의 확실한 변화

"선생님, 정말 신기해요! 손자들과 놀아 줄 수 있게 됐어요!"

◎ **객관적 수치의 변화:**
- 통증 점수: 10점 만점에 8점 → 4점
- 관절 기능 점수: 68점 → 45점(23점 개선)
- MRI 소견: "연골 신호가 일부 회복되었고, 관절액도 줄어들었네요"

영희 씨는 감격했습니다.

"완전히 20대로 돌아간 건 아니지만, 이 정도면 정말 만족해요. 가장 기쁜 건 손자가 '할머니, 같이 놀자!'라고 할 때 '할머니 무릎 아파.'라고 안 해도 되는 거예요."

4. 두 번째 이야기: 김철호 씨의 심장 위기와 재생

1) 45세에 찾아온 청천벽력

김철호 씨(45세)는 회사를 운영하는 바쁜 사업가였습니다. 스트레스와 과로가 일상이었죠.

2022년 12월 어느 새벽 3시, 갑작스러운 가슴 통증으로 깨어났습니다.

"으악! 가슴이… 누가 망치로 때리는 것 같아요!"

아내가 깜짝 놀라 응급실로 달려갔고, 진단은 급성 심근경색이었습니다.

"관상동맥 LAD가 95% 막혀 있네요. 지금 즉시 시술 들어가겠습니다!"

2) 심장 속 세포들의 6시간 지옥

철호 씨가 가슴을 움켜쥐고 있는 동안, 그의 심장에서는 대참사가 벌어지고 있었습니다.

◎ 심근세포 김심장 씨의 절망적인 6시간:

"산소가… 산소가 안 들어와! 우리 모두 죽는 건가?"

LAD 혈관이 막히면서 심장 근육의 15%가 산소 공급이 중단되었습니다.

◎ 시간별 심장 세포들의 운명:

- **1시간 차:** "아직 버틸 수 있어! 저장해둔 에너지로!"
- **3시간 차:** "동료들이 하나둘씩 쓰러지고 있어…"
- **6시간 차:** "더 이상은… 안 되겠어….”(대량 세포사멸 시작)

스텐트 시술로 혈관이 뚫렸지만, 이미 심장 근육의 15%가 돌이킬 수 없이 손상되었습니다.

김심장 씨: "살아남은 우리가 죽은 동료들 몫까지 일해야 해… 너무 힘들어."

3) 시술 성공, 하지만 남은 과제

응급 시술은 성공했지만, 문제가 남아 있었습니다.

"생명은 구했지만, 심장 기능이 많이 떨어졌어요."

◎ 철호 씨의 심장 현황:

- **심장 펌프 기능:** 정상 60% → 40%로 감소
- **손상 부위:** 좌심실 전벽 약 15%
- **일상 증상:** 계단 오르면 숨참, 쉽게 피로

철호 씨는 절망했습니다.

"이제 평생 이렇게 살아야 하는 건가요?"

4) 골수에서 찾은 심장의 구원투수

3개월 후, 철호 씨는 윤미래 박사를 만났습니다.

"철호 씨, 심장에도 줄기세포 치료가 가능해요. 철호 씨의 골수에서 건강한 줄기세포를 뽑아서 상처 입은 심장에 직접 보내는 거예요."

"골수에서요? 그게 심장에 도움이 되나요?"

"네, 골수에는 두 종류의 특별한 세포가 있어요. 새로운 혈관을 만드는 세포와 심장 근육으로 변할 수 있는 세포들이죠."

5) 골수에서 심장까지의 특급 배송

◎ 1단계 – 골수 줄기세포 채취:

"골반뼈에서 골수를 50ml 정도만 뽑을 거예요. 마치 심장을 위한 특급 의약품을 만드는 거죠."

국소마취 후 골반뼈에서 골수를 채취했습니다. 생각보다 아프지 않았어요.

"이게 제 심장을 고쳐 줄 수 있다면…"

◎ 2단계 – 실험실에서의 정밀 작업:

채취된 골수에서 두 종류의 귀한 세포들을 골라냈습니다:

- CD34 + 조혈 줄기세포: "새로운 혈관 만들기 전문가"
- CD90 + 간엽 줄기세포: "심장 근육 재생 도우미"

"총 1억 개의 줄기세포를 얻었네요. 절반은 혈관 전문가, 절반은 근육 전문가예요!"

◎ 3단계 – 심장 직행 특급 배송:

카테터를 통해 관상동맥으로 1억 개의 줄기세포를 직접 주입했습니다.

"이제 줄기세포들이 손상된 심장을 찾아서 복구 작업을 시작할 거예요!"

6) 심장 속 줄기세포들의 복구 작업

◎ **주입된 줄기세포들이 철호 씨의 심장에 도착했을 때:**

- **새로운 공사 팀의 등장:**

  - 살아남은 심근세포 김심장 씨: "어? 누가 왔네? 건설업체인가?"

  - 새로 온 줄기세포 신혈관 씨: "네! 저희는 혈관 공사 전문 팀이에요!"

  - 또 다른 줄기세포 신심장 씨: "저희는 심장 근육 보수 전문 팀이고요!"

- **1-2주 차 – 긴급 혈관 공사:**

  신혈관 씨: "먼저 혈관부터 새로 만들어야겠어! 산소 공급이 부족해!"

  - VEGF(혈관 성장 인자) 대량 분비

  - 새로운 모세혈관 건설 시작

  - 기존 혈관 확장 공사

  김심장 씨: "오! 드디어 산소가 들어오기 시작했어!"

- **3-4주 차 – 심장 근육 보강 공사:**

  신심장 씨: "이제 근육 보강에 들어가자!"

  - 일부 줄기세포들이 심근세포로 변신 시도

  - 심장 박동에 필요한 단백질들 생산

  - 손상된 부위 주변 강화 작업

- **2-3개월 차 – 팀워크 완성:**

  김심장 씨: "이제 일이 한결 수월해졌어! 새로운 동료들 덕분에 부담이 줄었어!"

  신심장 씨: "우리가 계속 지원할 테니까, 기존 동료들은 더 효율적으로 일해 봐!"

7) 6개월 후의 놀라운 회복

철호 씨는 6개월 후 확실한 변화를 느꼈습니다.

"정말 신기해요! 3층 계단도 숨 안 차고 올라갈 수 있어요!"

◎ **심초음파 검사 결과:**

- **심장 펌프 기능:** 40% → 48%로 개선
- **운동 능력:** 3층 계단 무리 없이 가능
- **일상:** 회사 업무 대부분 복귀

8) 1년 후, 거의 정상 생활로

철호 씨는 1년 후 거의 정상적인 생활로 돌아갔습니다.

"회사 일도 100% 복귀했고, 주말에는 가벼운 등산도 해요. 물론 마라톤은 무리지만요."

◎ **최종 검사 결과:**

- **심장 펌프 기능:** 52%까지 개선(거의 정상 하한선)
- **재입원:** 없음
- **약물:** 일부 용량 감량 가능
- **삶의 질:** 심장마비 전의 80% 수준 회복

철호 씨는 감격했습니다.

"한때는 '이제 평생 환자로 살아야 하나.' 걱정했는데… 이제는 거의 예전 생활로 돌아갔어요."

5. 세 번째 이야기: 이순자 할머니의 뇌졸중, 한계와 희망 사이

1) 72세에 찾아온 뇌의 위기

이순자 할머니(72세)는 평생 건강하게 사셨던 분이었습니다. 2023년 5월 어느 아침, 갑작스러운 변화가 찾아왔어요.

"어머니, 말씀이 이상해요! 그리고 오른팔을 못 드시네?"

응급실에서 뇌 MRI 결과, 좌측 중대뇌동맥 영역에 급성 뇌경색이 발견되었습니다.

2) 뇌 속 뉴런들의 대재앙

순자 할머니가 응급실에서 치료받는 동안, 그녀의 뇌에서는 수백만 개의 뉴런들이 위기를 맞고 있었습니다.

◎ **언어중추 뉴런 브로카 씨의 절망:**

"산소가… 산소가 안 들어와! 우리가 맡은 언어 영역이 무너지고 있어!"

◎ **운동중추 뉴런 모터 씨의 마지막:**

"오른쪽 팔다리를 조종하던 우리 동료들이… 하나씩 죽어 가고 있어!"

혈전 용해 치료로 혈관은 뚫렸지만, 이미 언어와 운동을 담당하는 뇌 영역이 광범위하게 손상되었습니다.

3) 3개월간의 처절한 재활

순자 할머니는 3개월간 병원에서 집중 재활 치료를 받았습니다.

◎ **할머니의 하루 재활 스케줄:**

- **오전 9시:** 물리치료(오른쪽 팔다리 운동)
- **오전 11시:** 작업치료(일상생활 동작 연습)
- **오후 2시:** 언어치료(말하기, 이해하기 연습)
- **오후 4시:** 연하치료(삼키기 연습)

하지만 진전은 더뎠습니다.

◎ **3개월 후 상태:**

- **언어:** "응… 물…." 같은 단어 수준
- **우측 마비:** 팔은 거의 못 움직임, 다리는 조금씩
- **보행:** 지팡이 짚고 20미터만 가능
- **일상:** 식사, 화장실 모두 도움 필요

가족들은 절망했습니다.

"할머니가 이제 평생 이렇게 사셔야 하는 건가요?"

4) 뇌 줄기세포 치료, 마지막 희망인가 허상인가

순자 할머니의 가족들이 원더셀의원을 찾았습니다.

"할머니 뇌졸중에도 줄기세포 치료가 도움이 될까요?"

윤미래 박사는 매우 신중하게 답했습니다.

"뇌 줄기세포 치료는… 솔직히 말씀드리면 가장 제한적인 분야예요."

가족들의 얼굴이 어두워졌습니다.

"그럼 안 되는 건가요?"

"아니에요. 하지만 현실적인 한계를 정확히 아셔야 해요."

5) 정맥 투여의 냉혹한 현실

윤미래 박사는 화이트보드에 그림을 그리며 설명했습니다.

"할머니의 팔 정맥으로 1억 개의 줄기세포를 주입한다고 가정해 볼게요."

◎ **1억 개 줄기세포의 운명:**

"주입 직후부터 세포들이 여러 곳에서 걸러지기 시작해요."

- 폐 모세혈관: "어? 여기 세포들이 너무 커서 못 지나가네" → 30-40% 걸림
- 간: "수상한 세포들이네, 제거하자." → 20-30% 제거
- 비장: "우리도 청소해야지." → 15-20% 제거

"24시간 후에는 투여한 세포의 5-10%만 몸에 남아 있어요."

◎ **혈뇌장벽이라는 최종 관문:**

"그리고 뇌에는 '혈뇌장벽'이라는 아주 까다로운 경비가 있어요."

- 정상 상태: 99.9%의 세포 통과 차단
- 뇌졸중 후: 일부 손상 부위에서 BBB가 약해지지만 여전히 제한적

"결국 1억 개를 넣어도 실제 뇌에 도달하는 건 1만-10만 개 정도일 가능성이 높아요."

가족들은 충격받았습니다.

"그럼 의미가 없는 건가요?"

"아니에요. 적은 수지만 도달한 세포들이 중요한 역할을 할 수 있어요. 그리고 직접 도달하지 않아도 간접적인 효과가 있거든요."

6) 그럼에도 불구하고 나타나는 신비한 효과

윤미래 박사는 계속 설명했습니다.

"뇌에 직접 도달하는 세포는 적지만, 전신을 순환하는 세포들이 뇌에 도움을 주는 방식이 있어요."

◎ **간접적인 치료 효과들:**
- **염증 억제 효과:** 정맥 속을 도는 줄기세포들이 "모든 세포야, 염증 그만!"이라는 신호를 보냅니다.
- **신경보호 인자 분비:** "뇌야, 이 영양제들 받아!" 하며 BDNF, NGF 같은 뇌 영양제를 혈액에 풀어놓습니다.
- **혈관 기능 개선:** 뇌혈관들의 기능을 개선시켜 산소와 영양분 공급을 늘립니다.

7) 할머니의 제한적이지만 의미 있는 변화

치료 3개월 후, 순자 할머니에게 나타난 변화는 극적이지 않았지만 분명했습니다.
언어 기능의 미세한 개선: "응… 물….." → "물… 주세요."(2어절 수준으로 발전)
할머니가 처음으로 "고마워요."라고 말씀하셨을 때, 가족들은 눈물을 흘렸습니다.

◎ **운동 기능의 점진적 회복:**
- **오른팔:** 전혀 못 움직임 → 어깨를 조금 들 수 있음
- **오른다리:** 근력 3/5 → 3.5/5(미세하지만 의미 있는 개선)
- **보행:** 지팡이로 20m → 30m 가능

가장 뚜렷한 변화 - 정서적 회복: "할머니 표정이 많이 밝아지셨어요. 예전에는 하루 종일 멍하니 계셨는데, 이제는 TV도 보시고 웃기도 하세요."

8) 가족들의 솔직한 평가

할머니의 며느리가 말했습니다.

"솔직히 기적적인 회복을 기대했어요. TV에서 보니까 줄기세포로 완치됐다는 이야기들이 많더라고요."

"하지만 실제로는 아주 천천히, 조금씩 나아지는 느낌이에요. 그래도 포기 상태에서 희망을 갖게 된 것은 분명해요."

윤미래 박사가 설명했습니다.

"뇌졸중에서 줄기세포 치료의 의미는 '완치'가 아니라 '희망'이에요. 더 이상의 악화를 막고, 조금이라도 나아질 수 있다는 가능성을 여는 거죠."

6. 윤미래 박사의 솔직한 성공률 공개

"실제로는 몇 명이나 좋아질까요?"

성민 씨가 가장 현실적인 질문을 던졌습니다.

"박사님, 지금까지는 모두 성공한 이야기만 들었는데… 정말 솔직하게 말씀해 주세요. 10명 중에 몇 명이나 만족할까요?"

윤미래 박사는 잠시 망설이더니 책상 서랍에서 두꺼운 파일을 꺼냈습니다.

"성민 씨, 제가 지난 3년간 치료한 환자분들의 실제 기록이에요. 개인정보는 보호하면서, 진짜 결과를 보여 드릴게요."

1) 박사님의 정직한 치료 일지

관절염 환자 50명의 6개월 후 진짜 결과:

윤미래 박사가 파일을 넘기며 설명했습니다.

"50명 중에서…."

- 뚜렷한 개선(35명, 70%)

    - 영희 씨처럼 "확실히 좋아졌다!"

    - 통증이 절반 이하로 감소

    - 일상생활의 질 현저한 향상

- 미미한 개선(10명, 20%)

    - "조금은 나아진 것 같은데…."

    - 통증이 20-30% 감소

    - 극적이지 않지만 의미 있는 변화

- 무반응(5명, 10%)

    - "500만 원 날린 것 같아서…."

    - 거의 변화 없음

    - 실망과 후회

성민 씨는 진지한 표정으로 물었습니다.

"그 10%는 왜 안 됐을까요?"

2) 실패 사례: 68세 이철수 할아버지의 쓰라린 경험

윤미래 박사는 한 실패 사례를 자세히 들려주었습니다.

"작년에 68세 이철수 할아버지가 오셨어요."

◎ **철수 할아버지의 간절한 바람:**

"손자가 축구를 가르쳐 달라는데, 무릎 때문에 못 해 줘서 미안했어요. 인터넷에서 줄기세포

치료 보고 왔어요."

윤미래 박사는 처음부터 우려를 표했습니다.

"할아버지, 연세도 있으시고 당뇨도 20년째 조절이 안 되고 있으셔서… 솔직히 효과가 제한적일 수 있어요."

하지만 철수 할아버지는 의지가 확고했습니다.

"돈은 문제없어요. 손자랑 축구만 할 수 있다면 500만 원쯤이야…."

◎ **철수 할아버지의 불리한 조건들:**

- **나이:** 68세(줄기세포 반응성 현저히 저하)
- **당뇨:** 20년째 혈당 조절 불량(세포 재생 능력 감소)
- **흡연:** 40년간 하루 1갑(10년 전 금연했지만 이미 혈관 손상)
- **관절염:** 25년째 진행(연골이 거의 완전 소실)

3) 3개월 후의 실망스러운 결과

◎ **재진 날:**

"할아버지, 어떠세요?"

철수 할아버지는 실망스러운 표정이었습니다.

"별로 달라진 게 없어요. 500만 원 날린 것 같아서… 손자한테 뭐라고 말해야 할지…."

◎ **객관적 수치도 변화 없음:**

- **통증:** 8/10 → 7/10(미미한 변화)
- **보행:** 100m → 120m(오차 범위)
- **MRI:** 특별한 변화 관찰되지 않음

윤미래 박사는 진심으로 사과했습니다.

"정말 죄송해요. 처음에 말씀드렸듯이 할아버지 같은 경우는 성공 확률이 낮다고…."철수 할아버지는 오히려 담담했습니다.

"알아요, 알아요. 선생님 잘못이 아니라 제가 너무 기대를 많이 했나 봐요. 그래도 시도라도 해 본 게 다행이에요."

4) 왜 실패했을까? - 과학적 분석

윤미래 박사가 실패 원인을 분석해 주었습니다.

- **나이의 벽:** "68세가 되면 줄기세포 자체의 활력이 28세의 절반도 안 돼요."
- **당뇨의 악영향:** "혈당이 높으면 줄기세포들이 제대로 일할 수 없어요. 마치 당분이 너무 많은 환경에서는 식물이 잘 자라지 못하는 것과 같죠."
- **만성 염증:** "25년간 쌓인 관절 염증이 새로 온 줄기세포들까지 공격했을 가능성이 높아요."
- **혈관 손상:** "40년간의 흡연으로 혈관이 손상되어서 줄기세포들이 제대로 영양을 받지 못했을 거예요."

7. "솔직히 비용이 가장 걱정이에요"

1) 성민 씨의 현실적 고민

성민 씨가 다음 질문을 던졌습니다.

"박사님, 솔직히 비용이 가장 걱정이에요. 저 같은 회사원이 감당할 수 있을까요?"

윤미래 박사는 계산기를 꺼내며 친근하게 설명했습니다.

"성민 씨 나이라면 혹시 관절 문제가 생겨도 아직 10-20년은 더 쓸 무릎이니까… 장기적으로 계산해 보면 어떨까요?"

2) 10년간 무릎 관리비 시뮬레이션

시나리오: 35세 성민 씨가 무릎 관절염이 생긴다면?
윤미래 박사가 3가지 치료 경로를 비교해 주었습니다.

◎ **치료법별 10년 비용 비교:**

• **줄기세포 치료 경로:**

  - 1차 치료: 500만 원(35세)

  - 2차 치료: 450만 원(38세, 효과 지속 3년 후)

  - 3차 치료: 450만 원(42세)

  - 10년 총비용: 1,400만 원

  - 장점: 근본적 개선, 삶의 질 향상

  - 단점: 초기 비용 부담, 효과 불확실

• **기존 보존 치료 경로:**

  - 연간 주사비: 200만 원 × 10년 = 2,000만 원

  - 물리치료: 연 100만 원 × 10년 = 1,000만 원

  - 10년 총비용: 3,000만 원

  - 장점: 보험 적용, 안전성

  - 단점: 근본 해결 안 됨, 점진적 악화

• **수술 치료 경로:**

  - 인공관절 수술: 1,000만 원(40세)

  - 15년 후 재수술: 800만 원(55세)

  - 총비용: 1,800만 원

  - 장점: 확실한 효과

  - 단점: 수술 위험, 재수술 필요

성민 씨는 놀랐습니다.

"이렇게 보니까 줄기세포 치료가 오히려 경제적일 수도 있겠네요?"

"그렇죠. 물론 효과가 있다는 전제하에서 말이에요."

3) 엄마의 걱정 어린 전화

그날 저녁, 성민 씨는 엄마에게 온 전화를 받았습니다.

"성민아, 줄기세포 치료 받는다며? 위험하지 않니?"

"엄마, 걱정하지 마세요. 의사 선생님이 안전하다고…."

"인터넷에서 보니까 해외에서 치료받다가 문제 생긴 사람들이 있더라."

4) 태국에서의 무서운 경험담

성민 씨는 윤미래 박사에게 들었던 해외 치료 실패 사례를 떠올렸습니다.

◎ **김영수 씨의 태국 악몽:**

"작년에 40대 김영수 씨가 태국에서 척추 줄기세포 치료를 받고 오셨어요."

- **영수 씨의 태국 선택 이유:** "한국에서는 비싸고 까다롭다고 해서 태국으로 갔어요. 거기
  서는 '무조건 완치, 100% 성공'이라고 하더라고요."

◎ **태국에서의 달콤한 유혹:**

- **비용:** 350만 원(한국의 절반)
- **약속:** "3일 만에 완치"
- **시설:** 고급 호텔 같은 병원
- **서비스:** 한국어 통역, 공항 픽업 서비스

하지만 현실은 달랐습니다:

- **시술 후 3일째:** "다리가 더 아프기 시작했어요. 그런데 그쪽에서는 '정상적인 치유 과정'
  이라고 하더라고요."
- **한국 귀국 후 충격:** "한 달 후 한국에서 MRI를 찍어 보니… 척추에 심각한 염증이 생겨
  있었어요."

◎ **문제점들:**

- 어떤 세포를 주입했는지 정확한 기록 없음
- 사후 관리 완전히 단절
- 법적 보호 장치 전혀 없음
- 재치료 비용 1,500만 원 추가 발생

영수 씨는 후회했습니다.

"200만 원 아끼려다 2,000만 원 날렸어요. 그리고 몸도 더 망가졌고…."

5) "어떤 의사를 믿어야 할까요?"

성민 씨는 가장 실용적인 질문을 했습니다.

"박사님, 실제로 치료받으려면 어떤 병원, 어떤 의사를 찾아가야 하나요?"

윤미래 박사는 체크리스트를 적어 주었습니다.

6) 의사 선택 가이드: 믿을 만한 의사 vs. 피해야 할 의사

☑ **믿을 수 있는 의사의 특징:**

- **첫 상담에서 하는 말:**
  - "100% 보장할 수는 없어요."

- "위험성과 부작용도 분명히 있어요."

- "표준 치료를 먼저 충분히 해 보세요."

- "성민 씨 나이와 상태에서는 성공률이 약 70% 정도예요."

- "실패할 가능성도 30% 있다는 걸 아셔야 해요."

- 치료 과정에서:

  - 자세한 동의서와 설명

  - 정기적인 경과 관찰

  - 솔직한 결과 공유

  - 실패 시에도 책임감 있는 대응

✕ **피해야 할 의사의 특징:**

- 첫 상담에서 하는 위험한 말:

  - "우리 병원은 성공률 100%예요."

  - "부작용은 전혀 없어요."

  - "다른 병원과는 차원이 다른 특별한 기술이 있어요."

  - "즉시 효과가 나타나요."

  - "모든 병을 다 고칠 수 있어요."

- 의심스러운 행동:

  - 과도한 광고와 마케팅

  - 당일 결정 압박

  - 다른 치료법 무조건 비하

  - 실패 사례는 절대 언급 안 함

8. 환자들의 진짜 후기: 가감 없는 솔직한 이야기

1) 성공 사례들의 현실적 만족도

성민 씨는 실제 환자들의 후기가 가장 궁금했습니다.

"박사님, 치료받으신 분들은 정말로 만족하고 계세요?"

윤미래 박사는 몇 명의 환자분들과 전화 통화를 주선해 주었습니다.

◎ **박영희 씨**(관절염, 치료 후 1년)**:**

"성민 씨? 안녕하세요. 저는 확실히 만족해요."

"처음에는 500만 원이 정말 부담스러웠는데, 지금 생각해 보면 받기 잘했어요. 완전히 20대 무릎으로 돌아간 건 아니지만, 손자들과 놀아 줄 수 있게 된 게 가장 기뻐요.""다만 너무 큰 기대는 하지 마세요. 기적은 아니에요. 그냥 삶이 편해진 정도?"

◎ **김철호 씨**(심근경색, 치료 후 2년)**:**

"저는 정말 다행이었어요. 심장마비 후에 계단도 못 올라갔는데, 이제는 가벼운 등산도 해요."

"비용은 1,200만 원 정도 들었는데, 생명이 달린 문제니까 아깝지 않았어요. 하지만 약은 계속 먹어야 하고, 정기검진도 받아야 해요. 완치가 아니라 개선이라고 생각하세요."

◎ **이철수 할아버지**(관절염, 실패 사례)**:**

"성민 씨, 저는 솔직히 별 효과 못 봤어요. 500만 원 아깝긴 했지만… 그래도 의사 선생님이 처음부터 어려울 수 있다고 하셨으니까 원망은 안 해요."

"다만 저는 68세에 당뇨도 있고 담배도 피웠거든요. 성민 씨는 젊으니까 저보다는 나을 거예요. 그래도 너무 큰 기대는 하지 마세요."

2) 환자들이 공통으로 하는 조언

모든 환자가 공통으로 하는 조언이 있었습니다:

◎ **환자들의 공통 조언:**
- "기적을 기대하지 마세요."
- "표준 치료부터 충분히 해 보세요."
- "솔직한 의사를 찾으세요."
- "경제적 여유가 있을 때 하세요."
- "가족과 충분히 상의하세요."

9. 성민 씨의 최종 결심

1) 6개월 후의 현실적 선택

6개월 후, 성민 씨는 농구를 하다가 무릎을 다쳤습니다. MRI 결과 연골에 작은 손상이 발견되었어요.

정형외과 의사는 말했습니다.

"아직 심각하지는 않지만, 계속 운동하시려면 관리가 필요해요. 물리치료 먼저 해 보시고, 그래도 안 되면 다른 방법을 생각해 보죠."

성민 씨는 6개월 전 윤미래 박사와의 대화를 떠올렸습니다.

"일단 표준 치료부터 충분히 해 보자. 줄기세포 치료는 그다음에 생각하면 되겠다."

2) 현명한 판단의 기준

◎ **성민 씨는 이제 줄기세포 치료에 대해 정확히 알고 있었습니다:**

- **언제 받을지**: 표준 치료로 한계에 부딪혔을 때
- **누구에게 받을지**: 솔직한 의사, 검증된 병원
- **얼마나 기대할지**: 완치가 아닌 개선
- **어떻게 준비할지**: 충분한 정보 수집과 경제적 준비

"이제 줄기세포가 어떻게 만들어지고 관리되는지도 궁금하네. 그리고 요즘 엑소좀이라는 것도 많이 들리던데…."

10. 8장 핵심 메시지: 현실과 희망 사이의 균형

1) 성공을 위한 핵심 요소

☑ **성공 확률을 높이는 조건:**

- 적절한 연령(40-65세)
- 질병 초-중기 단계
- 건강한 생활 습관(금연, 혈당 조절)
- 현실적 기대치
- 경제적 여유

✕ **실패 위험을 높이는 조건:**

- 고령(70세 이상)
- 진행된 말기 질환

- 흡연, 당뇨 조절 불량

- 과도한 기대("기적적 완치")

- 표준 치료 거부

성민 씨의 8장 여행은 이렇게 마무리되었습니다. 줄기세포 치료가 만병통치약은 아니지만, 적절한 환자에게 적절한 시기에 시행되면 분명한 도움이 될 수 있다는 것을 깨달았어요.

무엇보다 중요한 것은 과대광고에 현혹되지 않고, 솔직한 의료진과 함께 현실적인 판단을 내리는 것이었습니다.

"이제 이런 치료가 어떻게 가능한지, 실제 연구실에서는 어떤 일이 벌어지는지 궁금해지네요. 그리고 최근에 엑소좀이라는 새로운 치료법도 나왔다던데…."

9장

배양, 선별, 엑소좀:
줄기세포 치료의 도약

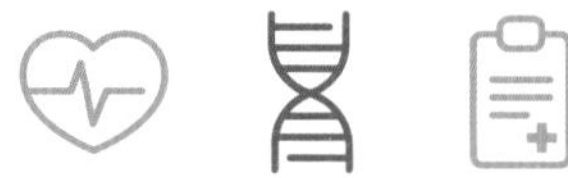

1. 연구실 문 너머의 비밀

성민 씨는 8장에서 다양한 환자 사례들을 들은 후, 한 가지 궁금증이 생겼습니다.

"박사님, 그런데 줄기세포 치료에서 가장 중요한 건 뭔가요? 환자에게 주사하는 건 금방인데, 그 전에 어떤 일이 벌어지는 거예요?"

윤미래 박사는 의미심장한 미소를 지었습니다.

"성민 씨, 정말 핵심을 짚으셨네요. 실제로 환자에게 주사하는 건 5분이면 끝나요. 하지만 그 5분을 위해 2-3주간 연구실에서 벌어지는 일들이야말로 치료 성공의 열쇠죠."

성민 씨는 호기심 어린 눈으로 물었습니다.

"그럼 연구실을 한번 구경할 수 있을까요?"

"물론이죠! 오늘은 특별히 우리 연구실의 '세포 요리사들'을 소개해 드릴게요."

2. 연구실 투어: 줄기세포 키우는 사람들

1) GMP 시설: 세포들을 위한 특별한 환경

원더셀의원 지하 1층, 두꺼운 유리문 너머로 하얀 가운을 입은 연구원들이 보였습니다.

"여기가 GMP 시설이에요. Good Manufacturing Practice의 줄임 말이죠."

성민 씨는 마치 우주 정거장에 온 것 같은 기분이었습니다.

"왜 이렇게 복잡해요?"

"세포들은 정말 예민해요. 마치 갓난아기를 돌보는 것과 같죠. 온도, 습도, 공기 청정도 모든 게 완벽해야 해요."

2) GMP 시설의 엄격한 기준들

"여기 공기는 바깥보다 1만 배 깨끗해요. 1㎥당 먼지 입자가 100개 이하여야 하거든요. 참고로 일반 병실은 100만 개예요."

성민 씨는 감탄했습니다.

"정말 세포들을 위한 특별한 환경이네요!"

3. 세포 요리사 김배양 씨의 하루

연구실 안에서 가장 경험 많은 연구원 김배양 씨(35세, 연구 경력 10년)를 만났습니다.

"안녕하세요! 저는 여기서 줄기세포를 키우는 일을 하고 있어요. 마치 정원사가 식물을 기르는 것과 비슷하죠."

성민 씨는 궁금했습니다.

"어떻게 세포를 키우는 거예요?"

김배양 씨는 친근하게 설명해 주었습니다.

"오늘 아침에 들어온 박영희 씨의 지방을 예로 들어볼게요."

1) Day 0: 지방 속 보물찾기

◎ 오전 9시 – 지방 조직 접수:

"박영희 씨 복부에서 채취한 지방 50ml가 도착했어요. 이 안에는 수십만 개의 간엽 줄기세포가 숨어있어요."

김배양 씨는 마치 고고학자처럼 신중하게 지방을 관찰했습니다.

"지방 상태가 아주 좋네요. 색깔도 선명하고, 혈액도 적게 섞여 있어요."

◎ 1단계 – 지방 조직 분해:

"이제 지방을 잘게 썰어서 콜라게나제라는 특별한 효소에 담글 거예요."

성민 씨는 신기해했습니다.

"콜라게나제요? 그게 뭐예요?"

"세포들 사이를 연결하는 '접착제' 역할을 하는 콜라겐을 분해하는 효소예요. 마치 레고 블록들 사이의 연결 부위를 부드럽게 만들어서 하나씩 떼어 내는 거죠."

김배양 씨가 인큐베이터 안을 보여 줬습니다.

"지금 이 안에서 콜라게나제가 열심히 일하고 있어요. 지방세포들 사이에 숨어 있던 간엽 줄기세포들이 자유로워지고 있죠."

2) Day 0: 진짜와 가짜 구별하기

◎ **2단계 – 진짜 줄기세포만 골라내기:**

"이제 진짜 줄기세포만 골라내야 해요."

김배양 씨는 형광현미경 앞에 앉았습니다.

"각 세포에 형광 표지를 붙여서 신분을 확인해요."

◎ **간엽 줄기세포 신분증 확인:**

- CD73: "있음" ☑
- CD90: "있음" ☑
- CD105: "있음" ☑
- CD34: "없음" ☑ (혈액세포 마커라 없어야 함)
- CD45: "없음" ☑ (조혈세포 마커라 없어야 함)

"3개는 있어야 하고, 2개는 없어야 해요. 이 5가지 조건을 모두 만족해야 진짜 간엽 줄기세포죠!"

성민 씨는 감탄했습니다.

"정말 까다롭네요!"

"그래야 치료 효과가 좋아져요. 가짜가 섞이면 효과가 떨어지거든요."

3) Day 1-7: 줄기세포 보육원

◎ **첫 주 적응 기간:**

"이제 진짜 줄기세포들을 보육원에 입원시킬 차례예요."

김배양 씨는 배양접시를 보여 줬습니다.

"이 작은 접시가 세포들의 집이에요. 바닥에는 특별한 코팅이 되어있어서 세포들이 달라붙을 수 있어요."

◎ 세포들의 첫 주 생활:

성민 씨는 세포들의 일주일을 상상해 봤습니다.

"처음에는 세포들이 '새집에 적응하는 중… 좀 무서워요.' 하다가, 3일 후에는 '이제 좀 익숙해졌어요!', 일주일 후에는 '이제 분열할 준비 완료!'가 되는 거네요."

"정확해요! 성민 씨가 세포 마음을 잘 아시네요."

4) Day 7-14: 폭발적 증식기

◎ 세포 인구 대폭발:

"이제부터가 진짜 쇼 타임이에요!"

김배양 씨의 눈이 반짝였습니다.

"일주일에 한 번씩 세포 수를 세어 보면 정말 놀라워요."

◎ 세포 증식 일지:

- Day 7: 10만 개 → "자, 이제 본격적으로 증식하자!"
- Day 10: 30만 개 → "공간이 좀 부족해지네…."
- Day 12: 90만 개 → "더 큰 집으로 이사 가야겠어!"
- Day 14: 300만 개 → "이제 정말 많아졌네!"

"세포들이 너무 많아지면 더 큰 접시로 옮겨 줘야 해요. 마치 아파트가 좁아져서 더 큰 집으로 이사 가는 것과 같죠."

5) Day 14-21: 최적화 기간

◎ 표준화된 배양 프로토콜:

"이제 마지막 주예요. 세포들이 가장 건강한 상태를 유지하도록 최적화된 환경을 만들어 줘야 해요."

김배양 씨는 표준 배양액을 보여 줬습니다.

"현재는 모든 환자에게 동일한 표준 프로토콜을 사용해요. 오랜 연구를 통해 검증된 최적의 조건이죠."

◎ **표준 배양 조건:**

"박영희 씨든 다른 환자든 모두 같은 조건으로 키워요."

- FBS 10% 첨가: "세포 성장에 필요한 영양분 공급"
- 항생제 처리: "감염을 방지해요"
- 37도 유지: "체온과 같은 온도로"
- CO2 5%: "세포가 가장 좋아하는 산도 유지"

"이 방법이 가장 안전하고 일관된 결과를 보여 줘요."

◎ **미래의 맞춤형 배양:**

성민 씨는 궁금해했습니다.

"그럼 환자별로 다르게 키우는 건 안 하나요?"

"좋은 질문이에요! 연구실에서는 그런 시도들을 하고 있어요. 미래에는 환자의 질병에 따라 맞춤형 배양을 할 수 있을 거예요."

김배양 씨가 설명했습니다.

"예를 들어 관절염 환자용 세포는 연골 재생 능력을 높이고, 심장 환자용은 혈관 생성 능력을 강화하는 식으로요. 하지만 아직은 연구 단계예요."

6) Day 21: 최종 검사 및 출하

◎ **졸업 시험:**

"3주간의 훈련을 마친 세포들이 이제 졸업 시험을 치러야 해요."

김배양 씨는 검사 장비들을 가리켰습니다.

- 세포 수: "목표는 3천만 개 이상… 와! 5천만 개나 되네요!"
- 생존율: "98% 생존! 합격입니다!"
- 순도: "간엽 줄기세포 마커 95% 이상 양성! 완벽해요!"
- 안전성: "세균, 바이러스 모두 음성! 안전합니다!"

"이제 박영희 씨의 무릎으로 출발할 시간이에요!"

김배양 씨는 특별한 주사기를 준비했습니다.

"5천만 개의 건강한 줄기세포를 3ml 용액에 담았어요. 4도로 냉장 보관해서 6시간 내에 사용해야 해요."

성민 씨는 감동했습니다.

"3주간 정성스럽게 키운 세포들이 드디어 환자를 만나는 거네요!"

"맞아요, 마치 부모가 자식을 대학에 보내는 기분이에요."

4. 세포 선별의 과학: 올림픽 선발전

성민 씨는 또 다른 궁금증이 생겼습니다.

"박사님, 그런데 모든 줄기세포가 다 좋은 건 아니죠? 어떻게 최고의 세포들만 골라내나요?"

윤미래 박사는 흥미로운 비유를 들었습니다.

"올림픽 선수를 뽑는 것과 비슷해요. 1차 예선, 2차 예선, 결선까지 거쳐서 최고만 선발하는 거죠."

1) 1차 예선: 모양으로 걸러 내기

연구원 김선별 씨(28세)가 현미경을 보며 설명했습니다.

"먼저 모양부터 봐야 해요. 건강한 간엽 줄기세포는 특별한 모양이 있거든요."

성민 씨가 현미경을 들여다봤습니다.

"어떤 세포는 길쭉하고, 어떤 건 동그랗네요."

"맞아요! 길쭉한 방추형이 건강한 줄기세포예요. 둥근 건 다른 세포들이고요."

◎ **합격하는 세포들:**

  - 가늘고 긴 방추형 모양

  - 핵이 크고 뚜렷함

  - 세포질이 투명하고 깨끗함

◎ **탈락하는 세포들:**

  • **둥근 세포:** "이건 다른 종류 세포네"

  • **찌그러진 세포:** "스트레스를 받았거나 죽어 가는 중"

  • **핵이 여러 개:** "비정상 세포야"

"전체 세포의 30% 정도가 1차에서 탈락해요."

2) 2차 예선: 분자 신분증 검사

"이제 각 세포가 가진 '분자 신분증'을 확인할 차례예요."

김선별 씨는 형광현미경을 켰습니다.

"세포 표면에 있는 단백질들을 형광으로 표시해서 확인해요. 마치 공항에서 여권 검사를 하는 것과 같죠."

성민 씨는 신기해했습니다.

"진짜 세포들이 여권을 가지고 있는 것 같네요!"

◎ **간엽 줄기세포 골드카드 조건:**

- CD73, CD90, CD105: 있어야 함 ☑
- CD34, CD45, CD14: 없어야 함 ✕

"이 검사에서 추가로 20% 정도가 탈락해요."

3) 3차 예선: 기본 품질 검증

"마지막으로 세포의 기본적인 건강 상태와 안전성을 확인해야 해요."

김선별 씨는 여러 검사 장비를 보여 줬습니다.

"임상에서는 기본 품질만 확인해요."

◎ **최종 품질 검사:**

- 세포 생존율: "95% 이상이어야 합격"
- 증식 능력: "일정 시간 내 2배 이상 늘어나야 함"
- 염색체 이상: "정상 핵형인지 확인"
- 세균/바이러스: "감염 여부 검사"

성민 씨는 감탄했습니다.

"정말 까다로운 검사네요!"

"최종적으로 처음 세포의 20-30%만 최고 등급을 받아요. 나머지는 품질이 떨어져서 치료용으로는 쓸 수 없어요."

5. 현재 기술의 한계와 도전

1) 배양 기술자 김배양 씨의 솔직한 고백

성민 씨는 3주간의 세포 배양 과정을 들으며 감탄했지만, 한편으로는 궁금증도 생겼습니다.

"김배양 씨, 이렇게 정교한 과정인데 실패하는 경우도 있나요?"

김배양 씨는 잠시 망설이더니 솔직하게 답했습니다.

"있어요. 솔직히 말하면 10건 중 1-2건은 원하는 품질이 안 나와요."

"왜 그런 거예요?"

"가장 큰 문제는 환자마다 세포 상태가 다르다는 거예요. 젊고 건강한 분은 세포가 정말 잘 자라는데, 고령이거나 당뇨가 있으신 분들은…."

2) 68세 이철수 할아버지의 지방에서 일어난 일

김배양 씨는 최근 경험한 어려운 사례를 들려주었습니다.

"얼마 전에 68세 이철수 할아버지 지방에서 줄기세포를 키우려고 했는데요…"

- **Day 1 – 첫 번째 좌절:**

  "지방을 분해했는데 줄기세포 수가 젊은 사람의 절반밖에 안 나왔어요. 나이 때문에 줄기세포 자체가 적었던 거죠."

- **Day 7 – 더 큰 문제:**

  "살아남은 세포들도 분열 속도가 정말 느렸어요. 보통 2일에 한 번 분열하는데, 할아버지 세포들은 5일에 한 번…."

- **Day 14 – 포기할 뻔한 순간:**

  "목표했던 3천만 개는커녕 500만 개밖에 안 됐어요. 이 정도로는 치료 효과를 기대하기 어려웠죠."

- Day 21 – 마지막 시도:

"포기하려다가 배양 조건을 바꿔 봤어요. 성장인자를 더 넣고, 산소 농도도 조절하고…
그래서 겨우 1,500만 개까지 늘렸어요."

김배양 씨는 아쉬워했습니다.

"결국 할아버지는 치료를 받으셨지만, 효과가 제한적이었어요. 세포 품질 자체가 젊은 분들과
달랐거든요."

3) 표준화의 어려움

성민 씨는 더 깊이 있는 질문을 했습니다.

"그럼 같은 방법으로 해도 결과가 다를 수 있다는 뜻인가요?"

"맞아요, 그게 지금 줄기세포 치료의 가장 큰 한계예요."

윤미래 박사가 설명을 이어받았습니다.

"같은 레시피로 요리해도 재료가 다르면 맛이 달라지는 것과 같아요. 환자의 나이, 건강 상태,
생활 습관 모든 게 세포 품질에 영향을 주거든요."

◎ **환자별 세포 품질 차이:**

- **20대 건강한 남성:** "세포가 정말 팔팔해요. 목표 수량의 150%까지 나와요."
- **30대 흡연 여성:** "세포 생존율이 좀 떨어져요. 담배 독소가 영향을 준 것 같아요."
- **50대 당뇨 환자:** "세포 분열이 느리고, 기능도 떨어져요."
- **70대 고령자:** "세포 수 자체가 적고, 키우기도 어려워요."

4) 업계의 표준화 노력

윤미래 박사는 희망적인 소식도 전했습니다.

"하지만 업계에서는 이런 한계를 극복하기 위해 다양한 노력을 하고 있어요."

성민 씨는 관심을 보였습니다.

"어떤 노력들인가요?"

"먼저 국제표준화기구에서 줄기세포 배양의 표준 프로토콜을 만들고 있어요. 어느 병원에서 키우든 비슷한 품질이 나오도록 하는 거죠."

김배양 씨가 덧붙였습니다.

"최근에는 AI를 활용해서 세포 상태를 실시간으로 모니터링하는 시스템도 개발되고 있어요. 세포가 스트레스받기 전에 미리 알아차리는 거죠."

"그리고 품질이 낮은 세포는 특별한 전처리 과정을 거쳐서 기능을 향상시키는 기술도 나오고 있어요."

6. 줄기세포 치료, 왜 이렇게 비쌀까?

성민 씨는 3주간의 정교한 과정을 듣고 나서 하나의 의문이 해결되었습니다.

"이제 왜 줄기세포 치료가 비싼지 알겠어요."

윤미래 박사가 고개를 끄덕였습니다.

"맞아요, 많은 분이 '세포만 넣어 주는 건데 왜 이렇게 비싸냐'고 하시는데, 실제로는…."

◎ **줄기세포 치료비의 구성:**

- **GMP 시설 운영비:** "하루에도 수백만 원이 들어요."
- **전문 인력 비용:** "석박사급 연구원들이 3주간 전담해요."
- **고가 시약들:** "성장인자 하나가 수십만 원이에요."
- **품질 검사비:** "안전성과 효과를 확인하는 검사만 해도…."
- **실패 위험 부담:** "10건 중 1-2건은 다시 해야 하니까요."

성민 씨는 이해했습니다.

"정말 첨단 맞춤 의료서비스네요. 마치 오트쿠튀르 옷을 만드는 것 같아요."

"좋은 비유예요! 하지만 앞으로 기술이 발전하고 자동화가 되면 비용은 점점 낮아질 거예요."

7. 엑소좀이라는 새로운 발견

1) 우연한 관찰에서 시작된 궁금증

성민 씨는 김배양 씨의 연구실 투어를 마치고 또 다른 궁금증이 생겼습니다.

"아까 실험실에서 본 건데, 줄기세포들이 배양액에 뭔가 작은 입자들을 내보내더라고요. 그게 뭐예요?"

윤미래 박사의 눈이 반짝였습니다.

"아, 성민 씨가 정말 좋은 관찰을 하셨네요! 그게 바로 '엑소좀'이에요."

김배양 씨도 흥미롭게 끼어들었습니다.

"맞아요! 처음에는 세포가 버리는 쓰레기인 줄 알았는데, 알고 보니 엄청난 보물이었어요!"

2) 세포들의 비밀 편지

성민 씨는 호기심이 가득했습니다.

"엑소좀이요? 처음 들어 보는 이름인데…."

윤미래 박사는 간단하게 설명했습니다.

"세포들이 서로 소통할 때 사용하는 작은 편지 같은 거예요. 크기는 줄기세포의 1,000분의 1 정도로 정말 작죠."

"그 작은 편지가 치료에 도움이 된다고요?"

"네! 그런데 이 이야기는 정말 길어요. 사실 엑소좀은 우리 책의 4부에서 자세히 다룰 예정이에요."

김배양 씨가 덧붙였습니다.

"11장에서 엑소좀의 구조와 작용 기전을, 12장에서는 화장품과 시술 응용을, 13장에서는 질병 치료와 뇌 전달 전략을 상세히 다룰 거예요."

3) 배양 과정에서 나오는 엑소좀의 가치

성민 씨는 그래도 궁금증을 참을 수 없었습니다.

"그래도 엑소좀이 뭔지 조금만 맛보기로 알려 주세요!"

윤미래 박사는 웃으며 아주 간단히 설명했습니다.

"자, 성민 씨. 지금 우리가 대화하는 것처럼 세포들도 서로 대화를 해요. 그런데 세포들은 말 대신 엑소좀이라는 작은 상자에 메시지를 담아서 보내는 거예요."

성민 씨는 상상해 봤습니다.

"그럼 줄기세포가 다친 세포에게 '힘내! 내가 도와줄게!'라는 편지를 엑소좀에 담아서 보내는 건가요?"

"정확해요! 그리고 그 편지가 때로는 줄기세포보다 더 효과적일 수 있어요. 더 작아서 몸 구석구석 잘 들어가거든요."

김배양 씨가 흥미진진하게 말했습니다.

"특히 뇌 같은 곳은 줄기세포가 들어가기 어려운데, 엑소좀은 혈뇌장벽을 통과할 수 있어요!"

"그리고 배양 과정에서 나오는 엑소좀들도 버리지 않고 따로 모아서 활용하고 있어요. 일종의 '부산물 재활용'이죠."

성민 씨는 놀라워했습니다.

"그럼 줄기세포 치료를 할 때 엑소좀도 함께 쓸 수 있다는 뜻인가요?"

"네! 실제로 최근에는 줄기세포와 엑소좀을 함께 사용하는 복합 치료법들이 개발되고 있어요."

4) 4부에서 만날 엑소좀의 예고편

윤미래 박사는 성민 씨의 호기심을 달래 주었습니다.

"성민 씨, 4부에서는 정말 흥미진진한 엑소좀 이야기들을 들려드릴게요."

"어떤 이야기들인데요?"

"실제로 엑소좀 화장품을 써 본 사람들의 이야기, 뇌졸중 환자가 엑소좀으로 치료받은 경험, 그리고 미래에는 엑소좀이 어떻게 발전할지…."

성민 씨는 기대에 찬 표정을 지었습니다.

"정말 기대되네요! 그럼 지금은 9장에 집중할게요."

8. 현실적인 줄기세포 배양의 성공률과 한계

1) 배양 실패의 숨겨진 현실

윤미래 박사는 성민 씨에게 더욱 솔직한 이야기를 들려주었습니다.

"성민 씨, 지금까지 성공 사례만 말씀드렸는데, 실제로는 모든 배양이 성공하는 건 아니에요."

성민 씨는 궁금해했습니다.

"실패율이 어느 정도나 되나요?"

김배양 씨가 실제 데이터를 보여 주었습니다.

"지난 1년간 저희가 배양한 100건의 결과를 보면…."

◎ **줄기세포 배양 실제 성공률:**

- **완전 성공(75건):** 목표 세포 수 달성, 품질 우수
- **부분 성공(15건):** 세포 수는 부족하지만 치료 가능한 수준
- **실패(10건):** 배양 중단하거나 품질 기준 미달

"10%는 아예 치료를 못 하고, 15%는 효과가 제한적일 가능성이 높아요."

2) 실패 원인 분석

◎ 주요 실패 원인들:
- 환자 요인(60%)
  - 고령(70세 이상)
  - 만성 질환(당뇨, 심장병 등)
  - 흡연력, 음주력
  - 면역억제제 복용
- 기술적 요인(25%)
  - 채취 과정에서의 오염
  - 배양 조건 오류
  - 장비 고장
- 예측 불가능한 요인(15%)
  - 개인차로 인한 세포 특성
  - 알 수 없는 세포 반응

"이런 현실을 환자분들께 미리 설명해 드려요. 100% 성공을 보장할 수 없다는 걸 아셔야 하거든요."

3) 품질 관리의 어려움

김배양 씨는 일상적으로 겪는 어려움들을 솔직하게 털어놓았습니다.

"같은 환자라도 채취 시기에 따라 세포 상태가 달라요."

◎ 실제 경험 사례:

"50세 김 부장님의 경우, 1차 채취(평소)와 2차 채취(감기 후)에서 세포 품질이 30% 차이 났어요."

- **1차 채취:** 건강한 상태 → 목표 달성
- **2차 채취:** 감기 회복 중 → 세포 활력 저하

"그래서 채취 타이밍도 정말 중요해요. 컨디션이 좋을 때 해야 성공률이 높아져요."

4) 비용 대비 효과의 현실

윤미래 박사는 경제적 측면도 솔직하게 이야기했습니다.

"성민 씨, 현실적으로 줄기세포 치료는 아직 비싼 편이에요."

◎ 현재 비용 구조:
- **관절염 치료:** 400-600만 원(1회)
- **심장 질환 치료:** 800-1,200만 원(1회)
- **재치료 시:** 첫 치료 대비 70-80% 수준

"보험이 적용되지 않아서 전액 본인 부담이에요. 그래서 경제적 여유가 있는 분들만 받을 수 있는 게 현실이죠."

◎ 비용 절감을 위한 노력:
"업계에서는 비용을 줄이기 위해 노력하고 있어요."

- **자동화 도입:** 인건비 절약
- **규모의 경제:** 대량 배양으로 단가 절감
- **기술 표준화:** 실패율 감소

"5-10년 후에는 현재의 절반 정도 가격이 될 것 같아요."

9. 엑소좀: 줄기세포의 메신저

1) 세포들의 택배 서비스

성민 씨의 호기심을 더 이상 참을 수 없었던 윤미래 박사가 엑소좀에 대해 조금 더 자세히 설명해 주었습니다.

"엑소좀을 택배에 비유하면 이해하기 쉬워요."

◎ **엑소좀 택배 시스템:**

- **크기:** 30-150nm(바이러스보다 작음)
- **내용물:** 단백질, RNA, 지질 등
- **배송 목적:** 세포 간 정보 전달
- **배송 범위:** 온몸 어디든

"줄기세포가 '건강해져라'는 메시지를 엑소좀 택배에 넣어서 온몸으로 보내는 거예요."

2) 엑소좀의 특별한 장점

김배양 씨가 엑소좀의 장점들을 설명했습니다.

"엑소좀은 줄기세포보다 여러 면에서 유리해요."

엑소좀 vs 줄기세포:

특성	줄기세포	엑소좀
크기	10–30μm	0.03–0.15μm
혈뇌장벽 통과	어려움	가능
면역 반응	있을 수 있음	거의 없음
보관	까다로움	상대적으로 쉬움
대량 생산	제한적	가능

"특히 뇌 질환에서는 엑소좀이 훨씬 유리해요. 줄기세포는 뇌로 들어가기 어렵거든요."

3) 배양액에서 얻는 부가가치

"줄기세포를 3주간 배양하면서 나오는 배양액에는 엄청난 양의 엑소좀이 들어 있어요."

김배양 씨는 엑소좀 수집 과정을 보여 주었습니다.

"원래는 이 배양액을 버렸는데, 이제는 원심분리로 엑소좀을 분리해서 활용해요."

◎ **엑소좀 수집 과정:**

- **저속 원심분리**: 큰 세포들 제거
- **고속 원심분리**: 세포 파편 제거
- **초고속 원심분리**: 엑소좀만 분리
- **정제 및 농축**: 순도 높은 엑소좀 확보

"한 번 배양으로 엑소좀도 함께 얻으니까 일석이조예요."

4) 엑소좀 치료의 초기 결과

윤미래 박사는 조심스럽게 초기 임상 결과를 공유했습니다.

"아직 연구 단계이지만, 엑소좀만으로도 일부 효과가 나타나고 있어요."

◎ **파일럿 스터디 결과**(소규모)**:**

- **관절염**: 20명 중 12명에서 통증 감소
- **상처 치유**: 치유 속도 30% 향상
- **피부 재생**: 콜라겐 생성 증가

"하지만 아직 대규모 임상 시험은 진행되지 않았어요. 안전성과 효과를 더 검증해야 해요."

10. 미래의 줄기세포 치료

1) 2030년의 치료 풍경

성민 씨는 미래에 대해 궁금했습니다.

"10년 후에는 줄기세포 치료가 어떻게 변할까요?"

윤미래 박사는 기대에 찬 목소리로 답했습니다.

"정말 많은 변화가 있을 거예요."

◎ **예상되는 발전:**

- **자동화된 배양 시스템**

    - 로봇이 배양 과정 대부분 담당

    - 인적 오류 최소화

    - 비용 50% 절감

- **AI 기반 품질 관리**

    - 실시간 세포 상태 모니터링

    - 최적 조건 자동 조절

    - 성공률 95% 이상 달성

- **맞춤형 배양 프로토콜**

    - 환자 유전자 정보 기반 맞춤 배양

    - 질병별 특화 세포 생산

    - 치료 효과 극대화

• 엑소좀 치료의 일반화

  - 줄기세포 + 엑소좀 복합 치료

  - 뇌 질환 치료의 새로운 표준

  - 화장품 시장 본격 진출

2) 가격 전망과 접근성

"가장 중요한 건 가격이겠죠?"

◎ **예상 가격 변화:**
  • **현재:** 400-600만 원(관절염 기준)
  • **2030년:** 200-300만 원(50% 절감)
  • **2035년:** 100-150만 원(자동화 완성)

"보험 적용도 점진적으로 확대될 것 같아요. 적어도 일부 질환에서는 건강보험이 적용될 가능성이 높아요."

3) 기술적 한계와 현실

하지만 윤미래 박사는 한계도 분명히 했습니다.
"그래도 모든 문제가 해결되는 건 아니에요."

◎ **여전히 남을 한계들:**
  • **개인차:** 유전적 요인은 바꿀 수 없음
  • **노화:** 고령자의 세포 활력 한계
  • **복잡한 질병:** 암, 치매 등은 여전히 어려움
  • **윤리적 문제:** 안전성 vs. 혁신의 균형

"완벽한 치료법은 없어요. 하지만 지금보다 훨씬 좋아질 거예요."

11. 성민 씨의 9장 마무리

성민 씨는 하루 종일의 연구실 투어를 마치고 완전히 새로운 관점을 갖게 되었습니다.

"정말 놀라워요. 줄기세포 치료가 단순히 '좋은 세포를 넣어 주는 것'이 아니라, 이렇게 정교한 과학 기술의 집합체였다니…."

김배양 씨는 뿌듯해했습니다.

"많은 분이 주사 맞는 5분만 생각하시는데, 실제로는 연구실에서 보내는 3주가 훨씬 중요해요."

윤미래 박사가 정리해 주었습니다.

"오늘 본 것처럼 줄기세포 치료의 핵심은 배양과 선별이에요. 좋은 세포를 많이, 안전하게 키워 내는 것. 그리고 그 과정에서 나오는 엑소좀까지 활용하는 것이죠."

성민 씨는 고개를 끄덕였습니다.

"이제 줄기세포 치료에 대한 이해가 완전히 달라졌어요. 단순한 주사가 아니라 정말 첨단 바이오 기술이었네요."

1) 현실적인 기대치 정립

성민 씨는 마지막으로 실용적인 질문을 했습니다.

"그런데 이렇게 정교하게 해도 모든 환자가 다 좋아지는 건 아니죠?"

윤미래 박사는 솔직하게 답했습니다.

"맞아요, 완벽하지는 않지만, 기존 치료법으로 한계가 있던 분들에게는 새로운 희망이 되고 있어요."

김배양 씨가 덧붙였습니다.

"그리고 효과가 제한적이었던 분들도 대부분 '삶의 질 개선'은 경험하세요. 완치는 아니어도 일상생활이 편해지는 거죠."

2) 미래에 대한 기대와 현실

성민 씨는 미래에 대해 궁금했습니다.

"앞으로는 더 좋아질 수 있을까요?"

윤미래 박사는 희망적으로 답했습니다.

"물론이죠! 지금도 계속 발전하고 있어요."

◎ **발전 방향:**

- **개인별 맞춤 배양:** 환자의 유전자 정보를 분석해서 최적의 배양 조건을 찾아요.
- **AI 품질 관리:** 인공지능이 세포 상태를 24시간 모니터링해요.
- **3D 배양 기술:** 더 자연스러운 환경에서 세포를 키워서 품질을 높여요.
- **엑소좀 농축 기술:** 배양액에서 엑소좀을 효율적으로 추출하는 방법이 발전하고 있어요.

김배양 씨는 흥미진진하게 말했습니다.

"5년 후에는 지금보다 훨씬 좋은 품질의 줄기세포를 더 짧은 시간에 키울 수 있을 것 같아요. 그리고 10년 후에는 엑소좀 치료가 주류가 될 수도 있어요."

성민 씨는 감탄했습니다.

"정말 SF영화 같은 일이 현실이 되는 거네요!"

3) 4부 엑소좀에 대한 기대

성민 씨는 아까 본 작은 입자들이 여전히 궁금했습니다.

"그런데 아까 본 엑소좀은 정말 신기했어요."

윤미래 박사는 간단히 설명했습니다.

"엑소좀은 세포들이 서로 소통할 때 쓰는 작은 편지 같은 거예요. 앞으로 4부에서 자세히 다룰 예정이니까, 그때 더 흥미진진한 이야기를 들려드릴게요."

"특히 엑소좀은 줄기세포보다 더 작아서 혈뇌장벽도 통과할 수 있고, 부작용도 적어요. 어떤 면에서는 줄기세포의 '업그레이드 버전'이라고 할 수 있죠."

성민 씨는 기대에 찬 눈으로 물었습니다.

"4부에서는 어떤 내용을 다루나요?"

"엑소좀의 구조와 작용 원리, 실제 화장품과 시술에서의 활용, 그리고 뇌 질환 치료에서의 혁신적 가능성까지… 정말 놀라운 이야기들이 기다리고 있어요."

12. 다음 이야기로

"그럼 다음에는 어떤 걸 배우나요?"

"10장에서는 성민 씨 자신의 피부세포로 심장세포를 만드는 iPSC 기술에 대해 알아볼 거예요."

성민 씨는 눈이 반짝였습니다.

"정말 기대되네요!"

"그리고 유전자 편집 기술까지 결합하면 정말 SF영화 같은 일들이 현실이 되고 있어요."

김배양 씨가 마지막으로 덧붙였습니다.

"오늘 본 줄기세포 배양은 현재의 기술이고, 다음 장에서 볼 iPSC는 미래의 기술이에요. 정말 흥미진진할 거예요!"

성민 씨는 만족스러운 표정으로 연구실을 나섰습니다.

"오늘 정말 많이 배웠어요. 줄기세포 치료가 이렇게 정교하고 과학적인 과정이었다니… 이제 왜 전 세계 과학자들이 이 분야에 열정을 쏟는지 알겠어요."

iPSC와 유전자 편집: 미래의 재생의학

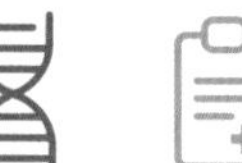

1. 성민 씨의 개인적인 고민

9장에서 줄기세포 배양의 전 과정을 견학한 성민 씨는 연구실을 나서면서 마음 한구석이 무거웠습니다. 특히 68세 이철수 할아버지의 사례가 계속 머릿속을 맴돌았습니다.

"박사님, 사실 제가 좀 걱정되는 게 있어요."

윤미래 박사는 성민 씨의 표정을 살피며 물었습니다.

"무슨 걱정인데요?"

"저희 아버지가 당뇨가 있으시거든요. 그리고 저도 30대인데 이미 무릎이 좀 아프고… 혹시 나중에 줄기세포 치료를 받게 되면, 제 세포도 이철수 할아버지처럼 품질이 안 좋을까 봐요."

윤미래 박사는 성민 씨의 솔직한 걱정에 공감하며 고개를 끄덕였습니다.

"정말 현실적인 걱정이네요. 많은 분이 같은 고민을 하세요."

2. 시간을 되돌리는 마법사, 야마나카 교수

1) 운명을 바꾼 2006년의 발견

윤미래 박사는 성민 씨를 연구실 벽에 걸린 한 장의 사진 앞으로 데려갔습니다.

"성민 씨의 걱정에 대한 답이 여기 있어요."

사진 속에는 온화한 미소를 짓고 있는 일본인 과학자가 있었습니다.

"이분이 야마나카 신야 교수님이에요. 이분이 성민 씨 같은 고민을 가진 모든 사람에게 희망을 주신 분이죠."

성민 씨는 호기심 어린 눈으로 사진을 바라봤습니다.

"어떤 희망을 주신 거예요?"

"시간을 되돌리는 방법을 발견하셨거든요."

2) 야마나카 교수의 깨달음

윤미래 박사는 의자에 앉으며 이야기를 시작했습니다.

"2006년, 야마나카 교수님은 정말 단순한 질문에서 시작하셨어요. '세포도 어렸을 때로 돌아갈 수 있지 않을까?'"

성민 씨는 고개를 갸우뚱했습니다.

"세포가 어려진다고요?"

"그래요, 생각해 보세요. 성민 씨도 어렸을 때는 뭐든 할 수 있는 가능성이 있었잖아요. 의사, 선생님, 요리사… 뭐든지."

"맞아요."

"하지만 지금은 어떠세요? 이미 어느 정도 정해진 인생을 살고 있죠. 세포도 마찬가지예요. 처음에는 뭐든 될 수 있었다가, 점점 피부세포, 심장세포로 정해져 가는 거죠."

성민 씨는 자신의 인생과 비교하며 이해했습니다.

"그럼 정해진 건 되돌릴 수 없는 거 아닌가요?"

"그게 바로 야마나카 교수님이 뒤집어 버린 상식이에요!"

3. 기적의 4인자를 찾는 여정

1) 실험실에서 벌어진 기적

연구원 김리프로그래밍 씨(32세)가 대화에 합류했습니다.

"제가 야마나카 교수님이 어떻게 그 기적을 발견했는지 들려드릴게요!"

김리프로그래밍 씨는 흥미진진한 표정으로 이야기를 시작했습니다.

"교수님은 24개의 후보 유전자를 가지고 실험을 시작하셨어요. '이 중에 뭔가 있을 거야!'라고 생각하시면서요."

성민 씨는 귀를 기울였습니다.

"24개나요?"

"네, 엄청 많죠? 그런데 하나씩 빼 가면서 실험해 보신 거예요. '이거 없으면 어떻게 될까? 저거 없으면 또 어떻게 될까?'"

김리프로그래밍 씨는 손으로 제스처를 취하며 설명했습니다.

"마치 요리에서 재료를 하나씩 빼 보면서 맛을 확인하는 것처럼요."

2) 드디어 찾아낸 황금 조합

"그렇게 몇 년 동안 실험하시다가 드디어 발견하신 거예요. 딱 4개만 있으면 된다는 걸!"

성민 씨는 궁금해했습니다.

"어떤 4개인가요?"

김리프로그래밍 씨는 화이트보드에 그림을 그리며 설명했습니다.

"Oct3/4, Sox2, Klf4, c-Myc. 이 4개예요. 마치 마법의 주문 같죠?"

"뭔가 어려운 이름들이네요."

"어려워 보이지만, 각자 역할이 있어요. Oct3/4는 리더 같은 존재고, Sox2는 뇌세포 전문가, Klf4는 브레이크 역할, c-Myc은 엑셀러레이터 역할이에요."

성민 씨는 상상해 봤습니다.

"마치 4명의 전문가가 팀을 이뤄서 세포를 어린 시절로 되돌리는 거네요!"

"정확해요!"

4. 성민 씨의 피부가 심장이 되는 마법

1) 실제 변신 과정을 목격하다

성민 씨는 직접 경험해 보고 싶어 했습니다.

"정말 제 피부로 심장세포를 만들 수 있나요?"

김리프로그래밍 씨는 미소를 지었습니다.

"그럼 지금 당장 해 볼까요? 시뮬레이션으로요."

김리프로그래밍 씨는 성민 씨의 팔을 가리켰습니다.

"여기서 쌀알만 한 피부 조각만 있으면 충분해요. 마취 크림 바르고 5초면 끝나요."

성민 씨는 안심했습니다.

"그럼 시작해 보세요!"

2) 1주 차: 피부세포들의 새로운 시작

김리프로그래밍 씨는 현미경 화면을 보여 주었습니다.

"자, 이게 성민 씨의 피부세포들이에요. 지금 새로운 환경에 적응하고 있어요."

화면 속에서 세포들이 천천히 움직이고 있었습니다.

성민 씨는 신기해했습니다.

"뭔가 살아 있는 것 같네요!"

"맞아요! 지금 이 세포들이 무슨 생각을 하고 있을까요?"

김리프로그래밍 씨는 재미있게 세포의 마음을 표현했습니다.

"어? 여기가 어디지? 성민 씨 팔에 있다가 갑자기 실험실에 왔네? 좀 무서운데… 하지만 영양분도 좋고 온도도 적당하고… 여기서 살아 봐야겠다!"

성민 씨는 웃으며 상상했습니다.

"세포들도 감정이 있는 것 같네요!"

3) 2주 차: 혼란의 시작

일주일 후, 김리프로그래밍 씨는 야마나카 4인자를 주입했습니다.

"이제 세포들에게 '시간을 되돌리라'는 명령을 내릴 거예요."

성민 씨는 걱정스러워했습니다.

"혹시 세포들이 아파하지 않을까요?"

"좋은 걱정이네요. 처음에는 좀 혼란스러워해요."

김리프로그래밍 씨는 현미경을 다시 보여 주었습니다.

"지금 세포들 표정을 보세요. 뭔가 당황하고 있죠?"

정말로 세포들이 이전과 다른 모습을 보이고 있었습니다.

"세포들이 지금 이런 기분일 거예요. '어? 뭔가 이상해… 내가 누구지? 나는 원래 피부세포였는데… 그런데 왜 갑자기 다른 생각이 들지?'"

성민 씨는 마치 영화를 보는 것처럼 빠져들었습니다.

4) 3주 차: 놀라운 변신

2주가 더 지나자, 정말 놀라운 일이 벌어졌습니다.

"성민 씨, 이제 결과를 확인해 볼까요?"

김리프로그래밍 씨는 새로운 현미경 화면을 보여 주었습니다.

"와! 완전히 달라졌네요!"

이전의 길쭉한 피부세포와는 완전히 다른, 둥글고 작은 세포들이 옹기종기 모여 있었습니다.

"이제 이 세포들은 뭐든지 될 수 있어요. 심장세포, 뇌세포, 간세포… 뭐든지요!"

성민 씨는 감동했습니다.

"정말 제 세포가 이렇게 변할 수 있다니…."

"세포들이 지금 이런 기분일 거예요. '아! 맞다! 나는 원래 이런 존재였어! 뭐든지 될 수 있는 만능세포! 이제 성민 씨가 필요한 어떤 세포든 될 준비가 됐어!'"

5. 크리스퍼라는 새로운 친구

1) 유전자 편집 전문가와의 만남

그때 연구실 문이 열리며 한 연구원이 들어왔습니다.

"안녕하세요! 저는 김크리스퍼예요. 유전자 편집 전문가죠."

김크리스퍼 박사(38세)는 밝은 표정으로 인사했습니다.

성민 씨는 새로운 전문가의 등장에 기대감을 보였습니다.

"유전자 편집이요? 뭔가 SF영화 같은데…."

"맞아요! 정말 SF영화 같죠. 하지만 이미 현실이에요."

2) 유전자 편집의 마법

김크리스퍼 박사는 컴퓨터를 켜며 설명을 시작했습니다.

"성민 씨, 워드프로세서 써 보신 적 있죠?"

"네, 물론이죠."

"글자 하나 틀렸을 때 어떻게 해요?"

"'찾기와 바꾸기'로 고치죠."

김크리스퍼 박사는 손뼉을 쳤습니다.

"바로 그거예요! CRISPR는 유전자의 '찾기와 바꾸기' 기능이에요."

성민 씨는 눈이 반짝였습니다.

"그럼 문제가 있는 유전자를 고칠 수 있다는 뜻인가요?"

"정확해요! 그런데 더 놀라운 건, 성민 씨의 iPSC와 결합하면 완벽한 치료가 가능하다는 거예요."

3) 실제 사례: 유전성 심장병 환자 이야기

김크리스퍼 박사는 실제 사례를 들려주었습니다.

"얼마 전에 30세 김영수 씨라는 환자가 오셨어요. 유전성 심장병을 가지고 계셨죠."

성민 씨는 진지하게 들었습니다.

"어떤 병인가요?"

"MYBPC3라는 유전자에 문제가 있어서 심장 근육이 제대로 작동하지 않는 병이에요. 아버지, 할아버지로부터 물려받은 거죠."

"그럼 평생 안고 살아야 하는 건가요?"

김크리스퍼 박사는 고개를 저었습니다.

"예전에는 그랬죠. 하지만 이제는 다릅니다!"

4) 기적의 치료 과정

"김영수 씨 치료 과정을 보여 드릴게요."

김크리스퍼 박사는 단계별로 설명했습니다.

"먼저 영수 씨 피부에서 iPSC를 만들었어요. 하지만 이 iPSC도 같은 유전자 문제를 가지고 있었죠."

성민 씨는 고개를 끄덕였습니다.

"그럼 문제가 있는 iPSC네요."

"맞아요, 그래서 다음 단계가 중요해요. CRISPR로 문제 유전자를 찾아서 정확히 잘라 내고, 건강한 유전자로 바꿔 넣었어요."

"정말 가능한가요?"

"이미 했어요! 그리고 그 교정된 iPSC로 건강한 심장세포를 만들어 냈죠. 영수 씨의 세포이지만, 유전적 결함은 완전히 사라진 완벽한 심장세포를요."

성민 씨는 감탄했습니다.

"그럼 영수 씨는 완치된 건가요?"

"아직 임상 시험 단계이지만, 실험실에서는 완벽하게 작동하는 걸 확인했어요. 정말 기적 같은 일이죠."

6. 현실의 벽과 마주하다

1) 김크리스퍼 박사의 솔직한 고백

하지만 김크리스퍼 박사의 표정이 조금 어두워졌습니다.

"성민 씨, 하지만 아직 해결해야 할 문제들이 많아요."

성민 씨는 걱정스러워했습니다.

"어떤 문제들인가요?"

"첫 번째는 시간이에요. 김영수 씨 치료를 위해 3개월이 걸렸어요. 만약 응급 환자라면?"

성민 씨는 이해했습니다.

"3개월을 기다릴 수 없겠네요."

"맞아요, 두 번째는 비용이에요. 영수 씨 한 분을 위해 5천만 원이 들었어요."

성민 씨는 깜짝 놀랐습니다.

"그렇게 비싸요?"

"전문 연구진이 3개월 동안 전담해야 하고, 시약들도 엄청 비싸거든요. 지금은 연구 차원에서 하고 있지만, 상용화되려면 비용을 많이 줄여야 해요."

2) 예상치 못한 부작용의 위험

김크리스퍼 박사는 더 심각한 문제도 언급했습니다.

"그리고 가장 중요한 건 안전성이에요."

"어떤 위험이 있나요?"

"CRISPR가 아주 정밀하지만, 때로는 의도하지 않은 곳을 자를 수도 있어요. 마치 워드에서 '찾기와 바꾸기'를 했는데 원하지 않은 단어까지 바뀐 것처럼요."

성민 씨는 섬뜩함을 느꼈습니다.

"그럼 예상치 못한 부작용이 생길 수도 있다는 뜻인가요?"

"그 가능성을 완전히 배제할 수는 없어요. 그래서 정말 신중하게 접근하고 있어요."

3) 윤리적 딜레마

윤미래 박사가 대화에 참여했습니다.

"그리고 더 복잡한 문제가 하나 더 있어요."

"뭔가요?"

"어디까지가 치료이고, 어디서부터가 인간 강화인지 구분하기 어려워요."

성민 씨는 이해하지 못했습니다.

"무슨 뜻인가요?"

윤미래 박사는 예를 들어 설명했습니다.

"유전병을 고치는 건 명백히 치료죠. 하지만 더 똑똑하게 만들거나, 더 강하게 만드는 건 어떨까요? 그것도 치료일까요, 아니면 인간 개조일까요?"

성민 씨는 고민에 빠졌습니다.

"정말 어려운 문제네요."

"맞아요, 전 세계가 이 문제로 고민하고 있어요."

7. 희망의 불씨는 계속 타오른다

1) 실제 성공 사례들

하지만 김리프로그래밍 씨는 희망적인 소식도 전했습니다.

"하지만 성민 씨, 이미 성공한 사례들도 있어요."

"정말요?"

"2014년 일본에서 세계 최초로 iPSC 치료가 성공했어요. 70세 여성 환자의 황반변성을 iPSC로 만든 망막세포로 치료했거든요."

성민 씨는 기대감을 보였습니다.

"그 할머니는 어떻게 되셨나요?"

"4년 추적 관찰 결과, 이식된 세포가 잘 생착되어 있고 시력도 안정적으로 유지되고 있어요. 부작용도 없었고요."

김크리스퍼 박사가 덧붙였습니다.

"그리고 2023년 말에는 역사적인 일이 일어났어요. 겸상적혈구병을 CRISPR로 치료하는 'Casgevy'라는 치료법이 세계 최초로 정식 승인을 받았거든요."

"정말요?"

"네! 환자 자신의 조혈 줄기세포를 채취해서 CRISPR로 편집한 다음 다시 넣어 주는 거예요.
이미 여러 환자가 완치에 가까운 결과를 보이고 있어요."

2) 원더셀의원의 iPSC 연구 현황

윤미래 박사는 자신들의 연구 현황도 소개했습니다.

"우리 원더셀의원도 iPSC 연구를 진행하고 있어요."

성민 씨는 관심을 보였습니다.

"어떤 연구를 하고 계신가요?"

"지금은 주로 기초 연구 단계예요. 환자들의 피부세포로 iPSC를 만들어서 질병 모델을 연구
하고 있어요."

김리프로그래밍 씨가 구체적으로 설명했습니다.

"예를 들어, 파킨슨병 환자의 iPSC로 뇌신경세포를 만들어서 왜 병이 생기는지 연구하고 있
어요. 그리고 새로운 치료법을 찾기 위해 여러 약물을 테스트하고 있고요."

"실제 치료는 언제쯤 가능할까요?"

윤미래 박사는 신중하게 답했습니다.

"빠르면 5년, 늦으면 10년 정도 걸릴 것 같아요. 안전성을 충분히 확인해야 하거든요."

3) 5년 후의 세상

윤미래 박사는 미래에 대한 전망을 들려주었습니다.

"5년 후에는 많은 것이 바뀔 거예요."

"어떻게 바뀔까요?"

"우선 시간이 많이 단축될 거예요. 지금은 3개월 걸리지만, 2-3주면 가능해질 것 같아요."

김크리스퍼 박사도 기대감을 나타냈습니다.

"비용도 많이 줄어들 거예요. 자동화 기술이 발전하면 지금의 10분의 1 정도로 줄어들 수도

있어요.”

성민 씨는 상상해 봤습니다.

“그럼 정말 많은 사람이 혜택을 받을 수 있겠네요.”

“그리고 가장 기대되는 건 개인별 맞춤형 치료예요.”

김리프로그래밍 씨가 설명했습니다.

“성민 씨만의 iPSC 라이브러리를 만들어서 저장해 두고, 나중에 필요할 때 언제든지 꺼내서 필요한 세포로 분화시켜서 치료하는 거죠.”

4) 미래 의료의 모습

윤미래 박사는 더 넓은 관점에서 설명했습니다.

“10년 후에는 아마 이런 일이 가능할 거예요.”

“어떤 일들이요?”

“성민 씨가 20대일 때 피부세포를 채취해서 iPSC를 만들어 냉동 보관해 두는 거예요. 그러면 60세가 되어도 20대의 건강한 세포로 치료받을 수 있죠.”

성민 씨는 놀라워했습니다.

“그럼 노화도 극복할 수 있겠네요!”

“부분적으로는 가능할 것 같아요. 물론 완전한 불로불사는 아니지만, 건강한 노화는 가능할 거예요.”

김크리스퍼 박사가 덧붙였습니다.

“그리고 유전병도 미리 예방할 수 있을 거예요. 아기가 태어나기 전에 유전자 검사를 해서 문제가 있으면 미리 교정하는 거죠.”

8. 성민 씨의 깨달음

1) 개인적인 결심

성민 씨는 하루 종일의 경험을 되돌아보며 말했습니다.

"오늘 정말 놀라운 걸 배웠어요. 제가 걱정했던 '품질 나쁜 줄기세포' 문제도 해결할 수 있다니…"

윤미래 박사는 미소를 지었습니다.

"하지만 성민 씨, 아직은 미래 기술이에요. 지금 당장 필요하시면 기존의 검증된 치료법을 먼저 고려해 보세요."

성민 씨는 고개를 끄덕였습니다.

"네, 알겠어요. 하지만 이런 기술들이 발전하고 있다는 게 정말 희망적이에요."

2) 현실적인 기대치

김리프로그래밍 씨는 현실적인 조언을 했습니다.

"성민 씨, iPSC 기술은 분명히 미래 의료의 핵심이 될 거예요. 하지만 지금은 아직 연구 단계라는 점을 꼭 기억해 주세요."

"네, 알겠습니다."

"그리고 모든 질병에 iPSC가 만능 해답은 아니에요. 질병에 따라 기존 치료법이 더 효과적일 수도 있어요."

윤미래 박사가 정리해 주었습니다.

"지금 당장 필요한 치료는 검증된 방법으로 받으시고, iPSC는 미래의 희망으로 생각하시면 돼요."

3) 다음 이야기에 대한 기대

"그런데 박사님, 엑소좀 이야기는 언제 들을 수 있을까요? 9장에서 잠깐 봤는데 정말 신기했거든요."

윤미래 박사는 기대감을 자아냈습니다.

"다음 11장부터 본격적인 엑소좀 이야기가 시작돼요. 그런데 엑소좀은 iPSC보다 훨씬 현실적이에요."

"어떤 면에서요?"

"이미 화장품에도 쓰이고 있고, 시술도 받을 수 있어요. 그리고 가장 신기한 건, 뇌로 직접 들어갈 수 있다는 점이에요."

성민 씨는 눈을 반짝였습니다.

"정말 기대되네요!"

김크리스퍼 박사가 마지막으로 덧붙였습니다.

"엑소좀은 세포들의 비밀 편지 같은 거예요. 정말 흥미진진한 이야기들이 기다리고 있어요."

4) 성민 씨의 최종 소감

성민 씨는 연구실을 나서면서 생각했습니다.

'내 피부세포가 심장세포가 될 수 있다니… 정말 믿기지 않는다. 그리고 유전병까지 고칠 수 있다니… 과학의 힘이 정말 대단하구나.'

하지만 동시에 현실적인 한계도 깨달았습니다.

'아직은 시간도 오래 걸리고 비용도 많이 들고… 그리고 윤리적인 문제도 있고. 하지만 분명히 미래에는 많은 것들이 바뀔 거야.'

성민 씨는 다음 장에서 만날 엑소좀 이야기가 벌써부터 기대되었습니다.

4부

엑소좀:
세포의 언어와
치료의 핵심

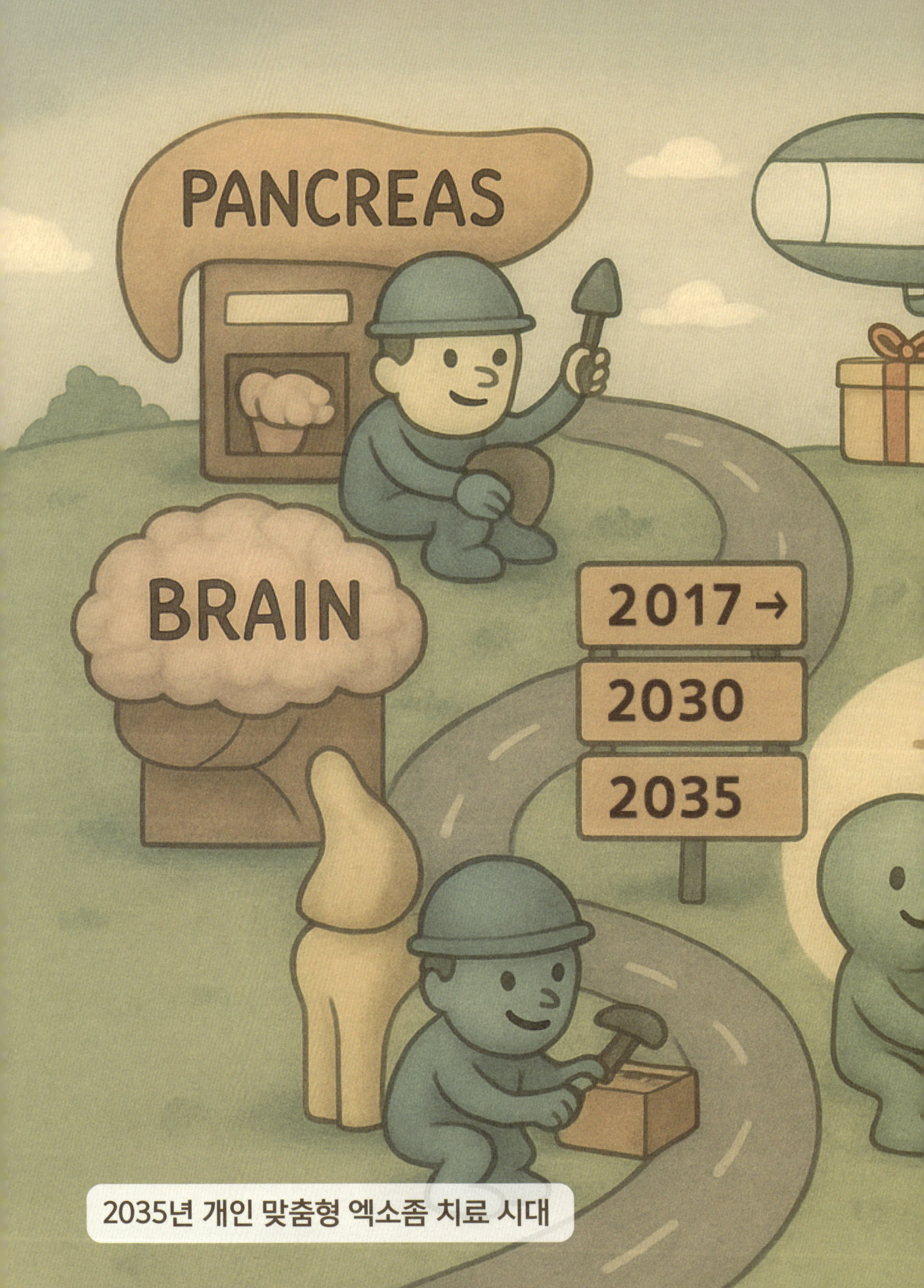

PANCREAS
BRAIN
2017 →
2030
2035
2035년 개인 맞춤형 엑소좀 치료 시대

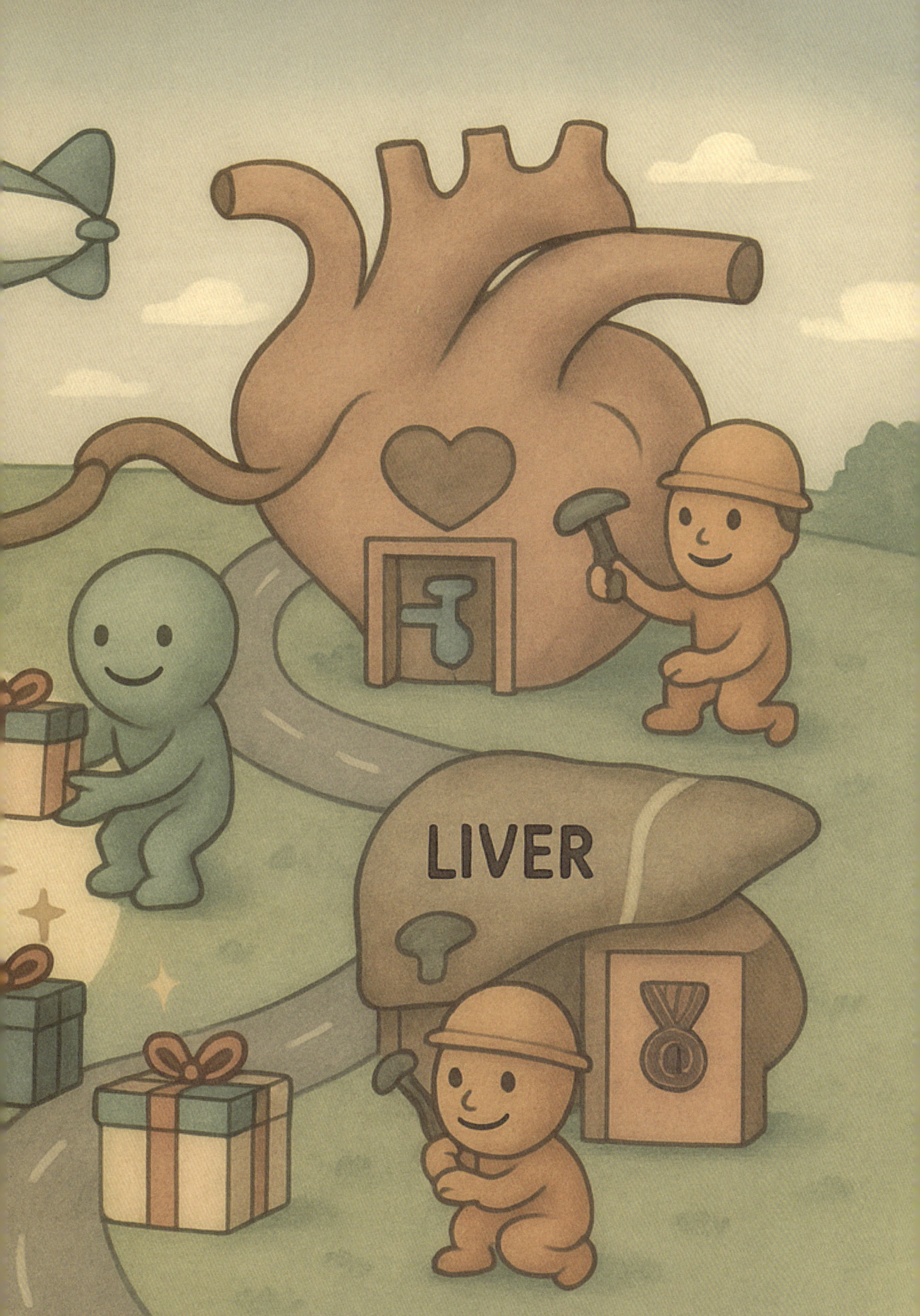
LIVER

엑소좀의 구조와 작용 기전

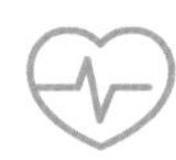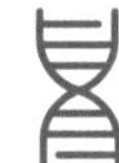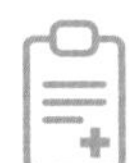

1. 성민 씨의 끈질긴 호기심이 마침내 해결되는 날

10장에서 iPSC의 놀라운 세계를 경험한 성민 씨였지만, 마음 한구석에는 계속 맴도는 궁금증이 있었습니다.

'9장에서 본 그 작은 입자들… 정말 뭐였을까?'

지하철에서도, 저녁을 먹으면서도, 잠들기 전에도 그 장면이 떠올랐습니다.

다음 날 아침, 성민 씨는 평소보다 일찍 일어났습니다. 오늘은 드디어 그 궁금증이 해결되는 날이었거든요.

"박사님, 정말 기다렸어요! 엑소좀이 정확히 뭔지 너무 궁금했거든요."

윤미래 박사는 성민 씨의 열정에 미소를 지었습니다.

"오늘은 정말 특별한 하루가 될 거예요. 성민 씨가 그렇게 궁금해하시던 그 작은 입자들의 정체를 드디어 밝혀 드릴 테니까요!"

성민 씨는 기대에 찬 눈빛으로 물었습니다.

"정말 기대돼요! 그런데 그 입자들이 정확히 뭘 하는 건가요?"

"24시간 쉬지 않고 우리 몸 곳곳을 누비며 메시지를 전달하는 작은 우편배달부 같은 존재예요."

2. 30년 전, 과학사상 가장 큰 실수

1) 운명적인 만남

원더셀의원에 도착한 성민 씨는 평소와 다른 분위기를 느꼈습니다.

"신기해… 이 작은 것들이 이렇게 정교하게…."

한쪽 구석에서 누군가가 현미경을 들여다보며 감탄하고 있었어요.

"아, 성민 씨! 완벽한 타이밍이네요."

윤미래 박사가 성민 씨를 그 연구원에게 데려갔습니다.

"김엑소좀 박사님을 소개할게요. 우리 연구소의 엑소좀 전문가세요."

김엑소좀 박사는 마치 보물을 발견한 탐험가 같은 눈빛으로 성민 씨를 맞았습니다.

"안녕하세요! 9장에서 보신 그 신비한 입자들의 정체를 드디어 밝혀 드릴 시간이 왔어요!"

2) 세기의 대발견은 쓰레기통에서 시작되었다

성민 씨가 자리에 앉자, 김엑소좀 박사는 흥미진진한 이야기를 꺼냈습니다.

"성민 씨, 과학사상 가장 바보 같은 실수가 뭔지 아세요?"

성민 씨는 고개를 갸웃했습니다.

"30년 전 과학자들이 엑소좀을 '세포 쓰레기'라고 부르며 버린 거예요!"

김엑소좀 박사는 웃으며 설명했습니다.

"세포 배양액에서 발견한 작은 입자들을 보고 생각했죠. '아, 세포가 필요 없는 쓰레기를 버리는구나!' 하면서 그냥 폐기해 버렸어요."

성민 씨는 상상해 봤습니다.

"그럼 30년 동안 보물을 쓰레기통에 버린 셈이네요!"

"바로 그거예요! 1990년대에 한 호기심 많은 과학자가 '혹시 이 쓰레기 안에 뭔가 있지 않을까?' 싶어서 들여다봤어요."

김엑소좀 박사의 목소리가 흥미진진해졌습니다.

"그리고는 깜짝 놀랐죠!"

3) 쓰레기가 아니라 러브레터였다!

김엑소좀 박사는 전자현미경 화면을 켰습니다.

"자, 이게 바로 그 '쓰레기' 안에서 발견된 것들이에요."

화면에는 형형색색의 분자들이 나타났습니다.

성민 씨는 눈을 크게 뜨고 화면을 바라봤습니다.

"우와, 정말 많은 게 들어 있네요!"

"단백질, RNA… 알고 보니 세포가 다른 세포에게 보내는 러브레터였던 거예요!"

김엑소좀 박사가 감동적으로 말했습니다.

"정교하게 포장된 택배 상자 같았어요. 받는 사람 주소까지 적혀 있는!"

엑소좀 발견의 드라마

- 1980년대: '쓰레기'로 분류, 대부분 폐기
- 1990년대: 호기심 많은 과학자가 재발견
- 2000년대: 세포 간 소통의 핵심임을 확인
- 현재: 차세대 치료법의 주인공

3. 나노 택배 상자의 비밀

1) 머리카락의 1,000분의 1 크기

"성민 씨, 엑소좀이 어떻게 생겼는지 보고 싶으세요?"

김엑소좀 박사가 전자현미경 사진을 클릭했습니다.

화면에 작고 둥근 구슬 같은 것들이 나타났어요.

"30-150나노미터예요. 머리카락 굵기의 1,000분의 1이죠!"

성민 씨는 감탄했습니다.

"정말 작네요. 그런데 이렇게 작은 게 어떻게 그렇게 많은 일을 해요?"

"그게 바로 엑소좀의 마법이에요!"

2) 완벽한 설계도

김엑소좀 박사가 엑소좀의 구조를 설명했습니다.

"엑소좀은 이중막으로 둘러싸인 완벽한 택배 상자예요. 겉은 보호막, 안에는 소중한 화물들이 있죠."

"어떤 화물들이요?"

"4,000종류의 단백질, RNA, DNA, 그리고 각종 생명 물질들이 정교하게 포장되어 있어요."

성민 씨는 상상해 봤습니다.

"마치 우주선 안의 정밀 장비들 같네요!"

"정확해요! 그리고 가장 놀라운 건…"

3) GPS가 내장된 똑똑한 택배

"표면에 GPS가 있어요!"

김엑소좀 박사가 엑소좀 표면을 확대해서 보여 줬습니다.

"이 작은 안테나들이 바로 주소 시스템이에요. '심장으로 가세요', '뇌로 가세요' 하는 정확한 주소가 적혀 있어요!"

성민 씨는 신기해했습니다.

"그럼 엑소좀마다 갈 곳이 정해져 있다는 거네요?"

"그렇죠! 마치 우편배달부처럼 정확한 주소로만 배달해요."

> **🔍 엑소좀의 3단 구조**
>
> – 외막: 보호와 융합을 담당하는 이중막
> – 내부: 4,000종 단백질 + RNA + DNA + 생명물질
> – 표면: 목적지를 찾는 GPS 수용체들

4. 줄기세포 엑소좀, 왜 특별할까?

1) 성민 씨의 핵심 질문

엑소좀의 기본을 이해한 성민 씨에게 중요한 궁금증이 생겼습니다.

"박사님, 그런데 왜 특히 '줄기세포' 엑소좀이 치료에 좋다는 거예요?"

김엑소좀 박사의 눈이 번쩍했습니다.

"정말 핵심을 짚는 질문이에요!"

2) 일반 엑소좀 vs. 줄기세포 엑소좀

김엑소좀 박사가 비교 화면을 보여 줬습니다.

일반 세포의 엑소좀(예: 피부세포) "평범한 일상 대화만 해요. '안녕하세요', '잘 지내세요?' 이런

수준이죠.”

줄기세포의 엑소좀 “완전히 다른 레벨이에요! ‘너를 젊게 만들어 줄게’, ‘상처를 깨끗하게 낫게 해 줄게’ 같은 강력한 메시지를 담고 있어요.”

성민 씨는 비유로 이해했습니다.

“그럼 일반 엑소좀은 동네 아저씨고, 줄기세포 엑소좀은 의사 선생님 같은 거네요?”

“완벽한 비유예요!”

3) 줄기세포 치료 vs. 엑소좀 치료

윤미래 박사가 중요한 포인트를 설명했습니다.

“줄기세포를 직접 넣으면 문제가 있어요.”

◎ 줄기세포 직접 치료의 위험:

- 때로는 통제 불가능하게 자랄 수 있어요(종양 위험)

- 타인의 줄기세포는 면역 거부반응이 있어요

- 큰 세포가 혈관을 막을 수도 있고요

◎ 줄기세포 엑소좀의 안전성:

- 살아 있는 세포가 아니라서 암 걱정 제로!

- 거부반응도 거의 없어요

- 나노 크기라 어디든 안전하게 들어가요

성민 씨는 깜짝 놀랐습니다.

“그럼 줄기세포의 모든 장점은 가지면서, 위험은 없앤 거네요!”

“바로 그거예요! 그래서 전 세계가 열광하는 거죠.”

4) 줄기세포 엑소좀의 5가지 슈퍼 파워

김엑소좀 박사가 손가락을 하나씩 펴며 설명했습니다.

"첫째, 똑똑한 염증 조절! 나쁜 염증은 막고 좋은 염증은 살려 둬요."

"둘째, 새로운 혈관 만들기! 상처 부위에 영양 공급을 늘려요."

"셋째, 세포 소생술! 죽어 가는 세포를 되살려요."

"넷째, 조직 재건축! 손상된 부위를 새로 지어요."

"다섯째, 잠자는 줄기세포 깨우기! 우리 몸 안의 숨은 치유력을 깨워요."

성민 씨는 감탄했습니다.

"정말 완벽한 치료 시스템이네요!"

"맞아요! 결국 외부 엑소좀이 성민 씨 자신의 치유력을 극대화시키는 거예요."

> **🔍 줄기세포 엑소좀의 5가지 치유 능력**
>
> - 지능적 염증 조절: 나쁜 염증 ↓ , 좋은 염증 ↑
> - 혈관 재생: 새로운 영양 공급 라인 구축
> - 세포 소생: 죽어가는 세포 되살리기
> - 조직 재건: 손상 부위 완전 복구
> - 내재 줄기세포 활성화: 자체 치유력 극대화

5) 실제로 효과가 있을까?

성민 씨는 현실적인 질문을 했습니다.

"정말 효과가 있나요? 실제 환자들에게 도움이 되고 있나요?"

김엑소좀 박사는 자신 있게 답했습니다.

"이미 많은 임상연구에서 놀라운 결과들이 나오고 있어요!"

◎ **전 세계 임상 시험 현황:**

"심장 질환 치료에서는 심장 기능이 20-30% 개선되었고, 피부 재생에서는 치유 속도가 2-3배 빨라졌어요."

성민 씨가 특히 관심을 보인 관절염 연구도 있었습니다.

"한국에서 진행 중인 관절염 치료 연구에서는 통증이 40-60% 감소했어요!"

"정말요? 그럼 제 무릎에도 도움이 될 수 있겠네요!"

"그리고 가장 기대되는 건 뇌 질환 치료예요. 엑소좀은 혈뇌장벽을 통과할 수 있어서 뇌 치료에 혁신을 가져올 거예요."

> **🔍 엑소좀이 주목받는 4가지 이유**
>
> – 안전성: 종양 위험 제로, 면역 거부 거의 없음
> – 효과성: 5가지 치유 능력 동시 작동
> – 실용성: 냉동 보관 가능, 반복 투여 OK
> – 현실성: 이미 임상 시험에서 효과 입증

5. 성민 씨 몸속 엑소좀 스토리

1) 스트레스가 무릎 통증이 되는 여행

엑소좀의 놀라운 능력을 들은 성민 씨는 갑자기 자신의 경험이 떠올랐습니다.

"박사님, 요즘 스트레스를 받으면서 무릎이 아팠는데… 혹시 관련이 있을까요?"

김엑소좀 박사의 눈이 반짝였습니다.

"아주 좋은 관찰이에요! 스트레스와 무릎 통증이 엑소좀으로 연결될 수 있어요."

2) 몸속 엑소좀 추적기

김엑소좀 박사가 연구 데이터를 보여 주었습니다.

"동물 실험에서 스트레스를 받은 뇌에서 나온 엑소좀이 관절 염증을 악화시킨다는 연구가 있어요."

성민 씨는 신기해했습니다.

"정말 뇌에서 시작된 스트레스가 무릎까지 갈 수 있나요?"

"네! 엑소좀이 혈관을 타고 온몸을 여행하면서 메시지를 전달하거든요."

성민 씨는 자신의 몸을 새롭게 이해했습니다.

"그럼 제 마음의 스트레스가 엑소좀을 통해 몸의 통증이 될 수 있다는 거네요?"

"바로 그거예요! 물론 아직 인간에서 완전히 증명된 건 아니지만, 가능성은 충분해요."

3) 치유의 엑소좀 만들기 프로젝트

김엑소좀 박사는 희망적인 소식을 전했습니다.

"하지만 반대로 좋은 엑소좀도 만들 수 있어요!"

"어떻게요?"

(1) 성민 씨의 치유 엑소좀 레시피

"충분한 수면을 자면 뇌에서 회복 엑소좀이 나와요."

"운동을 하면 근육에서 항염증 엑소좀이 분비되고요."

"명상을 하면 스트레스 엑소좀이 줄어들어요."

성민 씨는 희망을 느꼈습니다.

"그럼 제가 생활 습관을 바꾸면 무릎 통증도 좋아질 수 있다는 게 과학적 근거가 있는 거네요!"

"맞아요! 아직 연구 중이지만 점점 더 많은 증거가 나오고 있어요."

6. 다음 모험을 향해

1) 성민 씨의 새로운 호기심

엑소좀의 놀라운 세계를 탐험한 성민 씨에게 또 다른 궁금증이 생겼습니다.

"박사님들, 그런데 요즘 엑소좀 화장품이나 시술 광고를 많이 보는데… 그것들은 어떤가요?"

김엑소좀 박사와 윤미래 박사가 서로 의미심장한 눈빛을 교환했습니다.

"오, 성민 씨가 정말 중요한 질문을 하셨네요!"

윤미래 박사가 조심스럽게 말했습니다.

"사실 그 부분이 좀 복잡해요. 우리가 오늘 배운 연구실의 엑소좀과 시장에 나온 제품들은…
꽤 다를 수 있거든요."

김엑소좀 박사가 덧붙였습니다.

"어떤 건 정말 효과가 있지만, 어떤 건… 음, 마케팅이 과장된 경우도 있어요."

성민 씨의 눈이 커졌습니다.

"그럼 어떻게 구분하죠? 진짜와 가짜를?"

2) 다음 이야기의 예고편

윤미래 박사는 신비한 미소를 지었습니다.

"내일 정말 흥미로운 실험을 해 볼까요?"

"어떤 실험이요?"

"시중에 나와 있는 엑소좀 제품들을 실제로 분석해 보는 거예요. 광고 속 약속과 현실 사이의 간격을 직접 확인해 보죠."

김엑소좀 박사도 기대에 찬 목소리로 말했습니다.

"그리고 정말 효과가 있는 제품과 시술들도 소개해 드릴게요. 성민 씨가 현명한 선택을 할 수 있도록!"

성민 씨는 두근거렸습니다.

"우와! 그럼 내일은 엑소좀 시장의 진실을 파헤치는 탐정이 되는 거네요!"

3) 오늘의 보물 정리

원더셀의원을 나서며 성민 씨는 오늘 얻은 보물들을 정리해 봤습니다.

"오늘 정말 많은 걸 배웠어요. 엑소좀이 이렇게 신기한 세계인 줄 몰랐어요."

윤미래 박사가 물었습니다.

"가장 감동적이었던 건 뭐였나요?"

성민 씨는 잠시 생각하더니 환하게 웃었습니다.

"30년 전에는 쓰레기라고 버렸던 걸 지금은 치료의 보물이라고 하는 게 정말 놀라웠어요! 그리고 제 스트레스가 엑소좀을 통해 무릎 통증이 될 수 있다는 것도 신기했고요."

김엑소좀 박사는 따뜻하게 말했습니다.

"과학은 그런 놀라운 반전으로 가득해요. 성민 씨도 이제 자신만의 치유 엑소좀을 만드는 방법을 아시잖아요."

성민 씨는 의욕에 찬 목소리로 말했습니다.

"네! 오늘부터 좋은 엑소좀을 만드는 생활을 시작할게요. 그리고 내일은 엑소좀 제품들의 진실을 알아보러 다시 올게요!"

12장

엑소좀 화장품과 시술: 가능성과 과장 사이

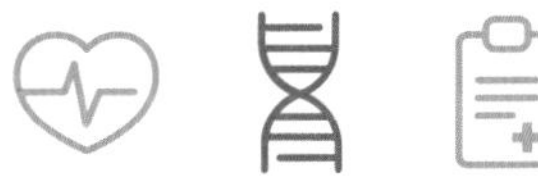

1. 성민 씨의 현실 체크

1) 친구들의 놀라운 경험담

11장에서 엑소좀의 놀라운 과학적 원리를 배운 성민 씨는 며칠간 들뜬 상태였습니다. 하지만 주말에 친구들과 만나면서 예상치 못한 이야기를 듣게 되었어요.

"성민아, 너 엑소좀 공부하고 있다며? 타이밍 완벽하네!"

친구 지영이가 흥미진진하게 말을 꺼냈습니다.

"왜? 무슨 일 있었어?"

"요즘 내가 다니는 피부과에서 '건강한 내 피부 만들기' 프로그램 있는 거 알아? 엑소좀 화장품이랑 시술이 완전 대세라고 하더라고."

성민 씨는 귀가 번쩍 뜨였습니다.

"정말? 병원에서도 엑소좀을 사용하고 있어?"

"응! 의사 선생님이 엑소좀 앰플도 추천해 주고, 엑소좀 프로그램도 해 준다고 하더라. 한 번에 백만 원 정도 한다는데, 요즘 젊은 애들 사이에서 완전 핫하다고 해."

그때 미선이가 더욱 놀라운 이야기를 꺼냈습니다.

"그런데 그건 아무것도 아니야. 나는 지난달 일본 여행 갔을 때 정말 신기한 경험을 했어."

"뭔데?"

"일본 친구가 현지 피부과로 데려갔는데, 거기서 엑소좀 정맥 주사를 맞았어! 일본은 우리나라보다 규제가 덜해서 좀 더 자유롭게 치료를 할 수 있다더라고."

성민 씨는 눈이 휘둥그레졌습니다.

"정맥 주사? 화장품이 아니라?"

"응! 화장품 형태 말고 직접 혈관에 주사로 맞는 거야. 한 번에 200만 원이었는데, 일주일 정도 지나니까 피부 톤이 확실히 밝아진 것 같더라. 그것도 얼굴뿐만 아니라 전신이!"

성민 씨는 혼란스러웠습니다. 연구실에서 배운 엑소좀의 과학적 원리가 이렇게 빨리 실제 치료에 적용되고 있다니!

'그런데 정말 안전한 걸까? 효과는 진짜 있는 걸까?'

2) 궁금증을 안고 찾아간 원더셀의원

월요일 아침, 성민 씨는 친구들의 이야기를 정리해서 원더셀의원을 찾았습니다. 머릿속엔 온갖 궁금증이 떠다니고 있었어요.

"박사님, 제 친구는 최근에 일본에서 정맥 주사로 엑소좀을 맞고 왔다고 하더라구요. 한국 상황은 어떤가요?"

윤미래 박사는 성민 씨의 질문을 예상했다는 듯 현실적인 표정을 지었습니다.

"성민 씨, 먼저 한국의 현실부터 말씀드릴게요. 아직 우리나라는 엑소좀이 화장품 원료로만 사용 허가가 나 있어서, 화장품 쪽으로 먼저 발달하고 있는 상황이에요. 일본처럼 정맥 주사 같은 의료 시술은 아직 어려운 상황이죠."

김엑소좀 박사가 덧붙였습니다.

"그래서 현재 시중에 나와 있는 엑소좀 관련 제품들은 거의 모두 화장품이고, 병원에서도 화장품을 활용한 프로그램 위주로 진행되고 있어요."

"오늘은 이런 현실을 바탕으로 시중에 나와 있는 엑소좀 제품들과 시술들의 현실을 정확히 파악해 볼 거예요."

성민 씨는 마음을 다잡았습니다. 오늘은 정말 현실적인 공부가 될 것 같았어요.

2. 엑소좀 화장품 시장의 진실

1) 실제 제품들을 마주하다

김엑소좀 박사가 테이블 위에 여러 상자를 올려놓았습니다.

"성민 씨, 이게 바로 현재 시중에서 구할 수 있는 엑소좀 화장품들이에요."

성민 씨는 제품들을 보며 놀랐습니다. 생각보다 종류가 다양했고, 포장도 고급스러웠어요.

"우와, 정말 많네요!"

"네, 크게 세 가지 타입으로 나눌 수 있어요."

(1) 첫 번째: 동결 건조 앰플의 등장

김엑소좀 박사가 하얀 박스를 열어 보였습니다. 안에는 작은 유리 앰플들이 정갈하게 들어 있었어요.

"이게 요즘 가장 주목받는 동결 건조 앰플이에요."

성민 씨가 조심스럽게 앰플을 들어 봤습니다.

"되게 작네요. 이게 얼마나 해요?"

"1개 앰플당 15-30만 원 정도 해요. 주 2-3회 사용하니까 한 달에 8-12개 정도 쓰게 되죠."

성민 씨는 간단히 계산해 봤습니다.

"그럼 한 달에 120만 원에서 360만 원이네요!"

"맞아요, 비싸긴 하지만 그만한 이유가 있어요."

윤미래 박사가 또 다른 제품을 보여 주었습니다.

"이건 일반적인 세럼이나 에센스 타입이에요. 30ml 한 병에 50-150만 원 정도 하고, 매일 사용하면 한 달 정도 써요."

성민 씨는 제품을 만져 보며 물었습니다.

"동결 건조 앰플이랑 뭐가 다른가요?"

"가장 큰 차이는 보관 방식이에요. 이런 제품들은 상온에서 보관할 수 있도록 방부제가 들어가 있어요."

마지막으로 김엑소좀 박사는 익숙한 모양의 제품들을 꺼냈습니다.

"이건 일반적인 크림이나 로션 형태예요. 50ml에 30-80만 원 정도 하고, 한 달에 하나씩 사용하죠."

"이게 제일 저렴하네요."

"네, 하지만 다른 성분들과 섞여 있어서 엑소좀 농도는 가장 낮아요."

2) 엑소좀의 핵심: 중요 성분들의 보존

성민 씨가 세 가지 제품을 비교해 보며 궁금증이 생겼습니다.

"그런데 박사님, 어떤 제품이 정말 효과가 있는지 어떻게 알 수 있죠?"

김엑소좀 박사의 눈이 반짝였습니다.

"정말 핵심적인 질문이에요! 엑소좀의 효과를 좌우하는 가장 중요한 요소는 바로 내부 중요 성분들의 보존이거든요."

"중요 성분들이요?"

"네, 엑소좀 안에는 miRNA 같은 유전자 조절 물질뿐만 아니라 다양한 사이토카인, 성장인자, 효소들이 들어 있어요. 이런 성분들이 모두 함께 작용해서 엑소좀의 놀라운 효과가 나타나는데, 문제는 이들이 매우 불안정하다는 거예요."

윤미래 박사가 비유를 들어 설명했습니다.

"마치 오케스트라 같아요. 바이올린, 첼로, 피아노가 각각 다른 소리를 내지만 조화롭게 연주될 때 아름다운 음악이 나오는 것처럼, 엑소좀도 miRNA, 사이토카인, 성장인자들이 모두 변성되지 않아야 제대로 된 효과가 나와요."

성민 씨는 이해했습니다.

"그럼 이런 중요 성분들을 잘 보존한 제품이 좋은 제품이라는 거네요?"

"정확해요! 그래서 제품 선택 기준도 이런 핵심 생체활성 성분들의 보존 기술을 중심으로 봐야 해요."

3) 중요 성분 보존의 비밀

김엑소좀 박사가 각 제품을 가리키며 설명했습니다.

"첫째, 저온 유지 기술이에요. 냉장이나 냉동 보관으로 miRNA, 사이토카인, 성장인자들의 분해를 억제하는 거죠."

동결 건조 앰플을 들며 계속했습니다.

"둘째, 동결 건조 기술이에요. 수분을 완전히 제거해서 모든 중요 성분의 변성을 방지하는 방법이죠. 이 방법을 쓰면 실온에서도 이런 소중한 성분들을 보존할 수 있어요."

성민 씨가 일반 세럼을 보며 물었습니다.

"그럼 이런 상온 보관 제품들은 어떤가요?"

김엑소좀 박사는 안타까운 표정을 지었습니다.

"상온에서 2년 보관 가능한 제품들은 이런 핵심 성분들이 이미 대부분 파괴된 상태일 가능성이 높아요. 진짜 엑소좀 효과를 원한다면 이런 중요 성분들의 보존 기술을 확인해야 해요."

4) 희망적인 소식: 고농도 앰플의 등장

성민 씨는 조금 실망스러웠습니다.

"그럼 대부분 제품이 효과가 없다는 말씀이세요?"

윤미래 박사가 희망적인 소식을 전했습니다.

"아니에요! 최근에는 화장품용 앰플 형태로 고농도 엑소좀을 유지하는 제품들이 나오고 있어요. 잘 고른다면 분명히 효과를 볼 수 있을 거예요."

김엑소좀 박사가 동결 건조 앰플을 들어 보이며 설명했습니다.

"특히 이런 동결 건조 앰플은 miRNA를 포함한 다양한 활성 구성물질들을 거의 손실 없이 보존할 수 있어요. 사용 직전에 복원하면 연구실 수준은 아니지만 상당한 활성을 기대할 수 있어요."

◎ 고농도 앰플의 장점들:

성민 씨는 희망을 느꼈습니다.

"그럼 제대로 된 제품을 선택하면 효과가 있다는 말씀이네요?"

"네! 고농도 앰플의 장점들을 보세요."

윤미래 박사가 하나씩 설명했습니다.

- "다양한 활성 구성물질들의 보존 기술이 적용되어 있어요."
- "1회용 포장으로 오염을 완전히 방지하죠."
- "냉장 보관으로 활성을 계속 유지해요."
- "일반 제품보다 엑소좀 농도가 훨씬 높아요."

"하지만 여기서 중요한 문제가 하나 더 있어요."

성민 씨가 궁금해했습니다.

"뭔가요?"

"바로 흡수 문제예요."

3. 흡수의 벽: 엑소좀이 피부에 닿기까지

1) 피부라는 견고한 요새

윤미래 박사가 새로운 관점을 제시했습니다.

"아무리 좋은 엑소좀이 있어도 피부에 제대로 흡수되지 않으면 의미가 없어요."

성민 씨는 당연한 듯 물었습니다.

"그냥 발라 주면 들어가는 거 아닌가요?"

김엑소좀 박사가 웃으며 설명했습니다.

"그게 그렇게 간단하지 않아요. 피부는 우리 몸을 보호하는 견고한 방벽이거든요."

(1) 피부 흡수의 현실

윤미래 박사가 구체적인 숫자를 제시했습니다.

"일반적으로 화장품을 그냥 발라 주면 흡수율이 고작 5-10%예요."

"그렇게 적게요?"

"네, 엑소좀은 나노 크기로 매우 작지만, 피부 장벽 자체가 워낙 견고해서 작은 분자들도 쉽게 통과하기 어려워요. 게다가 엑소좀이 온전한 형태를 유지하면서 깊은 층까지 도달하는 것은 더욱 까다로운 일이에요."

성민 씨는 상상해 봤습니다.

"그럼 100만 원짜리 제품을 발라도 실제로는 10만 원어치 정도만 효과가 있다는 말씀이네요?"

"아쉽게도 그런 셈이죠."

2) 병원에서 찾은 해답: 복합 치료

김엑소좀 박사가 해결책을 꺼냈습니다.

"그래서 병원에서는 복합적인 방법을 사용해서 흡수율을 획기적으로 높이고 있어요."

성민 씨의 눈이 반짝였습니다.

"어떤 방법들이요?"

(1) 첫 번째 비법: 마이크로니들링

윤미래 박사가 설명했습니다.

"미세한 바늘로 피부에 아주 작은 채널들을 만드는 거예요. 그러면 엑소좀이 직접 진피층까지 도달할 수 있죠."

"아프지 않나요?"

"거의 느끼지 못할 정도예요. 하지만 효과는 놀라워요. 흡수율이 30-50%까지 올라가거든요."

(2) 두 번째 비법: 이온토포레시스

김엑소좀 박사가 계속 설명했습니다.

"전기적인 힘을 이용해서 엑소좀을 피부 깊숙이 밀어 넣는 방법이에요."

성민 씨가 걱정스럽게 물었습니다.

"전기요? 위험하지 않나요?"

"전혀요! 아주 약한 전류라서 따끔한 느낌 정도만 있어요. 하지만 일반 도포 대비 5-10배나 더 많이 흡수시킬 수 있어요."

(3) 세 번째 비법: 레이저 시너지

윤미래 박사가 마지막 방법을 설명했습니다.

"레이저로 먼저 피부에 미세한 채널을 만들고, 그 직후에 엑소좀을 적용하는 방법이에요."

"레이저와 엑소좀이 함께 작용하는 건가요?"

"맞아요! 레이저가 피부 재생을 촉진시키는 동시에 엑소좀이 그 과정을 더욱 활성화시켜요. 일종의 시너지 효과죠."

성민 씨는 감탄했습니다.

"그럼 병원에서 받는 시술과 집에서 쓰는 화장품은 완전히 다른 레벨이네요!"

"정확해요. 그래서 현실적으로는 병원에서 복합적인 방법으로 시술받는 게 흡수율을 높일 수 있는 가장 효과적인 방법이에요."

4. 엑소좀 시술의 현실: 한국 vs. 일본

1) 한국 병원에서 받을 수 있는 시술들

성민 씨가 본격적으로 궁금해했습니다.

"그럼 한국에서는 어떤 시술들을 받을 수 있나요?"

윤미래 박사가 현실적으로 설명했습니다.

"현재 한국에서 가능한 엑소좀 시술은 화장품을 활용한 방법들이에요."

(1) 첫 번째: 엑소좀 화장품 적용 프로그램

"피부과에서 전문 기기와 화장품용 엑소좀을 조합해서 진행해요. 1회에 50-100만 원 정도 하고, 화장품의 연장선상에서 생각하시면 돼요."

(2) 두 번째: 마이크로니들링 + 엑소좀

김엑소좀 박사가 이어서 설명했습니다.

"미세 바늘로 흡수를 촉진시킨 후 엑소좀을 적용하는 방법이에요. 1회에 80-150만 원 정도 하고, 상대적으로 높은 흡수율을 기대할 수 있어요."

(3) 세 번째: 레이저 + 엑소좀

"레이저 시술 후 엑소좀을 적용하는 복합 치료예요. 1회에 100-200만 원 정도 하고, 피부 재생과 시너지 효과를 기대할 수 있어요."

성민 씨는 친구 이야기를 떠올렸습니다.

"그럼 지영이가 받는다는 프로그램도 이런 것들 중 하나겠네요?"

"맞아요, 요즘 많은 피부과에서 이런 프로그램들을 도입하고 있어요."

2) 미선이가 경험한 일본의 세계

성민 씨가 가장 궁금했던 부분을 물었습니다.

"그럼 미선이가 일본에서 받은 정맥 주사는 뭐가 다른 건가요?"

김엑소좀 박사가 차이점을 설명했습니다.

"일본은 의료 규제가 상대적으로 자유로워서 더 다양한 시술이 가능해요."

(1) 일본에서만 가능한 시술들

윤미래 박사가 하나씩 설명했습니다.

"첫째, 정맥 주사 시술이에요. 엑소좀을 혈관에 직접 주입해서 전신 순환을 통한 효과를 기대하는 거죠. 1회에 200-500만 원 정도 해요."

"둘째, 피하주사 시술이에요. 특정 부위에 직접 주입해서 국소적으로 집중 치료하는 방법이에요."

"셋째, 줄기세포와 엑소좀을 함께 사용하는 복합 치료도 있어요."

성민 씨는 이해했습니다.

"그럼 미선이가 받은 정맥 주사 시술은 한국에서는 아직 받을 수 없는 거네요."

"맞아요, 한국에서는 아직 그런 주사 시술은 하기 어려운 상황이에요."

3) 실제 효과는 어떨까?

성민 씨가 가장 현실적인 질문을 했습니다.

"그럼 실제로 효과는 어느 정도나 있나요?"

윤미래 박사가 객관적인 평가를 제시했습니다.

◎ **한국 시술의 현실적 효과**

"국내 시술의 경우, 피부 질감 개선은 30-50% 환자에서 체감하세요. 미백이나 톤업 효과는 개인차가 매우 크고, 지속 기간은 2-4개월 정도예요."

◎ **일본 주사 시술의 효과**

김엑소좀 박사가 덧붙였습니다.

"일본의 주사 시술은 전신 컨디션 개선을 일부 환자에서 보고하고 있어요. 피부 개선도 더 뚜렷하고, 지속 기간도 3-6개월 정도로 길어요."

성민 씨는 미선이 이야기를 떠올렸습니다.

"미선이가 피부 톤이 밝아졌다고 한 것도 그런 효과였겠네요."

"그럴 가능성이 높아요. 하지만 중요한 건 개인차가 크다는 점이에요."

5. 현명한 선택을 위한 성민 씨의 가이드

1) 화장품 선택의 기준

성민 씨가 실용적인 질문을 했습니다.

"그럼 제가 엑소좀 화장품을 사려면 어떤 기준으로 선택해야 하나요?"

윤미래 박사가 체계적인 가이드라인을 제시했습니다.

(1) 성민 씨를 위한 필수 체크 순서

"첫 번째로 가장 중요한 건 모세포 출처예요. 어떤 세포에서 나온 엑소좀인지 반드시 확인하세요."

김엑소좀 박사가 구체적으로 설명했습니다.

"인간 줄기세포 > 동물 세포 > 식물 세포 순으로 효과를 기대할 수 있어요. 특히 인간 지방 줄기세포나 제대혈 줄기세포에서 나온 엑소좀이 가장 좋죠."

김엑소좀 박사가 중요한 포인트를 추가했습니다.

"그리고 여기서 핵심은 어리고 건강한 세포에서 건강한 엑소좀이 분비된다는 거예요. 엑소좀은 세포의 정보를 담고 있기 때문에, 노화한 세포보다는 젊고 어린 세포에서 건강한 정보가 나와요."

윤미래 박사가 설명을 이어 갔습니다.

"예를 들어, 신생아 제대혈에서 추출한 줄기세포나 20-30대 건강한 기증자의 지방 줄기세포에서 나온 엑소좀이 60-70대 세포에서 추출한 것보다 훨씬 활성도가 높아요. 젊은 세포일수록 더 건강하고 활력 있는 정보를 전달하거든요."

"두 번째는 함유량이에요. 1ml당 몇 개의 엑소좀이 들어 있는지, 구체적인 농도가 명시된 제품을 선택하세요."

윤미래 박사가 덧붙였습니다.

"최소 1ml당 10억 개 이상은 있어야 의미가 있어요. 농도가 명시되지 않은 제품은 피하는 게 좋아요."

"세 번째가 보존 형태예요. 그 소중한 엑소좀들을 어떻게 보관하고 있는지 확인하세요."

(2) 보존 형태별 우선순위

"1순위는 동결 건조 앰플이에요. 냉장 보관하는 제품이고, 1회용 포장이며, 사용 직전 복원하는 방식이죠."

"2순위는 저온 보관 세럼이에요. 냉장 유통하는 제품이고, 방부제가 없거나 최소한인 제품이요."

"3순위는 일반 화장품이에요. 상온 보관 가능한 제품들은 보조적 역할로만 기대하세요."

(3) 성민 씨의 체크리스트

성민 씨가 정리했습니다.

"그럼 제품을 볼 때 이 순서대로 확인하면 되는 거네요?"

• 모세포 출처 확인 – 인간 줄기세포인지?

- 엑소좀 농도 확인 – 1ml당 몇 개인지?

- 보존 형태 확인 – 어떻게 보관하는지?

"정확해요! 이 세 가지만 제대로 확인해도 좋은 제품을 고를 수 있어요."

(4) 성민 씨의 예산별 계획

김엑소좀 박사가 현실적인 조언을 했습니다.

"성민 씨가 처음 시작한다면, 월 50만 원 이하 제품으로 시작해 보세요. 크림이나 로션 타입 말이에요."

"효과를 확인한 후에는 월 100-150만 원 선에서 앰플 타입을 고려해 보시고요."

"월 200만 원 이상 투자는 충분한 경험을 쌓은 후에 결정하세요."

성민 씨는 구체적인 계획을 세워 봤습니다.

"그럼 저는 먼저 크림 타입으로 1-2개월 써 보고, 효과가 있으면 동결 건조 앰플로 넘어가는 게 좋겠네요."

"정말 현명한 접근이에요!"

6. 성민 씨가 깨달은 엑소좀의 현실

1) 기대 가능한 효과들

연구를 마친 성민 씨는 현실적인 기대치를 정리해 봤습니다.

윤미래 박사가 정리해 주었습니다.

"성민 씨가 제대로 된 제품을 선택하고 적절한 방법으로 사용한다면 이런 효과들을 기대할 수 있어요."

"피부 질감이 눈에 띄게 개선될 수 있어요. 수분감과 탄력도 증가하고, 기존 화장품 대비 30-50% 정도 추가 효과를 볼 수 있을 거예요."

김엑소좀 박사가 강조했습니다.

"중요한 건 제품 선택과 사용법이에요. 활성 구성물질들의 보존 기술이 적용된 제품을 선택하고, 가능하면 병원에서 복합 시술로 흡수율을 극대화하고, 꾸준히 사용해서 누적 효과를 기대하는 거죠."

2) 성민 씨의 최종 결론

성민 씨는 친구들에게 전할 조언을 마음속으로 정리했습니다.

'지영이와 미선이에게 이렇게 말해 줘야겠어.'

윤미래 박사가 성민 씨의 마음을 읽듯 말했습니다.

"친구분들께는 이렇게 말씀해 주세요. 현재 엑소좀 제품들이 완전히 무의미하지는 않지만, 선택을 잘 해야 한다고요."

성민 씨가 고개를 끄덕이며 정리했습니다.

"miRNA를 포함한 활성 구성물질들의 보존 기술이 적용된 동결 건조 앰플 형태라면 시도해 볼 만하고, 특히 병원에서 복합 시술로 받으면 더 좋은 효과를 기대할 수 있다는 거네요."

김엑소좀 박사가 덧붙였습니다.

"그리고 과도한 기대는 금물이지만, 적절한 제품과 방법을 선택하면 분명 만족할 만한 결과를 얻을 수 있을 거라고 전해 주세요."

7. 미래를 향한 희망

1) 엑소좀 기술의 발전 전망

성민 씨가 마지막으로 궁금한 점을 물었습니다.

"그럼 앞으로는 어떻게 발전할까요?"

윤미래 박사가 희망적인 미래를 그려 보았습니다.

"현재의 한계들이 점차 극복되고 있어요. 안정화 기술이 발전해서 상온 보관도 가능해질 거고, 대량 생산 기술로 비용도 크게 절감될 거예요."

김엑소좀 박사가 감동적으로 말했습니다.

"이렇게 귀중한 엑소좀을 지금은 화장품으로밖에 사용할 수 없어서 정말 아쉬워요. 하지만 미래에는 재생의학의 핵심 기술이 될 거라고 확신해요."

"언젠가는 건강한 줄기세포에서 얻은 엑소좀이 암, 치매, 심장병 같은 난치병 치료의 게임 체인저가 될 겁니다."

성민 씨는 가슴이 벅차올랐습니다.

"그럼 지금의 화장품들도 그 위대한 기술의 첫걸음이라고 생각하면 되는 거네요."

"정확해요! 지금 화장품 분야에서 축적되고 있는 기술들이 미래 의료용 엑소좀의 소중한 토대가 될 거예요."

8. 성민 씨의 새로운 출발

1) 친구들과의 솔직한 대화 계획

원더셀의원을 나서며 성민 씨는 이번 주말 친구들을 만날 생각에 설렜습니다.

'지영이한테는 동결 건조 앰플을 추천해 줘야겠어. 그리고 중요 성분 보존 기술에 대해서도 알려 주고.'

'미선이한테는 일본에서 받은 시술이 정말 의미 있는 경험이었다고 말해 줘야겠어. 하지만 한국에서도 비슷한 효과를 낼 수 있는 방법들이 있다는 것도 알려 주고.'

2) 성민 씨만의 엑소좀 계획

성민 씨는 자신만의 계획을 세워 봤습니다.

- **1단계: 조심스러운 시작:** '먼저 크림 타입 제품으로 1개월 정도 써 보자. 월 50만 원 이하로 시작해서 내 피부에 어떤 변화가 있는지 객관적으로 관찰해 보자.'
- **2단계: 업그레이드:** '효과가 있으면 동결 건조 앰플로 넘어가자. 그리고 피부과에서 마이크로니들링 같은 복합 시술도 고려해 보자.'
- **3단계: 미래 준비:** '의료용 엑소좀 허가가 나면 그때 진짜 치료 목적으로 받아 보자. 그때까지는 지금처럼 경험을 쌓는 거지.'

3) 새로운 관심사의 등장

걸어가면서 성민 씨는 갑자기 할머니가 떠올랐습니다.

'그런데 엑소좀이 화장품뿐만 아니라 진짜 치료에도 사용될 수 있다고 했잖아. 할머니 치매에도 도움이 될 수 있을까?'

성민 씨는 다음에 원더셀의원을 방문할 때 꼭 물어보기로 마음먹었습니다.

'13장에서는 엑소좀이 진짜 의료 현장에서 어떤 혁신을 보여 주고 있는지 알아봐야겠어.'

9. 변화의 시작

1) 일주일 후, 친구들과의 만남

다음 주말, 성민 씨는 지영이와 미선이를 만나 배운 내용을 열정적으로 공유했습니다.

"지영아, 미선아! 엑소좀에 대해 정말 많은 걸 알아 왔어!"

지영이가 눈을 반짝이며 물었습니다.

"어? 뭔가 알아냈어?"

"일단 너희가 경험한 것들이 다 의미 있는 일이었어. 하지만 더 효과적으로 할 수 있는 방법들이 있더라고."

성민 씨는 중요 성분 보존 기술부터 시작해서 흡수율 향상 방법까지 차근차근 설명했습니다.

미선이가 감탄하며 말했습니다.

"우와, 그럼 내가 일본에서 받은 정맥 주사가 정말 특별한 거였구나! 그런데 한국에서도 비슷한 효과를 낼 수 있는 방법이 있다는 거야?"

"응! 병원에서 복합 시술로 받으면 흡수율을 엄청 높일 수 있어. 물론 정맥 주사만큼은 아니지만 말이야."

지영이가 실용적인 질문을 했습니다.

"그럼 우리는 어떻게 하는 게 좋을까?"

성민 씨는 자신 있게 답했습니다.

"일단 동결 건조 앰플 형태를 선택하고, 다양한 활성 구성물질들의 보존 기술이 적용된 제품을 찾아보자. 그리고 가능하면 피부과에서 복합 시술로 받는 거야."

2) 성민 씨의 깨달음

집으로 돌아가는 길에 성민 씨는 지난 며칠을 돌아봤습니다.

'처음에는 엑소좀이 만능 해결책일 줄 알았는데, 실제로는 훨씬 복잡하고 현실적인 문제들이

많았어.'

'하지만 그렇다고 해서 포기할 필요는 없겠어. 올바른 지식을 가지고 현명하게 접근하면 분명 좋은 결과를 얻을 수 있을 것 같아.'

무엇보다 성민 씨는 엑소좀의 진정한 가능성에 대해 생각했습니다.

'지금은 화장품으로밖에 사용할 수 없지만, 미래에는 정말 놀라운 치료법이 될 거야. 그런 미래를 생각하면 지금의 작은 시도들도 의미가 있어.'

3) 새로운 궁금증

성민 씨는 다음 방문에 대한 기대감으로 가득했습니다.

'다음에는 엑소좀이 진짜 의료 현장에서 어떻게 사용되는지 알아봐야겠어. 특히 뇌 질환 치료에서 엑소좀이 어떤 혁신을 보여 주는지 정말 궁금해.'

'할머니 치매에도 도움이 될 수 있을지….'

성민 씨는 엑소좀의 화장품 응용을 넘어서 진정한 의학적 가능성에 대한 호기심으로 가득 찼습니다.

13장

엑소좀의 질병 치료 응용과 뇌 전달 전략

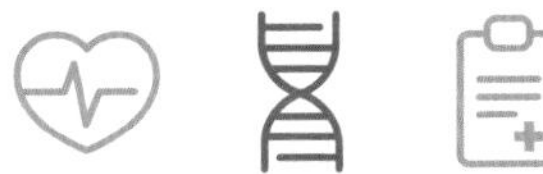

1. 할머니를 위한 간절한 마음

1) 예상치 못한 슬픈 소식

12장에서 엑소좀 화장품의 복잡한 현실을 이해하게 된 성민 씨에게 일주일 후 갑작스러운 소식이 날아들었습니다.

"성민아, 할머니가 많이 안 좋아지셨어."

어머니의 떨리는 목소리에 성민 씨는 급히 고향으로 향했습니다. 기차 안에서도 불안한 마음을 감출 수 없었어요.

75세 이순자 할머니는 성민 씨에게 특별한 존재였습니다. 어린 시절 부모님이 바쁘실 때 성민 씨를 키워 주신 분이었거든요. 할머니의 따뜻한 품에서 자란 추억들이 스쳐 지나갔어요.

하지만 할머니는 성민 씨를 알아보지 못했습니다.

"어머, 이 청년이 누구야? 우리 집에 왜 왔지?"

성민 씨의 가슴이 무너져 내렸습니다. 6개월 전만 해도 "우리 성민이 언제 왔니?" 하며 반가워하시며 맛있는 것들을 챙겨 주시던 분이었는데…

"할머니, 저 성민이에요. 손자 성민이요."

"성민이? 성민이가 누구야? 나 그런 사람 몰라."

할머니는 진심으로 모르는 표정이었습니다. 성민 씨는 눈물이 날 것 같았어요.

2) 받아들이기 어려운 진단

다음 날, 가족들과 함께 찾은 대학병원에서 들은 진단은 예상했지만 충격적이었습니다.

"중등도 알츠하이머 치매로 진단됩니다. 이미 상당히 진행된 상태네요."

신경과 교수님은 뇌 MRI 영상을 보여 주며 차분히 설명했습니다.

"여기 보시면 해마와 측두엽 부위에 위축이 심하고, 아밀로이드 플라크도 광범위하게 퍼져 있습니다. 현재로서는 진행을 늦추는 약물 치료가 전부입니다."

성민 씨는 절망감에 빠졌습니다.

"그럼… 다시 좋아질 가능성은 없나요?"

교수님은 안타까운 표정을 지었습니다.

"현재 의학으로는 치매를 완치하는 방법이 없습니다. 다만 진행 속도를 늦추는 것이 최선이에요."

병원을 나서며 성민 씨는 깊은 좌절감에 빠졌습니다. 지난 몇 개월 동안 줄기세포와 엑소좀의 놀라운 가능성을 배웠는데, 정작 가장 소중한 할머니에게는 도움이 될 수 없는 걸까요?

특히 11장에서 들었던 김엑소좀 박사의 말이 계속 머릿속을 맴돌았습니다.

"엑소좀은 혈뇌장벽을 통과할 수 있어서 뇌 치료에 혁신적이에요."

성민 씨는 결심했습니다. 원더셀의원에 가서 할머니를 위한 가능성을 찾아보기로.

3) 뇌라는 철벽을 뚫는 새로운 희망

(1) 간절한 마음으로 찾아간 상담

이틀 후, 성민 씨는 원더셀의원을 급히 찾았습니다. 평소와 달리 표정이 어두웠어요.

"박사님들, 혹시… 혹시라도 할머니를 도울 방법이 있을까요?"

윤미래 박사와 김엑소좀 박사에게 할머니 상황을 자세히 설명하며 간절히 물었습니다.

윤미래 박사는 성민 씨의 절실한 마음을 읽었습니다.

"성민 씨, 할머니를 걱정하는 마음 충분히 이해해요. 오늘은 뇌 질환 치료에서 엑소좀이 왜 주목받는지, 그리고 현재 어디까지 왔는지 솔직하게 말씀드릴게요."

김엑소좀 박사도 진지한 표정으로 덧붙였습니다.

"먼저 현실적인 부분부터 말씀드리는 게 좋겠어요. 성민 씨가 너무 큰 기대를 갖지 않도록요."

(2) 뇌를 지키는 철벽의 비밀

윤미래 박사가 뇌 모형을 꺼내며 설명을 시작했습니다.

"먼저 왜 뇌 치료가 이렇게 어려운지부터 이해해야 해요."

"뇌는 우리 몸에서 가장 중요한 기관이라서 특별한 보안 시스템이 있거든요. 바로 '혈뇌장벽'이라는 거예요."

성민 씨는 궁금해했습니다.

"혈뇌장벽이요?"

"VIP만 출입할 수 있는 고급 클럽 같은 거죠. 혈액에서 뇌로 들어가려면 아주 까다로운 검문을 통과해야 해요."

김엑소좀 박사가 구체적인 예를 들어 설명했습니다.

"예를 들어, 항암제를 정맥 주사로 넣으면 온몸에 퍼지지만 뇌에는 거의 도달하지 못해요. 그래서 뇌종양 치료가 특히 어려운 거죠."

박사는 실제 데이터를 보여 주었습니다.

"할머니가 복용하는 치매약도 마찬가지예요. 도네페질 같은 약물도 뇌에 실제로 도달하는 양은 투여량의 1-2%에 불과해요. 98% 이상이 혈뇌장벽에서 차단당하거든요."

성민 씨는 놀랐습니다.

"그럼 할머니가 드시는 약이 거의 소용없다는 말씀이세요?"

"완전히 소용없지는 않지만, 효과가 제한적인 게 사실이에요. 그래서 치매 치료가 이렇게 어려운 거예요."

윤미래 박사가 더 자세히 설명했습니다.

"혈뇌장벽은 뇌혈관의 내피세포들이 아주 촘촘하게 연결되어 있는 구조예요."

"일반적인 혈관은 세포 사이에 틈이 있어서 물질들이 자유롭게 드나들 수 있어요. 하지만 뇌혈관은 세포들이 마치 벽돌을 쌓듯이 빈틈없이 연결되어 있어요."

성민 씨는 상상해 봤습니다.

"그럼 뇌는 완전히 격리된 섬 같은 거네요?"

"맞아요! 그래서 뇌에 필요한 영양소들은 특별한 운반체를 통해서만 들어갈 수 있어요. 포도당, 아미노산 같은 필수 영양소들은 전용 통로가 있지만, 대부분의 약물은 통과할 수 없어요."

김엑소좀 박사가 흥미로운 사실을 추가했습니다.

"그런데 신기한 건, 알츠하이머병이 진행되면서 혈뇌장벽이 손상되기도 해요. 역설적으로 이때가 약물이 조금 더 들어갈 수 있는 시기이기도 하죠."

(4) 줄기세포 치료의 한계를 극복하는 엑소좀

"그럼 엑소좀은 어떻게 들어갈 수 있는 건가요?"

성민 씨가 핵심을 물었습니다.

윤미래 박사가 흥미진진한 연구 영상을 보여 주었습니다.

"이건 형광 표지된 엑소좀이 살아 있는 실험동물의 뇌로 들어가는 모습을 실시간으로 촬영한 거예요."

화면에는 작은 형광 점들이 혈관을 따라 움직이다가 뇌 조직 안으로 들어가는 모습이 보였습니다.

"와! 정말 들어가네요!"

"엑소좀은 마치 'VIP 출입증'을 가진 것처럼 혈뇌장벽을 통과할 수 있어요. 일반 약물은 1% 미만만 뇌에 도달하지만, 엑소좀은 일반 약물보다 현저히 높은 통과율을 보여요."

김엑소좀 박사가 메커니즘을 설명했습니다.

"엑소좀 표면에 있는 특별한 단백질들이 뇌혈관의 수용체와 결합하거나, 혈관 내피세포와 직접 융합하기 때문이에요."

(5) 엑소좀이 뇌에 도달하는 3가지 방법

윤미래 박사가 구체적인 메커니즘을 설명했습니다.

① 첫 번째: 수용체 매개 수송

"엑소좀 표면의 특정 단백질이 뇌혈관 수용체와 마치 열쇠와 자물쇠처럼 결합해요. 그러면 혈관 세포가 엑소좀을 '안전한 물질'로 인식하고 안으로 들여보내는 거죠."

② 두 번째: 직접 융합

"엑소좀의 지질막이 혈관 내피세포의 막과 직접 융합하기도 해요. 마치 비눗방울이 합쳐지는 것처럼요."

③ 세 번째: 세포 간 틈새 통과

"아주 작은 크기(30-150나노미터) 때문에 혈관 세포 사이의 미세한 틈으로 스며들 수도 있어요."

성민 씨는 감탄했습니다.

"그럼 엑소좀은 뇌에 약물을 전달하는 완벽한 택배 시스템이네요!"

"바로 그거예요! 그래서 전 세계 연구자들이 엑소좀을 '뇌 전달의 게임 체인저'라고 부르는 거죠."

> **🔍 엑소좀이 뇌에 들어갈 수 있는 이유**
>
> - 표면 단백질: 혈뇌장벽의 '열쇠' 역할
> - 자연적 융합: 혈관 내피세포와 자연스럽게 융합
> - 나노 크기: 세포막 통과 용이
> - 생체 친화성: 뇌가 원래 받아들이는 자연적 메신저

2. 현재 엑소좀 뇌 치료의 현실

1) 전 세계 연구 동향과 한계

성민 씨가 현실적인 질문을 했습니다.

"그럼 지금 할머니도 엑소좀 치료를 받을 수 있나요?"

윤미래 박사가 조심스럽게 답했습니다.

"2024년 상반기 기준으로 전 세계적으로 뇌 질환 관련 엑소좀 임상 시험이 약 15개 정도 진행되고 있어요. 하지만 대부분이 1-2상 초기 단계라서 안전성을 확인하는 수준이에요."

김엑소좀 박사가 구체적인 현황을 설명했습니다.

"알츠하이머 관련해서는 미국에서 3개, 중국에서 2개, 유럽에서 1개 정도의 임상 시험이 진행 중이에요. 하지만 대부분 20-50명의 소규모 연구죠."

성민 씨는 생각보다 적은 숫자에 실망했습니다.

"생각보다 적네요… 왜 이렇게 적은 건가요?"

"뇌 치료는 정말 신중해야 해요. 한번 잘못되면 돌이킬 수 없거든요. 그래서 FDA나 각국 규제 기관들이 매우 까다로운 승인 과정을 거치도록 하고 있어요."

2) 동물 실험의 가능성과 한계

김엑소좀 박사가 희망적인 소식부터 전했습니다.

"동물 실험에서는 긍정적인 결과들이 나오고 있어요!"

"알츠하이머를 유발한 실험동물들에서 줄기세포 엑소좀 치료 후 기억력 개선이 관찰되었어요. 뇌 조직 검사에서도 베타 아밀로이드 플라크 감소와 염증 반응 완화가 확인되었고요."

윤미래 박사가 더 자세한 결과를 설명했습니다.

"특히 주목할 만한 점은 새로운 신경세포와 시냅스 생성이 관찰되었다는 거예요. 이는 뇌의 재생 가능성을 시사하는 중요한 발견이에요."

성민 씨는 희망을 느꼈습니다.

"정말 효과가 있는 거네요! 그럼 사람에게도 똑같이 적용될 수 있지 않을까요?"

하지만 김엑소좀 박사가 신중하게 현실을 설명했습니다.

"동물 실험과 인간 임상은 완전히 다른 세계예요. 실험동물은 유전적으로 동일하고 환경도 통제되지만, 사람은 각자 다른 유전자, 생활 습관, 동반 질환을 가지고 있어요."

"그래서 동물 실험에서 좋은 결과가 나와도 인간에게 그대로 적용되기까지는 많은 단계를 거쳐야 해요."

3) 인간 임상 시험의 초기 결과들

윤미래 박사가 현실적인 데이터를 공유했습니다.

"안타깝게도 사람을 대상으로 한 연구 결과는 아직 많지 않아요. 현재까지 발표된 소규모 연구들을 종합해 보면…."

(1) 해외 초기 임상 시험 결과들

"소규모 연구들에서 경도 인지장애 환자의 일부에서 인지기능 점수의 미미한 개선이 보고되고 있어요. 하지만 연구마다 결과가 다르고, 참여자 수도 20-50명 수준으로 제한적이에요."

성민 씨는 조금 실망했습니다.

"그럼 아직은 확실한 효과를 말하기 어려운 단계네요?"

"맞아요, 일상생활에서 크게 체감할 만한 변화는 아직 어려워요. 하지만 치매에서는 의미가 커요. 일반적으로 치매는 1년에 2-4점씩 악화되거든요."

김엑소좀 박사가 덧붙였습니다.

"그러니까 진행을 멈추거나 늦추는 정도로도 큰 의미가 있다는 거죠. 하지만 성민 씨가 기대하는 극적인 회복은 현재로서는 어려워요."

(2) 연구 참여자들의 일반적 경험

윤미래 박사가 임상 시험 참여자들의 일반적인 경험을 설명했습니다.

"임상 시험에 참여한 가족들의 증언을 종합해 보면, '조금 더 대화가 자연스러워진 것 같다',
'이름을 부르면 좀 더 잘 반응하는 것 같다' 정도의 미세한 변화를 보고하는 경우가 있어요."

"하지만 요리를 다시 할 수 있게 되거나, 길을 잃지 않게 되는 것 같은 극적인 변화는 거의 보
고되지 않았어요."

성민 씨는 현실을 받아들였습니다.

"그럼 지금으로서는 완전한 치료보다는 진행을 늦추는 정도인 거네요."

"맞아요, 현재로서는 '희망적'이지만 '혁신적'이라고 하기에는 아직 부족해요."

> **🔍 현재 엑소좀 뇌 치료 연구의 현실**
>
> – 동물 실험: 다양한 긍정적 결과 보고, 하지만 인간 적용과는 차이
>
> – 인간 임상: 소규모 연구에서 일부 개선 사례 보고
>
> – 현재 상황: 안전성 확인 단계, 대규모 임상 시험 필요
>
> – 한계: 극적인 회복보다는 증상 완화 수준
>
> – 의미: 새로운 치료 가능성 제시, 추가 연구 필요

3. 할머니를 위한 현실적 선택

1) 임상 시험 참여의 높은 현실적 벽

성민 씨가 구체적으로 물었습니다.

"그럼 할머니도 엑소좀 치료 임상 시험에 참여할 수 있을까요?"

윤미래 박사는 안타까운 표정을 지었습니다.

"아쉽게도 현재 국내에서는 엑소좀을 이용한 뇌 질환 치료 임상 시험이 진행되고 있지 않아요."

김엑소좀 박사가 현실을 설명했습니다.

"해외에서 진행 중인 소규모 연구들도 참여 조건이 매우 까다롭고, 무엇보다 아직 연구 단계
라서 확실한 효과를 보장하기 어려운 상황이에요."

성민 씨는 여러 정보를 찾아봤지만 현실의 벽은 높았습니다.

"현재 진행 중인 엑소좀 뇌 질환 임상 시험은 매우 제한적이고, 대부분이 초기 연구 단계라서 당장 치료 옵션으로 고려하기는 어려운 상황이에요."

2) 할머니의 현실적 상태

성민 씨는 할머니의 현재 상태를 다시 돌아봤습니다.

(1) 할머니의 일상

"할머니는 이제 간단한 일상생활도 혼자서 하기 어려워졌어요. 옷 입기, 식사하기, 화장실 가기 등 기본적인 것들도 도움이 필요해요."

"가장 안타까운 건 가족들을 점점 더 알아보지 못한다는 거예요. 저뿐만 아니라 아버지, 어머니도 이제 낯선 사람 취급을 받을 때가 많아요."

"밤에는 더 심해져서 '집에 가야 한다'며 나가려고 하시거나, 돌아가신 시어머니를 찾으시기도 해요."

윤미래 박사가 공감했습니다.

"정말 가족들이 힘드실 것 같아요. 치매는 환자뿐만 아니라 가족 모두에게 고통을 주는 질병이에요."

(2) 성민 씨의 현실적 결정

성민 씨는 가족들과 긴 상의를 거쳐 현실적인 결정을 내렸습니다.

"엑소좀 치료를 당장 받기는 어렵지만, 할머니를 위해 지금 할 수 있는 최선을 다하자."

(3) 할머니를 위한 현실적 계획

"첫째, 정기적인 신경과 진료를 받으면서 현재 사용 가능한 치료법을 최대한 활용하기로 했어요."

"둘째, 할머니와 함께하는 시간을 늘리기로 했어요. 비록 저를 알아보지 못하시더라도, 가족의 따뜻한 존재감이 도움이 될 수 있을 것 같아요."

"셋째, 할머니가 좋아하셨던 음악을 들려드리고, 옛날 사진들을 보여 드리면서 추억을 자극해 보기로 했어요."

"넷째, 엑소좀 치료 연구 동향을 계속 지켜보면서, 언젠가 기회가 되면 참여할 수 있도록 준비 하기로 했어요."

김엑소좀 박사가 격려했습니다.

"정말 현명한 결정이에요. 지금 당장은 특별한 치료법이 없더라도, 가족의 사랑과 관심이 할 머니에게는 가장 좋은 약일 수도 있어요."

4. 다른 뇌 질환에서의 엑소좀 연구

1) 뇌졸중과 파킨슨병 연구의 가능성

성민 씨가 궁금해했습니다.

"알츠하이머 말고 다른 뇌 질환은 어떤가요?"

윤미래 박사가 다른 분야의 연구 동향을 소개했습니다.

"뇌졸중이나 파킨슨병 분야에서도 엑소좀 연구가 진행되고 있어요. 아직 초기 단계이지만 흥 미로운 가능성을 보여 주고 있어요."

2) 뇌졸중 엑소좀 연구

"뇌졸중은 혈뇌장벽이 손상되는 질병이라서, 오히려 엑소좀이 뇌에 도달하기 더 쉬울 수 있어요."

김엑소좀 박사가 메커니즘을 설명했습니다.

"뇌졸중 후에는 뇌 조직의 염증 반응이 심해지는데, 줄기세포 엑소좀의 항염증 효과가 도움이 될 수 있어요. 그리고 손상된 신경세포의 재생을 촉진할 수도 있고요."

"해외에서 진행된 소규모 연구들에서는 일부 환자들의 운동 기능 개선이 보고되기도 했어요.

하지만 아직 대규모 임상 시험은 없는 상황이에요."

3) 파킨슨병 연구의 초기 결과

"파킨슨병에서도 엑소좀이 뇌의 도파민 신경세포를 보호하고 재생하는 데 도움이 될 수 있다는 연구들이 있어요."

윤미래 박사가 신중하게 설명했습니다.

"동물 실험에서는 긍정적인 결과들이 나오고 있지만, 인간 대상 연구는 아직 매우 제한적이에요. 안전성 확인이 우선이라서 소규모 연구 위주로 진행되고 있어요."

5. 우울증과 정신 질환 연구의 새로운 시도

김엑소좀 박사가 새로운 연구 분야를 소개했습니다.

"최근에는 우울증이나 불안장애에 대한 엑소좀 연구도 시작되고 있어요."

"뇌의 신경 전달물질 불균형을 조절하는 엑소좀을 개발해서, 기존 항우울제의 한계를 극복하려는 시도들이 있어요."

성민 씨가 관심을 보였습니다.

"정신 질환도 엑소좀으로 치료할 수 있나요?"

"아직 매우 초기 단계의 연구예요. 하지만 부작용이 적으면서도 효과적인 새로운 치료법이 될 가능성은 있어요."

1) 현실적 한계와 기대

성민 씨는 이런 다양한 연구들에 희망을 느꼈지만, 동시에 한계도 느꼈습니다.

"효과가 있긴 하지만… 아직은 연구 단계네요."

윤미래 박사가 현실적으로 정리했습니다.

"그게 현실이에요. 현재로서는 '가능성을 확인하는' 단계예요. 완전한 치료보다는 증상 개선과 진행 억제에 초점을 맞추고 있어요."

김엑소좀 박사가 덧붙였습니다.

"하지만 이런 연구들이 축적되면서 점점 더 구체적인 치료법이 나올 거예요. 환자와 가족들에게는 분명히 의미 있는 변화가 될 수 있을 거고요."

다양한 뇌 질환에서의 엑소좀 연구 현황

- 뇌졸중: 항염증 효과와 신경 재생 가능성 연구 중
- 파킨슨병: 도파민 신경세포 보호 효과 동물 실험에서 확인
- 우울증/불안장애: 초기 연구 단계, 부작용 적은 치료법 기대
- 공통점: 아직 연구 단계, 가능성 확인 수준

6. 엑소좀 뇌 치료의 미래 전망

1) 5년 후, 10년 후의 희망적 변화

성민 씨가 미래에 대해 물었습니다.

"그럼 앞으로는 어떻게 될까요? 할머니 같은 분들에게도 도움이 될 수 있을까요?"

윤미래 박사는 신중하면서도 희망적인 미래를 그려 보았습니다.

"현재의 임상 시험 진행 속도와 규제 승인 절차를 고려할 때, 10년 후쯤에는 상황이 많이 달라질 거예요."

2) 전문가들이 예상하는 미래 변화들

김엑소좀 박사가 구체적인 전망을 제시했습니다.

"첫째, 조기 진단 기술이 혁신적으로 발달할 거예요. 혈액 검사만으로도 알츠하이머 위험을 20년 전에 예측할 수 있게 될 거고요."

"둘째, 엑소좀 생산 기술이 대량화되면서 치료 접근성이 크게 개선될 거예요. 현재보다 비용이 70-80% 절감될 것으로 예상해요."

"셋째, 개인 맞춤형 엑소좀 치료가 가능해질 거예요. 환자의 유전자형, 질병 단계, 개인적 특성에 따라 최적화된 엑소좀을 설계할 수 있게 되죠."

윤미래 박사가 더 흥미로운 전망을 제시했습니다.

"넷째, 다중 엑소좀 치료법이 개발될 거예요. 여러 종류의 엑소좀을 조합해서 더 강력한 치료 효과를 낼 수 있을 거예요."

3) 실현 가능한 타임라인

김엑소좀 박사가 현실적인 시간표를 제시했습니다.

"국제 의학계의 전망을 종합해 보면, 현재의 연구 속도를 고려했을 때 이런 타임라인을 예상할 수 있어요."

- 2027년경: "첫 번째 엑소좀 뇌 치료제가 승인될 가능성이 높아요. 아마도 급성 뇌졸중이나 외상성 뇌손상 분야에서 먼저 나올 것 같아요."
- 2030년경: "조기 진단과 예방적 치료가 상용화될 거예요. 알츠하이머 고위험군을 미리 찾아내고, 증상이 나타나기 전부터 치료를 시작할 수 있게 될 거고요."
- 2035년경: "개인 맞춤형 엑소좀 치료가 일반화될 거예요. 환자 개인의 특성에 맞춘 정밀 치료가 가능해질 거고요."

성민 씨는 현실적인 기대감을 가졌습니다.

"그럼 제가 할머니 나이가 될 때쯤에는 치매 걱정을 덜 해도 되겠네요?"

"바로 그거예요! 성민 씨 세대는 분명히 더 나은 치료 환경을 만날 수 있을 거예요."

7. 기술적 혁신의 방향들

김엑소좀 박사가 구체적인 기술 발전 방향을 설명했습니다.

1) 표적 지향성 강화 기술

"엑소좀 표면에 특정 뇌 부위만 찾아가는 '내비게이션 시스템'을 탑재하는 거예요. 예를 들어, 해마만 찾아가는 엑소좀, 전두엽만 찾아가는 엑소좀을 만들 수 있게 될 거예요."

2) 지속 방출 시스템

"한 번 투여로 몇 주간 지속적으로 치료 효과를 발휘하는 엑소좀을 개발하고 있어요. 마치 서방정처럼 말이죠."

3) 복합 치료 전략

"엑소좀에 여러 치료 인자를 동시에 탑재해서 시너지 효과를 내는 거죠. 항염증 + 신경보호 + 신경재생을 한 번에 할 수 있게 될 거예요."

4) 현실적 기대치와 한계

김엑소좀 박사가 현실적인 관점을 제시했습니다.

"하지만 완전한 치료는 여전히 어려울 수 있어요. 뇌는 너무 복잡한 기관이라서요."

"대신 할머니처럼 심각하게 악화되는 것은 막을 수 있을 거예요. 그리고 초기 단계에서 발견하면 정상적인 생활을 훨씬 오래 유지할 수 있게 될 거고요."

성민 씨는 현실적이면서도 희망적인 미래에 만족했습니다.

"그것만으로도 충분해요. 가족들이 서로를 조금 더 오래 기억할 수 있다면…."

윤미래 박사가 위로했습니다.

"할머니 세대는 아쉽지만, 성민 씨 세대는 분명히 혜택을 받을 수 있을 거예요. 그리고 성민 씨가 할머니를 돌보는 경험도 미래 치료법 개발에 간접적으로 도움이 될 거예요."

8. 엑소좀이 다른 장기 질환에 주는 희망

윤미래 박사가 뇌 질환을 넘어선 더 큰 그림을 제시했습니다.

"뇌 질환 외에도 엑소좀은 다른 여러 장기 질환 치료에도 큰 가능성을 보이며 연구가 활발히 진행되고 있어요."

김엑소좀 박사가 간략히 설명했습니다.

"당뇨병 분야에서는 이미 143개의 줄기세포 치료 임상 시험이 진행 중이고, 관절염에서는 238개의 MSC 치료 임상 시험이 등록되어 있어요. 실제로 효과를 본 사례들도 보고되고 있고요."

"심장 질환이나 간 질환은 뇌와 달리 혈뇌장벽이 없어서 상대적으로 접근이 용이해요. 이런 연구들의 성과가 뇌 질환 엑소좀 치료의 발전에도 긍정적인 영향을 미칠 것으로 기대됩니다."

성민 씨는 더 넓은 희망을 느꼈습니다.

"그럼 아버지 당뇨와 어머니 관절염에도 도움이 될 수 있겠네요?"

"바로 그거예요! 다음에 기회가 되면 다른 장기 질환에서의 엑소좀 치료에 대해서도 자세히 알아보도록 해요."

> **Q 엑소좀 뇌 치료의 미래 로드맵**
>
> – 2027년경: 첫 번째 엑소좀 뇌 치료제 승인 예상
>
> – 2030년경: 조기 진단 + 예방적 치료 상용화
>
> – 2035년경: 개인 맞춤형 엑소좀 치료 일반화
>
> – 목표: 완치보다는 예방 + 진행 억제 + 삶의 질 개선
>
> – 확장성: 다른 장기 질환 연구와의 시너지 효과 기대

9. 오늘의 깊은 깨달음

1) 과학과 현실, 그리고 사랑 사이에서

윈터셀의원을 나서며 성민 씨는 복잡하지만 성숙한 감정을 정리했습니다.

"오늘 정말 많은 걸 배웠어요. 엑소좀이 뇌 치료에 혁신적이지만, 아직은 할머니에게 당장 도움이 되기는 어렵다는 것도 알겠고요."

윤미래 박사가 따뜻하게 말했습니다.

"과학은 때로 우리가 원하는 속도보다 느릴 수 있어요. 하지만 포기하지 않고 연구하는 사람들이 있어서 희망은 계속 자라나고 있어요."

김엑소좀 박사도 깊이 있게 격려했습니다.

"그리고 성민 씨의 할머니를 향한 사랑도 분명히 의미가 있을 거예요. 과학적 치료와 가족의 사랑이 함께할 때 더 큰 힘이 생기거든요."

"실제로 많은 연구에서 가족의 관심과 사랑이 치매 환자의 삶의 질을 크게 개선한다고 보고하고 있어요."

2) 성민 씨의 성숙한 결심

성민 씨는 마음을 다잡으며 말했습니다.

"네, 할머니와 함께하는 시간을 더욱 소중히 하면서, 동시에 미래의 가능성도 계속 지켜볼게요."

"그리고 아버지 당뇨와 어머니 관절염에 대해서도 더 알아보고 싶어요. 혹시 지금도 도움이 될 수 있는 치료법이 있을지 모르니까요."

윤미래 박사가 성민 씨의 성숙한 태도에 감동했습니다.

"정말 현명한 생각이에요. 과학의 발전을 기다리면서도, 지금 할 수 있는 최선을 다하는 거죠."

김엑소좀 박사가 마지막으로 희망적인 메시지를 전했습니다.

"성민 씨가 할머니를 돌보는 경험과 우리가 함께 나누는 이런 대화들도 모두 의미가 있어요. 언젠가는 더 많은 사람이 희망을 가질 수 있는 치료법이 나올 거예요."

줄기세포와 함께 쓰면 좋은 보조 요법들

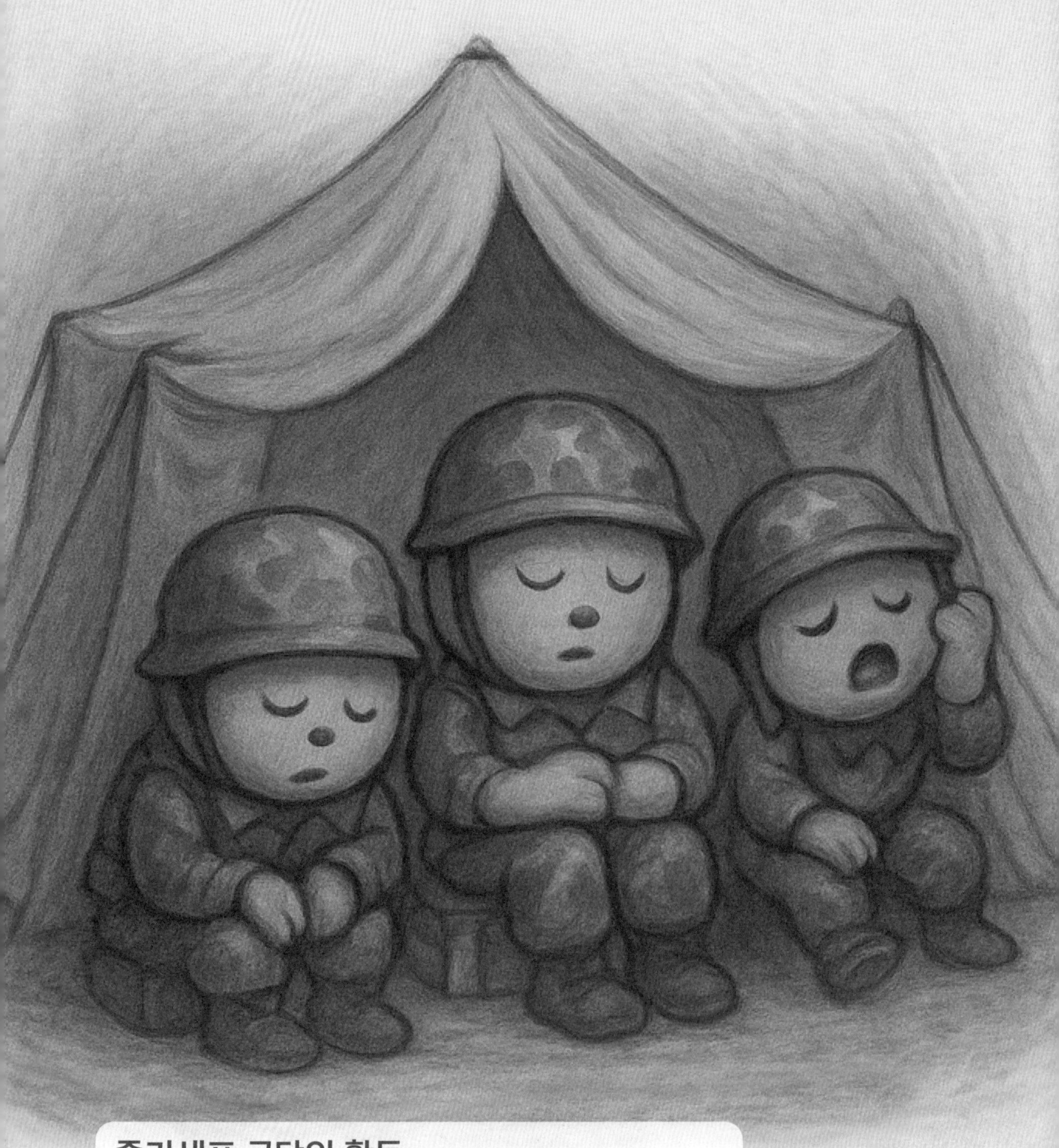

줄기세포 군단의 활동

(왼쪽)저산소 모드: 미분화 상태 유지, 에너지 절약

(오른쪽)고산소 모드: 활성화, 증식, 치유 모드 전환

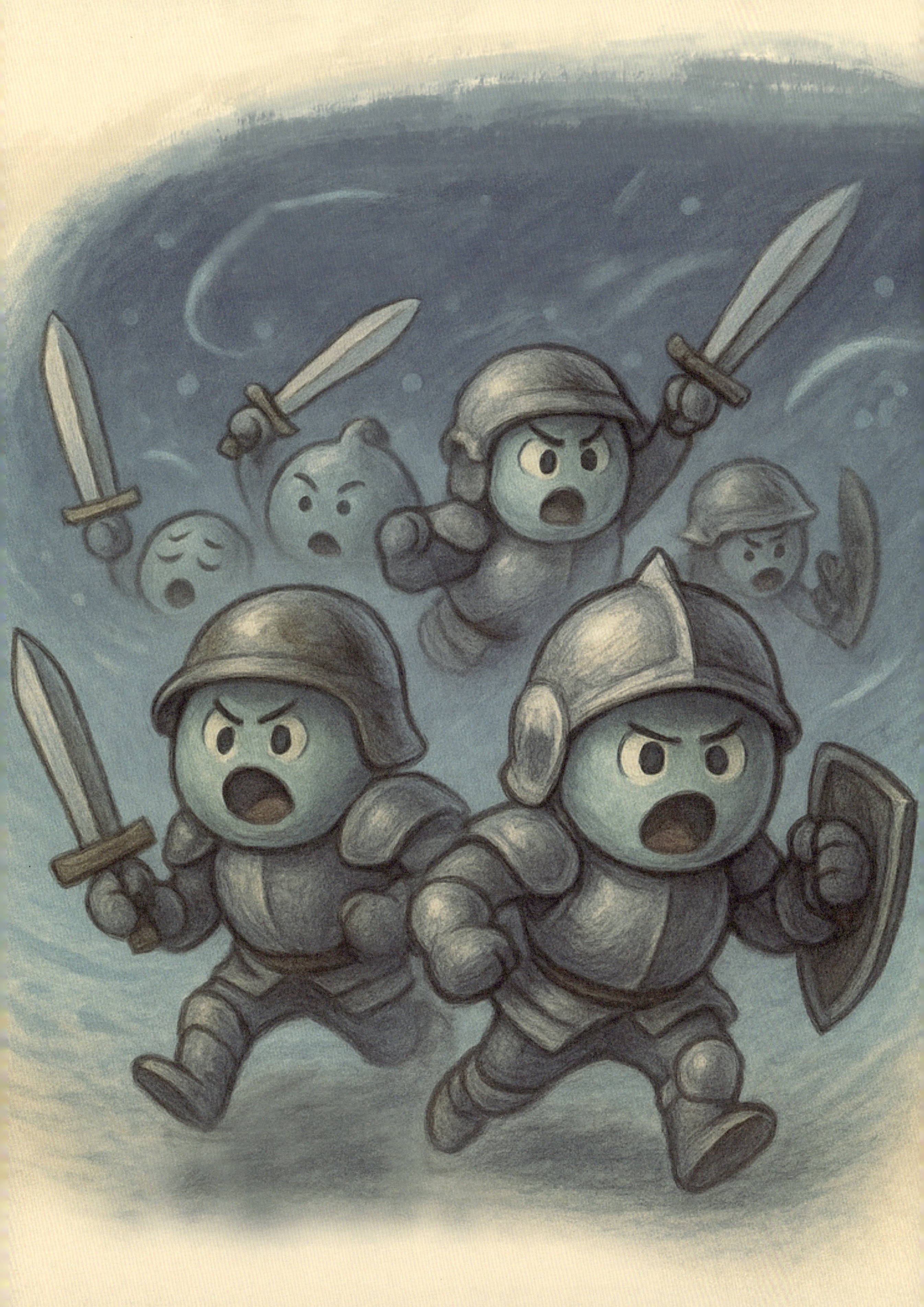

14장

고압산소 치료(HBOT):
줄기세포 생존력 강화

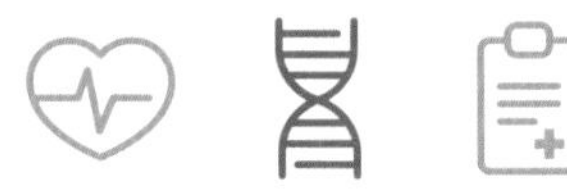

1. 성민 씨 삼촌의 작은 상처가 불러온 큰 위기

성민 씨가 13장에서 엑소좀의 놀라운 가능성에 감탄하고 집에 돌아간 지 불과 일주일 후, 예상치 못한 전화가 걸려 왔습니다.

"성민아, 삼촌 발가락이 이상해. 빨리 병원에 와 봐."

아버지의 불안한 목소리에 성민 씨는 급히 병원으로 향했습니다. 응급실에는 삼촌 김회복 씨(68세, 당뇨병 15년)가 휠체어에 앉아 고통스러워하고 계셨어요.

"삼촌, 어떻게 된 거예요?"

"2주 전에 발톱 깎다가 살짝 벤 건데… 계속 아물지 않더라."

성민 씨가 삼촌 발가락을 보는 순간 깜짝 놀랐습니다. 엄지발가락 옆에 2cm 정도의 상처가 있었는데, 가장자리가 검게 변해 있었고 냄새도 났어요.

응급실 의사의 진단은 충격적이었습니다. "당뇨병성 족부궤양입니다. 감염이 더 퍼지면… 절단을 고려해야 할 수도 있어요."

그날 밤, 성민 씨는 잠을 이루지 못하고 검색해 봤습니다. 당뇨 환자의 25%가 평생 한 번 이상 족부궤양을 경험하고, 이 중 15-20%는 절단에 이른다는 무서운 통계가 나왔어요.

"이런… 삼촌이 이런 위험에 처하다니….."

그러다 성민 씨는 지난 몇 달 동안 배운 줄기세포 치료가 떠올랐습니다.

2. 바닷속 30미터 깊이의 치유력을 발견하다

다음 날 새벽, 성민 씨는 원더셀의원을 찾았습니다.

"박사님, 급한 일이 생겼어요. 삼촌이 당뇨 족부궤양으로…."

윤미래 박사는 성민 씨의 절망적인 표정을 보더니 즉시 상황을 파악했습니다.

"성민 씨, 최근에 획기적인 치료법이 개발되고 있어요. 줄기세포 치료에 고압산소 치료를 결합하는 방법이에요. 단독으로 할 때보다 치유율이 2배 가까이 높아진다는 연구 결과가 나왔어요."

"고압산소 치료요?"

윤미래 박사가 연구실 한쪽에 있는 특별한 장비를 가리켰습니다. 마치 우주선 같기도 하고 잠수함 같기도 한 둥근 챔버였어요.

"이게 고압산소 치료기예요. 원래는 잠수병 치료용으로 개발됐는데, 우연히 상처 치유에도 놀라운 효과가 있다는 걸 발견한 거죠."

그때 챔버 옆에서 작업하던 연구원이 다가왔습니다.

"안녕하세요, 저는 이산소 박사예요. 고압산소 치료를 전문으로 연구하고 있어요."

이산소 박사가 챔버 문을 열어 보여 주었습니다.

"이 안에 들어가면 수심 30미터 바다 밑과 같은 압력을 경험하게 돼요. 그런데 물 대신 100% 순수한 산소로 가득 채우는 거죠."

성민 씨는 상상해 봤습니다.

"그럼 물고기가 된 기분일까요?"

"비슷해요! 하지만 물고기보다 훨씬 많은 산소를 마실 수 있죠. 평소의 15배 정도요."

이산소 박사가 3D 모니터를 켜며 성민 씨에게 현실을 보여 주었습니다.

"성민 씨 삼촌 발가락에서 지금 무슨 일이 일어나고 있는지 봅시다."

화면에는 혈관들이 빨간색으로 표시되어 있었는데, 발가락 끝으로 갈수록 점점 가늘어지고 막힌 부분들이 보였습니다.

"15년간의 당뇨병으로 삼촌의 말초혈관들이 이렇게 좁아져 버렸어요. 특히 상처 부위는 산소 공급이 평소의 30%도 안 돼요."

이산소 박사가 현미경 영상을 보여 주었습니다.

"이건 산소 농도에 따른 줄기세포 반응을 관찰한 실험이에요."

첫 번째 화면에서는 줄기세포들이 조용히 있으면서도 활력 있어 보였습니다.

"이건 자연 상태의 저산소 환경(1-5% 산소)이에요. 줄기세포들이 원래 살던 '니치(niche)'와 같은 환경이죠."

두 번째 화면으로 바뀌자 놀라운 장면이 펼쳐졌습니다. 줄기세포들이 갑자기 활발하게 움직이기 시작했어요.

"이건 고압산소 환경에 노출시킨 직후예요. 줄기세포들이 '잠에서 깨어나는' 모습이죠."

세 번째 화면은 더욱 충격적이었습니다. 세포들이 빠르게 분열하고 증식하고 있었어요.

"고압산소 치료 48시간 후예요. 줄기세포 수가 2배 이상 증가했고, 활성도도 크게 높아졌어요."

윤미래 박사가 설명을 이어받았습니다.

"성민 씨, 줄기세포는 마치 이중생활을 해요. 평상시에는 '잠자는 예비군' 상태로 있다가, 필요할 때는 '활동하는 전투부대'로 변신하거든요."

◎ **줄기세포의 두 가지 모드:**

- **저산소 모드 – '예비군 상태':**
  - 골수, 뇌, 지방조직의 자연 서식지(1-5% 산소)
  - 미분화 상태 유지로 '줄기세포성' 보존

- 휴면 상태로 에너지 절약

- 고산소 모드 – '전투부대 상태':

  - 골수에서 혈액으로 대량 동원

  - 급속 증식과 활성화

  - 상처 치유 모드로 전환

"즉, 줄기세포는 '저산소에서 잠자고, 고산소에서 깨어난다'고 이해하시면 돼요."

4. 67세 김희복 할아버지의 기적적 회복

이산소 박사가 실제 치료 사례를 들려주었습니다.

"3개월 전에 67세 김희복 할아버지가 오셨어요. 삼촌과 비슷한 상황이었죠."

할아버지는 왼발 새끼발가락에 3cm 크기의 궤양이 있었고, 이미 4개월째 낫지 않고 있었다고 했습니다.

"다른 병원에서는 절단을 권유받았대요. 그런데 할아버지가 '마지막으로 한 번만 더 시도해보고 싶다'며 우리를 찾아오신 거예요."

"어떻게 치료하셨나요?"

"할아버지의 첫 고압산소 치료를 제가 직접 지켜봤어요."

이산소 박사의 눈빛이 그때를 회상하며 반짝였습니다.

"치료 전에 발가락 산소 농도를 측정했더니 25mmHg밖에 안 됐어요. 정상의 4분의 1 수준이었죠."

할아버지가 챔버에 들어가자, 30분에 걸쳐 압력을 천천히 올렸습니다.

"압력이 완전히 올라간 후 1시간 동안 100% 산소를 마시게 했어요. 할아버지는 챔버 안에서 '이상하게 머리가 맑아지는 것 같다'고 하시더라고요."

1시간 후 챔버에서 나온 할아버지의 발가락 산소 농도를 다시 측정했을 때, 놀라운 일이 벌어졌습니다.

"150mmHg까지 올라갔어요! 정상보다도 높은 수치였죠."

"할아버지는 매일 1시간씩 고압산소 치료를 받았어요. 그런데 2주 후에 놀라운 변화가 시작됐죠."

이산소 박사가 치료 전후 사진을 보여 주었습니다. 치료 전 사진에서는 상처 가장자리가 검게 변해 있고 크기도 컸습니다. 하지만 2주 후 사진에서는 상처 가장자리에 분홍색 새살이 돋아나기 시작했어요.

"6주 후, 할아버지의 상처는 완전히 아물었습니다. 절단 위기에서 완전히 벗어나신 거죠."

성민 씨는 희망을 느꼈습니다.

"우리 삼촌도 그렇게 될 수 있을까요?"

5. 줄기세포와 고압산소의 완벽한 콤비

윤미래 박사가 설명을 이어받았습니다.

"성민 씨, 김희복 할아버지는 고압산소 치료만 받으셨어요. 하지만 삼촌은 여기에 줄기세포 치료까지 더할 수 있어요."

"최근 연구에서 고압산소 치료와 줄기세포 치료를 결합하면 놀라운 시너지 효과가 난다는 게 밝혀졌어요."

이산소 박사가 연구 데이터를 보여 주었습니다.

"당뇨병성 족부궤양 환자 120명을 대상으로 한 연구예요."

◎ **연구 결과:**

- **표준 치료만**: 치유율 42%

- **줄기세포 치료만**: 치유율 64%

- **고압산소 치료만**: 치유율 71%

- 줄기세포 + 고압산소: 치유율 88%

"88%요? 정말 이렇게 높을 수 있나요?"

"고압산소 치료가 줄기세포들에게 최적의 작업 환경을 만들어 주는 거예요."

◎ **고압산소의 줄기세포 활성화 과정:**

- **1단계 – 줄기세포 '잠 깨우기':**

  - 골수 내 저산소 니치에서 '잠자던' 줄기세포들이 깨어남

  - 단일 고압산소 치료로 CD34+ 줄기세포 2배 증가

  - 20회 치료 후 최대 8배까지 증가

- **2단계 – 줄기세포 '파워 업':**

  - 세포 분열 속도가 2.5배 빨라짐

  - VEGF 같은 혈관 생성 인자 분비가 4배 증가

  - 콜라겐 합성 능력이 3배 향상

- **3단계 – 치유 환경 최적화:**

  - 혈관신생 촉진으로 산소 공급망 구축

  - 항염 효과로 치유 환경 개선

"그럼 고압산소가 줄기세포들을 깨우는 '알람'이면서 동시에 그들이 일할 수 있는 '작업장'을 만들어 주는 거네요?"

"정확해요! 단순히 산소만 공급하는 게 아니라, 줄기세포의 생물학적 스위치를 켜 주는 거죠."

6. 삼촌의 치료 결정과 극적인 변화

가족회의 후, 김회복 삼촌은 치료를 결정했습니다. 치료비는 만만치 않았지만, 절단 위기를 생각하면 시도해 볼 만한 가치가 있었어요.

일주일 후, 삼촌은 원더셀의원에서 첫 고압산소 치료를 받았습니다.

"삼촌, 무서우세요?"

"좀 그렇긴 하다… 이게 정말 도움이 될까?"

이산소 박사가 친절하게 설명했습니다.

"처음에는 귀가 먹먹할 수 있어요. 비행기 이륙할 때처럼요. 침 삼키시거나 하품하시면 돼요."

1시간 후 챔버에서 나온 삼촌은 의외의 반응을 보였습니다.

"이상하게 머리가 맑아진 것 같네. 그리고 발가락 저린 것도 좀 덜한 것 같고…."

2주 후, 첫 번째 줄기세포 주입을 했습니다. 삼촌의 복부에서 채취한 지방에서 3천만 개의 간엽 줄기세포를 분리해서 상처 주변에 주입했어요.

그 후로도 매일 고압산소 치료를 계속했습니다. 3주 차부터 변화가 시작됐어요.

상처 가장자리에 건강한 분홍색 새살이 돋아나기 시작했고, 감염 냄새도 사라졌습니다.

"성민아, 정말 신기하네. 이게 내 발가락이 맞나?"

6주 후, 삼촌의 상처는 거의 완전히 아물었습니다. 담당 의사도 깜짝 놀랐어요.

"이렇게 빨리 나은 당뇨 족부궤양은 처음 봅니다!"

1) 3개월 후, 삼촌의 완전한 변화

삼촌의 치료가 끝난 지 3개월이 지났습니다. 어느 토요일 오후, 성민 씨는 삼촌을 만났어요.

"삼촌, 발 상태 어떠세요?"

삼촌은 환한 미소를 지으며 양말을 벗어 발가락을 보여 주셨습니다. 예전 상처 자리에는 작은 흉터만 남아 있을 뿐, 완전히 건강한 모습이었어요.

"성민아, 이게 다 네 덕분이야. 만약 네가 그 치료법을 알아 오지 않았다면…."

"이제는 산책도 마음 놓고 할 수 있어. 어제는 한강까지 걸어갔다 왔지."

정기 검진차 병원을 찾았을 때, 담당 의사는 삼촌의 회복 상태를 보고 깜짝 놀랐습니다.

"정말 이게 3개월 전 그 발가락이 맞나요? 의학 교과서에 실어도 될 정도의 완벽한 회복이네요."

치료가 끝난 후, 삼촌에게서 예상치 못한 변화들이 나타났습니다.

"성민아, 이상하게 머리가 맑아진 것 같아. 그리고 밤에 잠도 더 잘 오고."

이산소 박사에게 문의해 보니, 이런 현상은 충분히 예상할 수 있는 일이라고 했습니다.

"고압산소 치료는 뇌 혈류량을 20-30% 증가시켜요. 그래서 인지기능 개선과 수면의 질 향상을 경험하는 분들이 많아요."

7. 현실적인 한계와 미래 전망

윤미래 박사가 성민 씨에게 솔직한 이야기를 했습니다.

"성민 씨, 삼촌은 운이 좋았어요. 하지만 모든 환자가 같은 결과를 얻는 건 아니에요."

박사는 최근 6개월간 치료받은 당뇨 족부궤양 환자 20명의 결과를 보여 주었습니다.

◎ **치료 결과**(6개월 추적)**:**

- **완전 치유:** 16명(80%)

- **부분 치유:** 2명(10%)

- **무반응:** 2명(10%)

"80%는 상당히 높은 성공률이지만, 여전히 20%는 만족스럽지 않은 결과를 보여요.""여러 요인이 있어요. 당뇨병 기간, 혈관 상태, 신장 기능, 면역력, 나이 등이 모두 영향을 줘요."

성민 씨는 치료비 부담에 대해서도 솔직한 고민을 털어놓았습니다.

"박사님, 치료비가 많이 부담스럽긴 해요. 모든 사람이 이런 치료를 받기에는…."

윤미래 박사는 미래에 대한 희망적인 전망을 제시했습니다.

"현재 여러 방향으로 비용을 줄이려는 노력이 진행되고 있어요. 5년 후에는 현재 비용의 절반 정도로 치료받을 수 있을 것 같아요."

8. 성민 씨의 깨달음과 새로운 궁금증

삼촌의 치료 과정을 지켜보며 성민 씨는 중요한 깨달음을 얻었습니다.

"하나의 치료법만으로는 한계가 있지만, 여러 치료법을 현명하게 조합하면 놀라운 결과를 낼 수 있구나."

윤미래 박사가 공감했습니다.

"바로 그거예요! 이것이 융합의학의 핵심이에요. 줄기세포, 고압산소, 그리고 앞으로 배울 다른 치료법들까지… 각각의 장점을 살려서 조합하는 거죠."

성민 씨의 호기심은 멈추지 않았습니다.

"박사님, 고압산소 말고도 줄기세포 효과를 높이는 다른 방법들이 있다고 하셨잖아요?"

"네! 다음 15장에서는 정말 흥미로운 치료법들을 만나게 될 거예요."

이산소 박사가 기대감을 자아냈습니다.

"PRP라고 들어 보셨나요? 자신의 혈액에서 추출한 혈소판으로 치료하는 방법이에요. 줄기세포와 함께 쓰면 엄청난 시너지가 나거든요."

"그리고 저온 레이저 치료도 있어요. 빛으로 세포를 활성화시키는 신기한 방법이죠."

성민 씨는 눈이 반짝였습니다.

"혈소판으로 치료한다고요? 빛으로도 치료할 수 있다고요? 정말 신기하네요."

15장 PRP, 저온 레이저, 자외선: 융합의학의 가능성

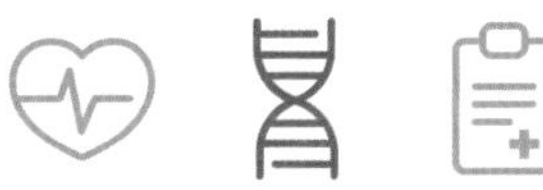

1. 성민 씨의 새로운 발견: 혈액 속 숨겨진 보물

삼촌의 고압산소 치료가 성공적으로 끝난 지 6개월이 지났습니다. 어느 토요일 오후, 성민 씨는 대학 동창 김준호와 오랜만에 만났어요.

"성민아, 너 요즘 의학 공부한다며? 나도 최근에 신기한 치료 받았어."

준호는 팔꿈치를 보여 주며 말했습니다.

"테니스 엘보 때문에 6개월간 고생했는데, PRP라는 치료로 많이 좋아졌어. 완전히 낫지는 않았지만 80% 정도는 개선된 것 같아. 그런데 그게 내 피로 만든 거래."

성민 씨는 깜짝 놀랐습니다.

"피로 만든 치료라고? 무슨 말이야?"

"내 혈액에서 혈소판만 농축해서 만든 치료제야. 처음엔 반신반의했는데 정말 도움이 됐어."

성민 씨는 즉시 원더셀의원에 전화를 걸었습니다.

"박사님, PRP가 뭔가요? 친구가 자기 피로 치료를 받았다는데…."

윤미래 박사의 목소리에 흥미가 묻어났습니다.

"아, 성민 씨! 완벽한 타이밍이네요. 월요일에 와서 PRP의 현실적인 가능성을 알아보세요!"

2. 혈액 속 치유의 전사들을 만나다

월요일 아침, 성민 씨는 원더셀의원에서 새로운 연구원을 만났습니다.

"안녕하세요! 저는 박혈소판 박사예요. PRP 전문가죠."

박혈소판 박사(41세)는 마치 혈액학자다운 정밀함이 느껴지는 분이었습니다.

"성민 씨, 혹시 상처가 났을 때 피가 어떻게 멈추는지 생각해 본 적 있나요?"

"음… 저절로 굳어지죠?"

"맞아요! 그런데 그 과정에서 혈소판이라는 특별한 세포들이 중요한 일을 한다는 걸 아세요?"

박혈소판 박사가 현미경 화면을 보여 주었습니다.

"이게 바로 혈소판이에요. 크기는 적혈구의 절반 정도로 아주 작지만, 안에는 200여 가지의 생물학적 활성 물질이 들어 있어요."

화면 속 혈소판들은 마치 작은 원반 같았습니다.

"평상시에는 조용히 혈관을 순환하고 있다가, 상처가 나면 즉시 달려와서 지혈과 동시에 치유 과정을 시작해요."

"이렇게 작은 세포 안에 200가지나 되는 물질이 들어 있다고요?"

"네! 마치 작은 응급키트 같아요. 상황에 따라 필요한 치유 인자를 방출하는 거죠."

3. 성민 씨의 PRP 제조 체험기

"성민 씨도 직접 PRP를 만들어 볼까요? 물론 교육용으로요."

박혈소판 박사가 채혈 준비를 했습니다. 성민 씨는 약간 긴장했어요.

"건강검진을 할 때 피 뽑는 것과 똑같아요. 50ml 정도면 충분해요."

채혈이 끝나자, 박혈소판 박사는 성민 씨의 혈액을 특별한 튜브에 담았습니다.

"이제 원심분리기에 넣을 거예요. 15분 정도 돌리면 혈액이 층층이 분리돼요."

원심분리기가 멈추고 튜브를 꺼내자, 성민 씨는 신기한 광경을 목격했습니다.

"우와! 정말 층이 나뉘어져 있네요!"

튜브는 세 개 층으로 분리되어 있었습니다.

- **맨 아래(45%)**: 적혈구층 – 진한 빨간색
- **가운데(4%)**: 백혈구와 혈소판층 – 노란색
- **맨 위(51%)**: 혈장층 – 투명한 노란색

"이 가운데 노란색 층이 바로 PRP예요. 혈소판이 가장 많이 농축된 부분이죠."

박혈소판 박사가 조심스럽게 노란색 층만 추출했습니다.

"50ml의 혈액에서 3ml의 PRP가 나왔네요."

혈소판 계수기 결과가 나왔습니다.

- **일반 혈액**: 25만 개/μL
- **성민 씨 PRP**: 120만 개/μL

"거의 5배 농축됐네요!"

"맞아요! 이 정도면 치료용으로 적절한 농도예요. 하지만 농도가 높다고 해서 반드시 더 좋은 결과를 보장하는 건 아니에요."

박혈소판 박사가 현실적인 설명을 덧붙였습니다.

"PRP 치료는 환자의 나이, 건강 상태, 질병의 정도에 따라 효과가 다르게 나타날 수 있어요."

4. 42세 박테니스 씨의 점진적 회복

박혈소판 박사가 실제 치료 사례를 들려주었습니다.

"42세 박테니스 씨는 아마추어 테니스 선수였어요. 그런데 테니스 엘보 때문에 6개월간 라켓도 제대로 못 잡았죠."

성민 씨는 친구 준호와 비슷한 상황이라고 생각했습니다.

"팔꿈치 바깥쪽이 심하게 아파서 컵도 제대로 못 들 정도였어요. 물리 치료, 스테로이드 주사, 약물 치료 모두 해 봤지만 효과가 일시적이었죠."

박테니스 씨는 테니스를 포기해야 하나 진지하게 고민하고 있었다고 합니다.

"그런데 지인의 추천으로 PRP 치료를 알게 됐고, '마지막으로 한 번만 더 시도해 보자'고 결심하신 거예요."

"박테니스 씨의 PRP 제조 과정을 직접 지켜봤어요. 혈소판 농도가 6배 농축됐어요."

초음파 가이드하에 정확한 부위에 PRP를 주입했습니다.

"주사 자체는 5분 정도 걸렸어요. 박테니스 씨가 '이게 끝이에요?'라고 하시더라고요."

하지만 현실은 드라마틱하지 않았습니다.

"주사 후 1주일은 오히려 더 아팠어요. PRP가 일시적인 염증 반응을 일으키면서 치유 과정이 시작되는 거거든요. 이건 정상적인 반응이에요."

"2주 후부터 조금씩 변화가 시작됐어요."

박테니스 씨의 회복은 극적이지 않았지만 꾸준했습니다.

- 2주 후: "컵을 들 때 확실히 덜 아픈 것 같아요."
- 4주 후: "일상생활에서 큰 불편은 없어졌어요."
- 8주 후: "가벼운 테니스 연습을 조심스럽게 시작했어요."
- 3개월 후: "거의 예전 수준으로 회복됐지만, 과격한 플레이는 아직 조심스러워요."
- 6개월 후: "가끔씩 약간 뻐근할 때가 있지만 테니스를 즐길 수 있어요."

"완전한 치유는 아니었지만, 박테니스 씨는 매우 만족하셨어요. 6개월간의 고통에서 벗어나 다시 좋아하는 테니스를 할 수 있게 됐거든요."

성민 씨는 현실적인 치료 결과에 오히려 더 신뢰가 갔습니다.

"과장된 광고보다 이런 솔직한 결과가 더 믿음직스러워요."

"PRP 치료의 현실적 성공률은 테니스 엘보의 경우 약 60-80% 정도예요. 모든 환자에게 같은
효과가 나타나지는 않아요."

5. PRP와 줄기세포의 조합 효과

윤미래 박사가 대화에 합류했습니다.

"성민 씨, PRP의 현실적인 효과를 보셨죠? 그런데 이걸 줄기세포와 함께 쓰면 더 좋은 결과를
기대할 수 있어요."

"어떤 식으로 더 좋아지나요?"

"단독 치료보다 개선 효과가 높아져요. 하지만 완치를 보장하는 건 아니에요."

윤미래 박사가 실제 연구 데이터를 보여 주었습니다.

"무릎 관절염 환자 90명을 대상으로 한 연구예요."

◎ **치료 결과**(6개월 후 통증 감소율)**:**

- **줄기세포만**: 평균 40% 감소
- **PRP만**: 평균 45% 감소
- **줄기세포 + PRP**: 평균 60% 감소

성민 씨는 현실적인 수치에 안도했습니다.

"완치까지는 아니지만 의미 있는 차이네요. 왜 이런 시너지가 날까요?"

박혈소판 박사가 메커니즘을 설명했습니다.

"PRP가 줄기세포들에게 더 나은 작업 환경을 제공하는 거예요."

◎ **PRP가 줄기세포에게 제공하는 도움:**

  - 다양한 성장인자로 영양 공급

- 염증 조절을 통한 안정된 환경

- 혈관신생 촉진으로 산소 공급 증가

- 세포 생존 신호 강화

◎ **줄기세포가 PRP를 도와주는 방식:**

- 추가적인 치유 인자 분비

- 조직 재생 과정 가속화

- 면역 조절을 통한 치유 환경 개선

- 장기적인 조직 복구 지원

"결국 각각의 장점이 결합되어 단독 치료보다 향상된 효과를 나타내는 거죠."

윤미래 박사가 현실적인 기대치를 제시했습니다.

"하지만 이런 복합 치료도 만능은 아니에요. 환자의 20-30%는 기대만큼의 효과를 보지 못할 수 있어요."

6. 저온 레이저: 빛으로 세포를 활성화하는 기술

성민 씨가 PRP에 대해 배우고 있을 때, 또 다른 연구원이 다가왔습니다.

"안녕하세요! 저는 이광치료 박사예요. 빛을 이용한 치료를 연구해요."

이광치료 박사(38세)는 손에 작은 레이저 기기를 들고 있었습니다.

"빛으로 치료한다고요?"

"네! 특정 파장의 저출력 빛이 세포 활성화에 도움이 될 수 있어요. 마치 식물이 햇빛을 받고 자라는 것과 비슷한 원리죠."

이광치료 박사가 발견 이야기를 들려주었습니다.

"1960년대 헝가리의 한 과학자가 레이저로 쥐의 털을 제거하려고 했는데, 실수로 출력을 너무 낮게 설정했대요. 그런데 털이 제거되기는커녕 오히려 더 빨리 자라는 걸 관찰했죠. 그게 저출력 레이저 치료의 시작이었어요."

"그래서 저온 레이저라고 부르는 건가요?"

"맞아요! 조직을 파괴하는 고출력 레이저와 달리, 세포를 자극하는 저출력 레이저예요."

이광치료 박사가 세포 모형을 가져왔습니다.

"성민 씨, 2장에서 미토콘드리아에 대해 배우셨죠?"

"네! 세포의 발전소라고 했죠."

"바로 그거예요! 저출력 레이저는 미토콘드리아를 자극해서 에너지 생산을 증가시켜요."

◎ **저출력 레이저의 세포 효과**(연구 결과 범위)**:**

   - ATP 생산 30-150% 증가

   - 세포 분열 속도 20-40% 증가

   - 콜라겐 합성 50-200% 증가

   - 혈관신생 인자 분비 50-100% 증가

"효과의 정도는 환자마다 다르지만, 전반적으로 세포 활성화에 도움이 되는 것으로 보고되고 있어요."

7. 68세 김광수 할아버지의 보조 치료 경험

이광치료 박사가 실제 사례를 들려주었습니다.

"68세 김광수 할아버지는 당뇨병성 발가락 상처 때문에 3개월째 호전이 느린 상태였어요."

할아버지는 이미 항생제 치료와 상처 소독을 받고 있었지만 치유 속도가 더뎠다고 합니다.

"그래서 기존 치료에 저출력 레이저를 보조 치료로 추가했어요."

"할아버지 발가락에 매일 20분씩 레이저를 조사했어요."

이광치료 박사가 실제 치료 장면을 재현해 보였습니다.

"이렇게 상처 부위에서 적절한 거리에서 특정 파장의 빛을 조사해 줘요."

성민 씨는 궁금해했습니다.

"아프지 않나요?"

"전혀 안 아파요. 살짝 따뜻한 느낌만 날 뿐이에요. 할아버지도 '이게 치료냐'고 하셨어요."

하지만 점진적인 변화가 관찰됐습니다.

"1주일 후부터 상처 가장자리에서 새살이 조금 더 활발하게 형성되기 시작했어요."

기존 치료만으로는 6-8주 정도 걸릴 것으로 예상됐던 상처가 4-5주 만에 호전됐습니다.

"할아버지가 '레이저를 추가한 후 확실히 빨라진 것 같다'고 하시더라고요."

이광치료 박사가 현실적인 설명을 덧붙였습니다.

"하지만 이런 효과가 모든 환자에게 나타나는 건 아니에요. 대략 60-70% 환자에서 치유 속도 개선을 경험하는 것으로 보고되고 있어요."

1) 삼중 조합의 현실적 효과

윤미래 박사가 흥미로운 제안을 했습니다.

"성민 씨, 지금까지 배운 것들을 모두 조합하면 어떨까요?"

"PRP, 줄기세포, 저출력 레이저를 모두 함께요?"

"네! 실제로 그런 복합 치료를 시행하고 있어요. 결과가 의미 있게 나타나고 있어요."

윤미래 박사가 연구 결과를 보여 주었습니다.

◎ **관절염 환자 대상 치료 비교**(6개월 후)**:**

- **기존 치료:** 30% 환자에서 의미 있는 개선

- **줄기세포만:** 55% 환자에서 개선

- **줄기세포 + PRP:** 60-65% 환자에서 개선

- **삼중 조합:** 65-70% 환자에서 개선

성민 씨는 현실적인 수치에 만족했습니다.

"완치를 보장하지는 않지만 상당히 의미 있는 개선율이네요."

"하지만 여전히 30% 정도의 환자는 기대만큼의 효과를 보지 못해요. 모든 치료에는 한계가 있거든요."

8. 53세 이회복 씨의 현실적 개선 이야기

"3개월 전 53세 이회복 씨가 오셨어요. 무릎 관절염으로 일상생활에 불편함이 많은 상태였죠."

이회복 씨는 20년간 관절염으로 고생했고, 이미 여러 치료를 받아봤지만 효과가 제한적이었다고 합니다.

"그래서 저희가 삼중 조합 치료를 제안했어요. 다만 완치보다는 증상 완화에 초점을 맞췄죠."

◎ **치료 과정:**

- 복부 지방에서 줄기세포 3천만 개 분리

- 동시에 PRP 8ml 제조

- 초음파 가이드 하에 무릎 관절강에 주입

- 주입 직후 무릎 전체에 레이저 20분 조사

- 이후 6주간 정기적인 레이저 치료

"치료 후 이회복 씨의 변화는 점진적이었어요."

- 2주 후: "무릎이 조금 편해진 느낌이에요."

- 1개월 후: 계단 오르기 40% 개선, 일상 활동 수월해짐

- 2개월 후: 통증 점수 7→4점으로 감소, 보행 거리 증가

- 3개월 후: "삶의 질이 확실히 좋아졌어요. 가벼운 등산도 가능해요."

• 6개월 후: 개선 상태 유지, 하지만 과도한 활동 시 여전히 주의 필요

"완전한 회복은 아니었지만, 이회복 씨는 '20년 만에 이 정도 개선은 정말 만족스럽다'고 하셨어요."

9. 자외선의 재평가: 적절한 활용법

성민 씨가 삼중 조합 치료에 대해 배우고 있을 때, 이광치료 박사가 또 다른 흥미로운 주제를 꺼냈습니다.

"성민 씨, 혹시 햇빛도 적절히 활용하면 치료에 도움이 된다는 거 아세요?"

"햇빛이요? 자외선은 몸에 나쁘다고 하던데…."

"과도한 자외선은 당연히 해로워요. 하지만 적절한 양의 자외선은 건강 유지에 도움이 될 수 있어요."

이광치료 박사가 균형 잡힌 관점을 제시했습니다.

"특히 UV-B는 비타민 D 합성뿐만 아니라 여러 생체 기능에 관여한다는 연구들이 있어요."

"비타민 D가 줄기세포와 관련이 있나요?"

"상당한 연관성이 있어요! 비타민 D는 줄기세포의 기능 조절에 관여하는 것으로 알려져 있어요."

◎ **비타민 D와 줄기세포의 관계:**

　- 간엽 줄기세포 기능에 관여

　- 골 형성과 분화 과정 지원

　- 면역 조절 기능에 참여

　- 항염 작용 지원

"그런데 한국인의 80-90% 이상이 비타민 D 부족 상태예요. 특히 겨울철과 실내 생활이 많아지면서 더욱 심해지고 있죠."

"그렇다고 무작정 햇빛을 쬐면 안 되고, 과학적으로 계산된 방법이 있어요."

◎ **안전한 자외선 노출 가이드:**

- **시간:** 오전 10시-오후 2시(UV-B가 적절한 시간)
- **기간:** 15-25분(피부 타입에 따라 조절)
- **부위:** 팔, 다리 등 넓은 부위 노출
- **빈도:** 주 2-3회
- **주의 사항:** 얼굴은 모자나 선크림으로 보호, 일광화상 절대 금지

"이렇게 하면 비타민 D 합성을 적절히 늘리면서도 피부 손상은 최소화할 수 있어요."

성민 씨는 새로운 관점에 관심이 생겼습니다.

"그럼 적당한 햇빛 쬐기도 줄기세포 치료의 보조 역할을 할 수 있는 건가요?"

"보조적인 도움이 될 수 있어요. 하지만 직접적인 치료 효과를 기대하기보다는 전반적인 건강 상태 개선 차원에서 접근하는 게 좋아요."

10. 융합의학의 현실과 한계

윤미래 박사가 성민 씨에게 솔직한 이야기를 했습니다.

"성민 씨, 지금까지 배운 치료들의 현실적인 면도 알아야 해요."

"어떤 현실적인 면이요?"

"비용과 접근성 문제예요. 이런 치료들은 아직 보험 적용이 제한적이거든요."

◎ **대략적인 치료 비용**(병원마다 차이 있음)**:**

- **PRP 단독:** 50-150만 원
- **줄기세포 단독:** 200-500만 원

- **저출력 레이저:** 회당 5-15만 원
- **복합 치료:** 300-800만 원

"또한 전문적인 치료를 받을 수 있는 병원이 아직 많지 않아서 접근성에도 한계가 있어요."

성민 씨는 현실을 받아들이며 물었습니다.

"그럼 누구에게나 권할 수 있는 치료는 아니네요."

"맞아요, 경제적 부담과 치료 효과를 신중히 고려해야 해요. 그리고 무엇보다 과도한 기대는 금물이에요."

박혈소판 박사가 균형 잡힌 정보를 제공했습니다.

"모든 치료에는 잠재적 부작용도 있어요."

◎ **PRP 치료의 가능한 부작용:**

- 주사 부위 통증 및 부종(대부분 일시적)

- 감염 위험(매우 드묾)

- 일시적 염증 반응

- 개인차에 따른 무반응

"중요한 건 이런 치료들이 만능이 아니라는 점이에요. 기존 치료의 보완적 역할로 이해하는 게 좋아요."

11. 성민 씨만의 현실적 건강 관리 계획

윤미래 박사가 성민 씨에게 맞춤형 제안을 했습니다.

"성민 씨 나이와 상황을 고려해서 실용적인 건강 관리 계획을 세워 볼까요?"

1) 성민 씨를 위한 단계별 건강 관리

- **1단계 – 기본 건강 관리(지금부터):**
  - 규칙적인 운동(주 3-4회)
  - 균형 잡힌 영양 섭취
  - 적절한 햇빛 노출(주 2-3회, 15-20분)
  - 스트레스 관리

- **2단계 – 예방적 관리(30대 후반):**
  - 정기적인 건강검진
  - 필요시 영양소 보충(비타민 D 등)
  - 근력 운동 강화
  - 관절 건강 관리

- **3단계 – 필요시 치료 고려(40대 이후):**
  - 특정 문제 발생 시 PRP 등 고려
  - 경제적 여건과 효과 신중히 검토
  - 전문의와 충분한 상담

"가장 중요한 건 예방이에요. 지금부터 꾸준히 관리하면 나중에 고가의 치료가 필요할 가능성을 줄일 수 있어요."

12. 성민 씨의 깨달음

성민 씨는 하루 종일 배운 내용을 정리하며 말했습니다.

"오늘 정말 많은 걸 배웠어요. 처음엔 신기한 치료법들에 대한 호기심이었는데, 지금은 현실적인 관점을 갖게 됐어요."

"어떤 점이 가장 인상적이었나요?"

"완치를 보장하지는 않지만, 의미 있는 개선을 경험할 수 있다는 점이요. 그리고 비용과 효과를 신중히 고려해야 한다는 것도요."

성민 씨가 진솔한 소감을 털어놓았습니다.

"사실 처음엔 '내 피로 만든 치료제'라는 말에 마법 같은 걸 기대했는데, 현실은 더 차분하고 과학적이네요."

윤미래 박사가 미소를 지었습니다.

"그게 바로 성숙한 의학적 사고예요. 과장된 기대보다는 현실적인 이해가 더 도움이 되죠."

박혈소판 박사가 마지막 정리를 해 주었습니다.

"성민 씨, 오늘 배운 PRP, 줄기세포, 저출력 레이저 치료는 모두 의미 있는 치료 옵션들이에요."

이광치료 박사가 덧붙였습니다.

"무엇보다 예방이 최선이에요. 지금부터 건강한 생활 습관을 유지하는 게 가장 확실한 투자죠."

성민 씨는 만족스러운 표정으로 말했습니다.

"네, 이제 친구 준호에게도 제대로 설명해 줄 수 있을 것 같아요. 'PRP는 좋은 치료법이지만 만능은 아니야.'라고요."

성민 씨가 문을 나서려 할 때, 윤미래 박사가 다음 이야기를 암시했습니다.

"다음에는 또 다른 흥미로운 주제를 준비했어요."

"어떤 내용인가요?"

"지금까지는 주로 치료 기술들에 대해 배웠죠? 하지만 실제로는 우리가 매일 하는 생활 습관이 줄기세포 건강에 가장 큰 영향을 미쳐요."

성민 씨는 관심을 보였습니다.

"생활 습관이요?"

윤미래 박사가 의미심장하게 말했습니다.

"수면, 식단, 운동, 스트레스 관리… 이런 기본적인 것들이 사실 가장 강력한 줄기세포 치료법일 수 있어요. 그리고 이런 것들은 비용도 거의 들지 않죠."

성민 씨는 깨달음의 표정을 지었습니다.

"그러고 보니 제가 그동안 배운 모든 치료법도 결국 건강한 생활 습관이 바탕이 되어야 효과가 좋다고 하셨어요."

"맞아요! 다음에는 세포가 좋아하는 삶의 방식에 대해 자세히 알아보겠어요. 어떻게 하면 매일의 선택들이 우리 줄기세포를 더 건강하게 만들 수 있는지 말이에요."

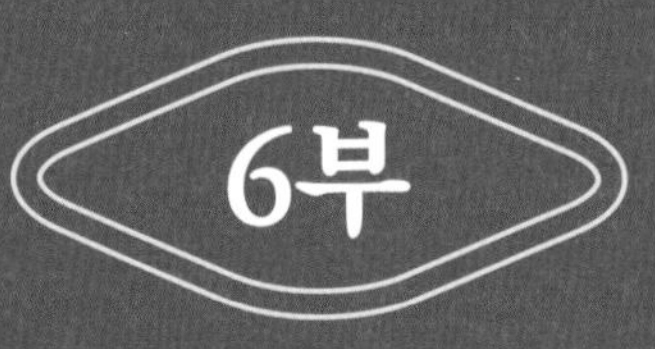

세포가
좋아하는
삶의 방식

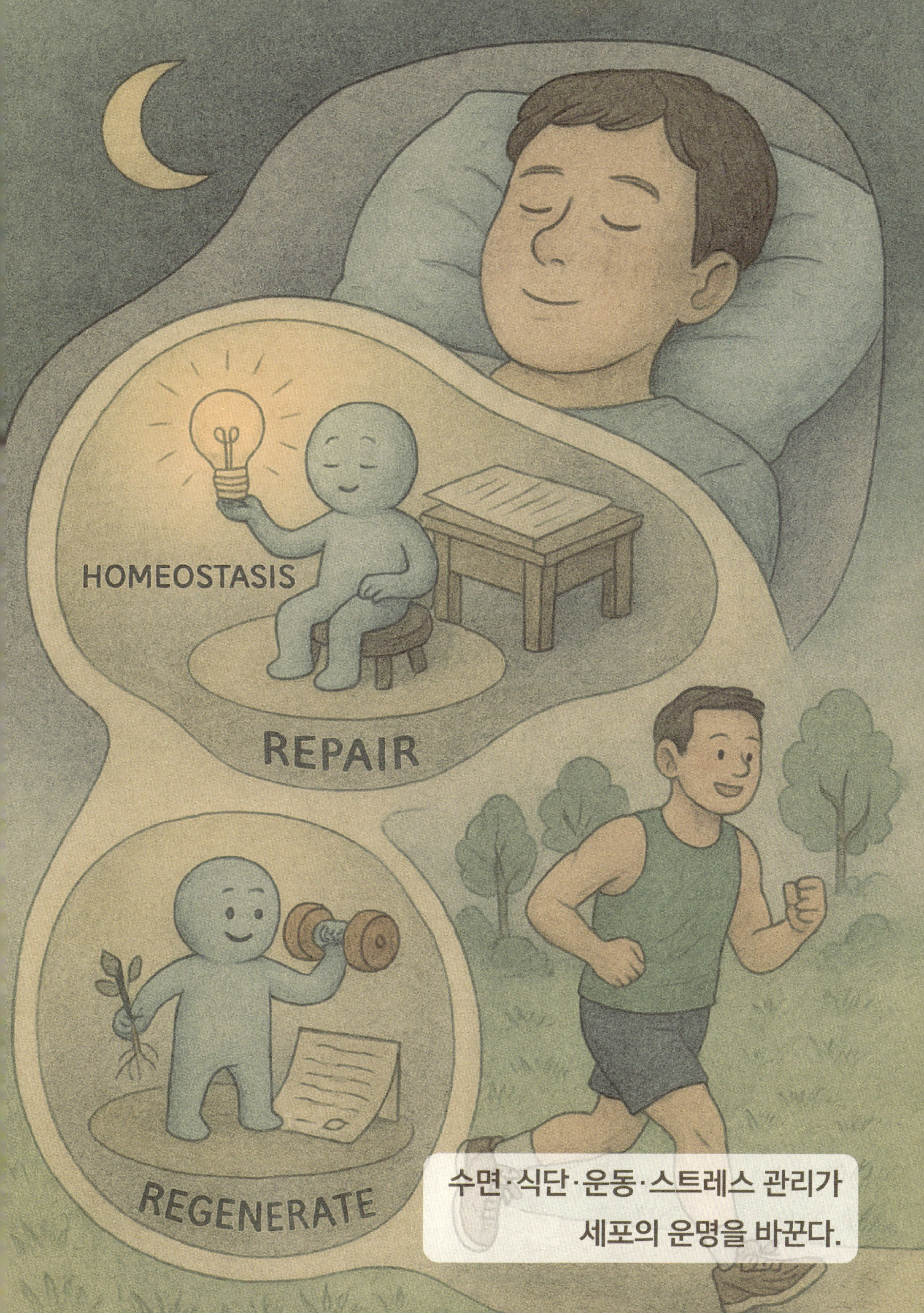

수면·식단·운동·스트레스 관리가
세포의 운명을 바꾼다.

16장   수면, 식단, 운동, 스트레스와 세포 회복력

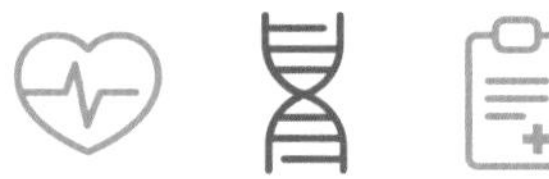

1. 성민 씨의 새로운 각성: 일상이 곧 치료다

1) 6개월간의 여행을 돌아보며

15장에서 PRP와 융합의학의 현실을 배운 성민 씨는 집으로 돌아가는 지하철에서 지난 6개월을 돌아봤습니다. 처음 윤미래 박사를 만났을 때는 단순히 '줄기세포 치료'에 대한 호기심이었는데, 이제는 완전히 다른 관점을 갖게 되었어요.

'고가의 치료법들도 중요하지만… 결국 내 일상 습관이 세포들에게 가장 큰 영향을 미치는구나.'

성민 씨는 문득 자신의 하루 일과를 떠올려봤습니다. 밤 12시 넘어 잠들기, 아침 거르기, 스트레스 받으면서 야근하기, 주말에는 침대에서 핸드폰만 보기….

'내 세포들이 이런 생활을 어떻게 생각할까?'

그 순간 성민 씨는 깨달았습니다. 지금까지 배운 모든 첨단 치료법보다 더 근본적이고 중요한 것이 있다는 것을요.

2) 다음 주, 윤미래 박사와의 솔직한 대화

일주일 후, 성민 씨는 원더셀의원을 찾아 윤미래 박사에게 솔직한 고민을 털어놓았습니다.

"박사님, 지난 6개월 동안 정말 많은 걸 배웠는데… 문득 제 일상을 돌아보니 부끄러워졌어요."

"어떤 면에서요?"

"첨단 치료법들은 열심히 공부했으면서, 정작 제 기본 생활 습관은 엉망이에요. 늦게 자고, 스트레스 받고, 운동도 제대로 안 하고…."

윤미래 박사는 성민 씨의 진솔한 고백에 미소를 지었습니다.

"성민 씨, 정말 중요한 깨달음이네요. 사실 제가 오늘 준비한 주제가 바로 그거예요."

"정말요?"

"네! 오늘은 일상생활이 줄기세포에게 미치는 영향을 알아볼 거예요. 그런데 흥미로운 건, 이 모든 것이 서로 연결되어 있다는 거예요. 마치 도미노처럼요."

2. 성민 씨의 근본 문제: 만성 피로와 스트레스의 악순환

1) 현재 상태 진단

윤미래 박사가 성민 씨의 전반적인 컨디션을 체크했습니다.

◎ **성민 씨의 솔직한 현재 상태:**

- 아침에 일어나기 힘들어서 하루가 피곤하게 시작
- 피곤하니까 편의점 음식으로 대충 때우기
- 에너지가 없어서 운동은 꿈도 못 꿈

- 스트레스 받으면 더 못 자고, 더 피곤해지는 악순환

"성민 씨, 지금 상황을 보면 모든 문제가 서로 연결되어 있어요. 마치 톱니바퀴처럼 하나가 잘못되면 다 같이 삐걱거리는 거죠."

윤미래 박사가 화이트보드에 그림을 그렸습니다.

나쁜 수면 → 피로 → 나쁜 식단 → 에너지 부족 → 운동 안 함 → 스트레스 증가 → 더 나쁜 수면

"보세요, 악순환의 고리가 완성되어 있어요. 하지만 좋은 소식은 이 고리를 선순환으로 바꿀 수 있다는 거예요."

2) 해결의 열쇠: 수면부터 시작하는 선순환

"성민 씨, 이 악순환을 끊을 가장 좋은 시작점이 어디일까요?"

성민 씨는 잠시 생각해 보았습니다.

"음… 운동? 아니면 식단?"

"많은 사람이 그렇게 생각해요. 하지만 가장 효과적인 시작점은 바로 수면이에요. 왜냐하면….""

3. 첫 번째 도미노: 수면 – 세포 회복력의 핵심

1) 세포 회복력이란 무엇인가?

윤미래 박사가 특별한 실험을 제안하기 전에, 먼저 중요한 개념을 설명했습니다.

"성민 씨, 지금까지 우리가 배운 모든 내용의 핵심에는 '세포 회복력'이라는 개념이 있어요."

"세포 회복력이요?"

"네, 영어로는 Cellular Resilience라고 해요. 이는 세포가 스트레스나 손상에 직면했을 때 원래 상태로 돌아가려는 능력을 말해요."

윤미래 박사가 화이트보드에 그림을 그려 가며 설명했습니다.

◎ **세포 회복력의 3단계:**

- 1단계 – 항상성 유지(Homeostasis) "평상시 세포들은 체온, 혈당, pH 등을 일정하게 유지하려고 해요. 이것이 바로 항상성이죠."

- 2단계 – 적응과 복구(Adaptation & Repair) "스트레스가 가해지면 세포들은 즉시 반응해서 손상을 최소화하고 복구 작업을 시작해요."

- 3단계 – 재생과 강화(Regeneration & Strengthening) "복구가 끝나면 오히려 이전보다 더 강해지려고 해요. 이를 '호르메시스 효과'라고 부르죠."

성민 씨는 흥미로워했습니다.

"그럼 세포 회복력이 높으면 어떤 장점이 있나요?"

"바로 이런 것들이죠."

◎ **세포 회복력이 높을 때의 특징:**

- **빠른 회복:** 질병이나 부상에서 빨리 회복
- **스트레스 저항성:** 같은 스트레스에도 덜 영향받음
- **노화 지연:** 세포 손상 누적 속도가 느려짐
- **면역력 강화:** 외부 침입자에 대한 방어력 증가
- **에너지 효율성:** 같은 에너지로 더 많은 일을 수행

2) 수면이 세포 회복력에 미치는 결정적 영향

"그렇다면 세포 회복력을 높이는 가장 효과적인 방법이 무엇일까요?"

윤미래 박사가 성민 씨에게 질문했습니다.

"음… 영양제? 운동?"

"모두 중요하지만, 가장 기본이 되는 것은 바로 수면이에요. 수면 중에 세포 회복력의 모든 단계가 일어나거든요."

"성민 씨, 2주간 수면 실험을 해 볼까요? 수면이 어떻게 세포 회복력을 높이는지 직접 체험해 보는 거예요."

"좋아요! 그런데 정말 수면만 바꿔도 세포 회복력이 달라질까요?"

3) 수면 중 세포들의 비밀 야간 근무

윤미래 박사가 특별한 모니터를 켰습니다. 화면에는 성민 씨 몸의 3D 모델이 나타났고, 시간대별로 일어나는 변화가 실시간으로 표시되었습니다.

밤 10시 - 멜라토닌의 등장 "뇌의 송과체에서 멜라토닌이 나오기 시작해요. 이게 세포들에게 '이제 잠들 준비하라'는 신호예요."

깊은 잠에 들고 나서 – 황금의 회복 시간 "이제 진짜 마법이 시작돼요!"

화면 속에서 황금색 파도가 온몸으로 퍼져 나갔습니다. 성민 씨의 골수에서는 조혈 줄기세포들이 활발하게 분열하기 시작했고, 성장호르몬이 대량 분비되었어요.

"성장호르몬은 줄기세포들의 '야간 근무 수당'이에요. 성장호르몬은 입면 후 3시간 동안, 특히 깊은 서파수면 중에 가장 활발하게 분비돼요. 중요한 건 몇 시에 자느냐가 아니라 얼마나 깊이 자느냐예요."

4) 성민 씨의 2주 수면 실험

◎ **1주 차 – 현실의 참혹함:**
- **취침**: 새벽 12시 30분(핸드폰 보다가)
- **깊은 잠**: 전체 수면의 15%(정상은 20-25%)
- **성민 씨**: "70% 정도만 충전된 느낌이야."

성민 씨는 처음 3일은 힘들어했지만, 4일째부터 놀라운 변화를 경험했습니다.

- **4일 차:** "어? 10시 반만 되면 저절로 졸려요!"
- **7일 차:** "아침에 알람 없이도 일어났어요!"
- **14일 차:** "신기해요. 아침에 일어나자마자 뭔가 먹고 싶다는 생각이 들어요. 전에는 아침에 식욕이 전혀 없었는데…."

🔍 수면과 다른 영역의 연결 고리

수면 → 식욕 호르몬 정상화: 충분한 수면을 취하면 렙틴(포만감 호르몬) 분비가 증가하고 그렐린(식욕 호르몬) 분비가 감소해요. 성장호르몬이 신진대사를 개선하면서 자연스럽게 건강한 음식을 원하게 됩니다.

4. 두 번째 도미노: 식단 – 에너지의 원천

1) 수면 개선이 가져온 자연스러운 변화

2주간의 수면 개선 후, 성민 씨에게 놀라운 일이 일어났습니다.

"박사님, 신기한 일이 있어요. 잠을 잘 자니까 아침에 배가 고파서 자연스럽게 뭔가 먹게 되더라고요. 그리고 전처럼 단 것보다는 든든한 걸 먹고 싶어져요."

그때 요리사 가운을 입은 김영양 박사가 나타났습니다.

"성민 씨! 바로 그거예요! 좋은 수면이 식욕 호르몬을 정상화시켜서 자연스럽게 건강한 음식을 원하게 만든 거예요."

2) 성민 씨 몸속 세포들의 식단 회의

김영양 박사가 재미있는 상황극을 제안했습니다.

- 뇌세포 이두뇌 씨: "수면이 좋아지니까 혈당 조절이 안정되었어! 이제 단 음식 대신 영양가 있는 음식이 당겨!"
- 위장세포 박소화 씨: "아침에 몸이 편안하니까 소화할 준비가 잘 되어 있어! 건강한 아침 식사를 원해!"

3) 자연스러운 식단 개선

성민 씨는 억지로 식단을 바꾸려 하지 않고, 몸이 원하는 대로 따라갔습니다.

◎ **1주 차 변화:**

- **아침**: 바나나 우유 → 계란 토스트로 자연스럽게 업그레이드
- **점심**: "피곤해서 대충 먹던 게 아니라, 에너지가 있으니까 제대로 먹고 싶어졌어요."
- **저녁**: "야식 욕구가 확실히 줄었어요."

◎ **2주 차 변화:**

- "색깔 있는 음식들이 당기기 시작했어요."
- "편의점 도시락보다 직접 만든 게 더 맛있게 느껴져요."

🔍 **식단 개선이 가져온 에너지 변화**

▼ **안정된 혈당 → 지속적인 에너지:**
- 오전: 커피 없이도 맑은 정신
- 오후: 3시 슬럼프 완전히 사라짐
- 저녁: "운동할 에너지가 남아 있어요!"

5. 세 번째 도미노: 운동 – 활력의 선순환

1) 에너지가 생기니 몸을 움직이고 싶어져

식단이 개선된 지 1주일 후, 성민 씨에게 또 다른 변화가 찾아왔습니다.

"박사님, 이상해요. 전에는 집에 오면 소파에 누워서 핸드폰만 봤는데, 요즘에는 뭔가 몸을 움직이고 싶어져요."

박운동 박사가 나타났습니다.

"성민 씨! 그게 바로 좋은 영양이 세포들에게 에너지를 제공해서 자연스럽게 활동 욕구가 생긴 거예요."

2) 30분 운동의 즉각적 효과

성민 씨는 이제 운동에 대한 거부감이 없었습니다. 오히려 호기심이 생겼어요.

◎ **운동 전:**

- 에너지 레벨: 7/10(이전 3/10에서 크게 향상)
- 기분: 평온하지만 뭔가 아쉬운 느낌

◎ **30분 가벼운 운동 후:**

- 스트레스 호르몬: 감소
- 엔도르핀: 증가
- BDNF(뇌유래신경영양인자): 증가

"와, 정말 신기해요! 운동하고 나니까 스트레스 받던 일들이 별거 아닌 것 같아요."

3) 운동이 세포 회복력에 미치는 다층적 효과

박운동 박사가 설명했습니다.

"성민 씨, 운동은 단순히 근육을 키우는 것이 아니라 전신의 세포 회복력을 높이는 최고의 방법 중 하나예요."

성민 씨는 이제 운동의 진짜 목적을 깨달았습니다.

"운동이 몸매 관리나 다이어트가 아니라 세포 회복력 강화 도구였구나!"

◎ **운동이 세포 회복력을 높이는 메커니즘:**

- **호르메시스 효과(Hormesis Effect)** "적당한 운동 스트레스는 세포들을 더 강하게 만들어요. 마치 예방접종처럼 작은 스트레스로 큰 스트레스에 대비하는 거죠."

- **미토콘드리아 생성 증가(Mitochondrial Biogenesis)** "운동하면 세포의 발전소인 미토콘드리아가 늘어나요. 더 많은 에너지를 만들 수 있게 되는 거죠."

- **항산화 시스템 강화** "운동으로 생긴 활성산소를 처리하면서 세포의 항산화 능력이 증가해요."

- **세포 청소 시스템 활성화(Autophagy)** "운동은 세포 내 노폐물을 청소하는 자가포식 과정을 촉진시켜요."

- **줄기세포 활성화** "특히 골수의 조혈 줄기세포와 근육의 위성세포가 활발해져요."

🔍 **운동이 세포 회복력에 미치는 즉각적 효과**

▼ **운동 → 세포 회복력 강화 → 수면 개선:**

- 코르티솔 감소로 긴장 완화
- 엔도르핀 분비로 기분 개선과 천연 진통 효과
- BDNF 증가로 기억력과 인지기능 향상
- 세로토닌 증가로 수면 유도 효과
- Heat Shock Protein 증가로 세포 보호 강화

6. 네 번째 도미노: 스트레스 관리 – 세포 회복력의 완성

1) 운동으로 스트레스 저항력이 생기다

3주 후, 성민 씨에게 큰 시험이 찾아왔습니다. 회사에서 갑작스러운 프로젝트 변경으로 야근이 시작된 것이었어요.

"박사님, 이번에는 다르네요. 전 같으면 스트레스 받아서 잠도 못 자고 폭식하고 난리였을 텐데… 지금은 힘들긴 하지만 감당할 만해요."

정마음 박사가 관심을 보였습니다.

"성민 씨, 구체적으로 어떤 게 다른가요?"

2) 스트레스와 세포 회복력의 관계

정마음 박사가 흥미로운 설명을 했습니다.

"성민 씨가 경험하고 있는 건 바로 '스트레스 회복력(Stress Resilience)'이 높아진 거예요."

◎ **스트레스 회복력의 단계:**

- **1단계 – 스트레스 인식과 초기 반응** "스트레스를 받으면 HPA 축(시상하부-뇌하수체-부신피질축)이 활성화돼요. 이때 코르티솔이 분비되죠."
- **2단계 – 적응과 조절** "건강한 세포들은 스트레스에 적응하면서 동시에 손상을 최소화해요."
- **3단계 – 회복과 학습** "스트레스가 끝나면 빠르게 원상태로 돌아가면서, 다음번엔 더 잘 대처할 수 있게 돼요."

3) 달라진 스트레스 대응 방식

"운동하고 나면 머리가 맑아져서 문제를 더 객관적으로 볼 수 있어요. 그리고 몸이 피곤하면 자연스럽게 잠이 와서 밤새 걱정하며 뒤척이지 않아요."

◎ **성민 씨의 새로운 스트레스 대응법:**
- **스트레스 받으면:** 10분 빠르게 걷기(즉석 스트레스 해소)
- **야근 후:** 5분 스트레칭으로 긴장 완화(근육 이완)
- **잠들기 전:** 3가지 감사한 일 생각하기(정신적 안정)

"그리고 가장 신기한 건, 스트레스를 덜 받으니까 수면이 더 좋아지고, 수면이 좋아지니까 다음 날 스트레스 받을 일도 줄어든다는 거예요."

4) 세포 회복력의 선순환 완성

정마음 박사가 성민 씨의 변화를 도식화해서 보여 주었습니다.

◎ **세포 회복력 선순환 고리:**
좋은 수면 → 호르몬 균형 → 자연스러운 식욕 조절 → 충분한 에너지 → 운동 욕구 증가 → 스트레스 해소 → 세포 손상 복구 → 더 강한 세포 회복력 → 더 좋은 수면

"성민 씨, 이제 세포 회복력의 선순환 고리가 완성되었어요! 각 단계가 다음 단계를 강화시키면서 전체적인 회복력이 기하급수적으로 증가하는 거죠."

성민 씨는 감격했습니다.

"정말 신기해요. 억지로 4가지를 다 바꾸려고 하지 않았는데, 하나씩 자연스럽게 개선되면서 제 세포들이 완전히 다른 존재가 된 것 같아요."

▼ **높은 세포 회복력의 특징:**

- 예측 가능한 스트레스: 미리 준비하고 대응

- 적응적 반응: 필요한 만큼만 반응하고 빠르게 정상화

- 학습과 성장: 스트레스 경험을 통해 더 강해짐

- 효율적 회복: 최소한의 에너지로 최대한의 회복

- 항상성 유지: 전체적인 균형을 잃지 않음

7. 성민 씨의 통합 라이프 스타일 완성

1) 2개월 후의 놀라운 변화

성민 씨는 2개월 후 윤미래 박사를 다시 찾았습니다. 완전히 다른 모습이었어요.

◎ **신체적 변화:**

- 체중 3kg 감량(근육량은 증가)

- 혈압 정상화

- 염증 지표 50% 감소

◎ **정신적 변화:**

- 스트레스 지수 70% 감소

- 집중력 2배 향상

- 전반적 만족도 크게 향상

◎ **가장 중요한 변화:**

"박사님, 이제 이 모든 게 자연스러워요. 억지로 하는 게 아니라 몸이 원하는 대로 하는 거예요."

2) 성민 씨의 깨달음: 세포와의 진정한 파트너십

"처음에는 4가지를 다 바꿔야 한다고 생각해서 부담스러웠는데, 실제로는 하나만 제대로 바꾸면 나머지는 자연스럽게 따라온다는 걸 깨달았어요."

"그리고 가장 중요한 건, 이제 제 세포들과 진정한 파트너가 된 기분이에요. 세포들이 원하는 걸 들어주니까 세포들도 저를 위해 더 열심히 일해 주는 것 같아요."

윤미래 박사가 고개를 끄덕였습니다.

"성민 씨가 정말 중요한 개념을 이해하셨네요. 바로 '세포 회복력의 상호의존성'이에요."

◎ **세포 회복력의 상호의존성:**
  - **인간이 세포에게:** 좋은 환경(수면, 영양, 운동) 제공
  - **세포가 인간에게:** 높은 성능(에너지, 면역, 치유) 제공
  - **결과:** 상호 이익의 선순환 구조

3) 세포 회복력의 과학적 근거

윤미래 박사가 추가로 설명했습니다.

"성민 씨가 경험한 변화들은 모두 과학적 근거가 있어요."

◎ **세포 회복력 향상의 생물학적 지표:**
  - **텔로미어 길이:** 세포 노화 속도 지표가 개선
  - **미토콘드리아 밀도:** 세포 에너지 생산 능력 증가
  - **항산화 효소 활성:** 세포 손상 방어 능력 강화
  - **염증 지표:** 만성 염증 수준 감소
  - **줄기세포 활성도:** 재생 능력 향상

"이 모든 지표가 성민 씨에게서 개선된 것을 확인할 수 있었어요. 이는 단순한 기분 변화가 아

니라 실제 세포 수준에서 일어난 근본적인 변화라는 뜻이죠."

4) 세포 회복력과 나이의 관계

"박사님, 그럼 나이가 들어도 세포 회복력을 높일 수 있나요?"

"물론이죠! 실제로 연구 결과를 보면, 생활 습관 개선을 통해 생물학적 나이를 실제 나이보다 젊게 만들 수 있어요."

◎ **나이별 세포 회복력 향상 가능성:**

- **20-30대**: 최대 회복력의 95-100% 달성 가능
- **40-50대**: 최대 회복력의 80-90% 달성 가능
- **60-70대**: 최대 회복력의 70-80% 달성 가능
- **80대 이상**: 최대 회복력의 60-70% 달성 가능

"중요한 건 나이가 아니라 시작하는 시점이에요. 언제 시작하더라도 개선 효과는 있거든요."

8. 성민 씨의 새로운 꿈

성민 씨는 자신의 변화에 고무되어 새로운 계획을 세웠습니다.

"박사님, 저와 같은 직장인들에게 이런 좋은 정보를 알려 주고 싶어요. 블로그나 유튜브 같은 걸로요."

"정말 좋은 생각이네요! 성민 씨의 실제 경험이야말로 가장 설득력 있는 증거가 될 거예요."

성민 씨는 벌써부터 계획을 세우고 있었습니다.

"'직장인 성민이의 세포 건강 일기' 이런 제목은 어떨까요?"

9. 새로운 호기심

성민 씨는 정말로 건강 관련 콘텐츠를 만들기 시작했고, 그의 진솔한 경험담이 많은 직장인들에게 도움이 되었어요. 하지만 몇 개월 후, 예상치 못한 궁금증이 생겼습니다.

어느 날, 성민 씨는 다시 윤미래 박사를 찾았습니다.

"박사님, 정말 많은 변화가 있었고 만족스러워요. 그런데… 궁금한 게 생겼어요."

"어떤 것인가요?"

"제가 콘텐츠를 만들면서 구독자들의 질문을 받다 보니, 단순히 수면이나 운동 습관을 바꾸는 것 외에도 더 구체적인 방법들이 있는지 궁금해하시더라고요."

성민 씨는 핸드폰을 꺼내며 몇 개의 댓글을 보여 주었습니다.

"'영양제는 어떤 걸 먹어야 하나요?', '프로바이오틱스가 정말 도움이 될까요?', '비타민 D가 부족하면 줄기세포에도 영향이 있나요?' 이런 질문들이 정말 많아요."

윤미래 박사가 고개를 끄덕였습니다.

"성민 씨, 정말 좋은 관찰이네요. 사실 많은 분이 기본적인 생활 습관을 개선한 후에는 더 세밀한 부분들에 관심을 갖게 되세요."

"그런데 저도 잘 모르겠어요. 시중에 영양제는 너무 많고, 장 건강 제품들도 정말 다양하잖아요. 뭐가 정말 세포에게 도움이 되는 건지…"

성민 씨가 솔직하게 털어놓았습니다.

"그리고 제가 아무리 잘 먹으려고 해도 현대인이 필요한 모든 영양소를 음식으로만 채우기는 어려울 것 같거든요. 특히 장 건강 같은 경우는 제가 잘하고 있는 건지 확신이 안 서요."

10. 미세한 영양소들의 큰 역할

윤미래 박사가 관심을 보였습니다.

"성민 씨, 정말 중요한 포인트를 짚으셨네요. 사실 우리가 지금까지 배운 수면, 식단, 운동, 스트레스 관리는 '큰 틀'이라고 할 수 있어요. 하지만 줄기세포가 정말 최상의 컨디션으로 일하려면…."

"더 세밀한 관리가 필요하다는 뜻인가요?"

"맞아요, 마치 좋은 토양에서 식물이 잘 자라려면 질소, 인, 칼륨 같은 주요 영양소뿐만 아니라 미량원소들도 필요한 것처럼요."

윤미래 박사가 흥미로운 비유를 들었습니다.

"성민 씨가 지금까지 만든 건강한 생활 습관은 '좋은 토양'을 만든 거예요. 하지만 여기에 적절한 미세영양소와 건강한 장내미생물이 더해지면, 줄기세포들이 훨씬 더 활발하게 일할 수 있어요."

성민 씨의 눈이 반짝였습니다.

"그럼 17장에서는 그런 내용을 다뤄 주실 수 있나요? 제 구독자들도 정말 궁금해할 것 같아요."

"물론이죠! 17장에서는 '미세영양소와 장내미생물'에 대해 자세히 알아볼게요. 어떤 영양소가 줄기세포에게 정말 중요한지, 그리고 장 건강이 왜 '제2의 뇌'라고 불리는지도 말이에요."

미세영양소와 장내미생물: 줄기세포의 환경 만들기

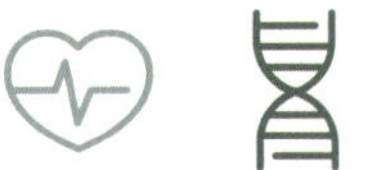

1. 성민 씨의 새로운 도전: 구독자들의 질문에서 찾은 미스터리

1) 구독자들의 절실한 질문들

성민 씨의 건강 블로그가 인기를 끌면서 댓글 창은 매일 뜨거웠습니다. 하지만 최근 들어 성민 씨를 고민에 빠뜨리는 질문들이 쏟아지고 있었어요.

- **구독자 김직장인:** "성민 씨 덕분에 수면과 운동은 개선됐는데, 여전히 오후 3시만 되면 피곤해요. 영양제를 먹어야 할까요?"
- **구독자 박주부:** "아이가 태어난 후 변비가 심해졌어요. 프로바이오틱스 광고를 자주 보는데 정말 효과가 있을까요?"
- **구독자 이직장인:** "비타민 D가 부족하다는데, 이게 정말 줄기세포에 영향을 줄까요? 영양제를 먹어야 하나요?"

성민 씨는 이런 질문들에 제대로 답변해 주고 싶었지만, 확실하지 않은 정보를 전달하기는 꺼려졌어요. 그리고 솔직히 자신도 가끔 오후에 미묘한 피로감을 느끼고 있었어요.

"박사님, 제가 답변할 수 없는 질문들이 너무 많아요. 정확한 정보를 전달하고 싶은데….."

2. 김미량 박사의 등장: 유기산 검사로 숨겨진 진실 찾기

그때 새로운 연구원이 나타났습니다.

"안녕하세요! 저는 김미량 박사예요. 미세영양소가 줄기세포 환경에 미치는 영향을 연구하고 있어요."

김미량 박사가 흥미로운 제안을 했습니다.

"성민 씨, 유기산 검사를 해 보는 건 어때요? 줄기세포들이 살고 있는 '환경의 품질'을 정확히 파악할 수 있어요."

"유기산 검사요?"

"네, 소변에 나오는 대사 산물들을 분석해서 몸속에서 무슨 일이 일어나고 있는지 들여다보는 거예요. 마치 줄기세포들이 보내는 '환경 보고서'를 읽는 것과 같죠."

3. 유기산 검사: 줄기세포 환경의 비밀 보고서

1) 줄기세포들이 보내는 SOS 신호

"줄기세포들이 최상의 성능을 발휘하려면 완벽한 환경이 필요해요. 적절한 영양소, 깨끗한 주변 환경, 건강한 동반자들이 있어야 하죠."

김미량 박사가 쉽게 설명했습니다.

"유기산 검사는 세포들이 살고 있는 환경을 간접적으로 평가하는 가장 정확한 방법이에요. 세포들의 대사 과정에서 나오는 부산물들을 보고 어떤 영양소가 부족한지, 어떤 시스템에 문제가 있는지 파악할 수 있거든요. 마치 토양 검사로 식물이 잘 자랄 수 있는 조건인지 확인하는 것처럼요."

2) 성민 씨의 줄기세포 환경 분석

2주 후, 성민 씨의 유기산 검사 결과가 나왔습니다.

"와! 이게 정말 제 몸속 대사 상태라고요? 세포들이 이런 환경에서 살고 있었다니!"

◎ **성민 씨의 세포 대사 현황:**

• **에너지 공급 시스템:**

- 상태: 85% 효율(양호하나 개선 여지 있음)

- 문제점: 비타민 B2, B3 약간 부족

- 세포의 목소리: "에너지 생산이 좀 더 원활했으면 좋겠어요!"

• **보호 환경 시스템:**

- 상태: 보통

- 문제점: 항산화 방어망에 약간의 틈

- 세포의 목소리: "독성 물질로부터 더 강한 보호가 필요해요!"

• **영양 공급망:**

- 상태: 기본은 충족, 미세영양소 일부 부족

- 문제점: 마그네슘, 아연 부족

- 세포의 목소리: "고급 영양소가 더 필요해요!"

4. 첫 번째 환경 개선: 미세영양소로 줄기세포 환경 업그레이드

1) 세포가 원하는 최적 환경 만들기

윤미래 박사가 합류했습니다.

"성민 씨, 세포들은 마치 최첨단 연구소에서 일하는 과학자들 같아요. 기본적인 것만으로는 안 되고, 최고급 장비와 재료가 있어야 최고의 성과를 낼 수 있거든요."

◎ **세포 환경 업그레이드 계획:**

- **에너지 효율성 최적화**
  - 비타민 B 콤플렉스: 세포의 에너지 공장 효율 증대
  - 코엔자임 Q10: 미토콘드리아 성능 향상
- **보호막 강화**
  - 비타민 D3: 5,000IU(세포 활성화와 면역 조절)
  - 아연: 15mg(DNA 복구와 세포 분열 지원)
  - 마그네슘: 400mg(300개 이상 효소 반응 지원)
- **고급 건축 재료 공급**
  - 오메가-3: 2,000mg(세포막 품질 향상)
  - 비타민 C: 항산화 방어망 구축

2) 미세영양소별 줄기세포 환경 개선 효과

(1) 비타민 D: 줄기세포의 총사령관

김미량 박사가 비타민 D의 놀라운 역할을 설명했습니다.

"비타민 D는 단순한 비타민이 아니라 줄기세포 환경을 총괄하는 호르몬이에요. 거의 모든 세포에 비타민 D 수용체가 있거든요."

◎ **비타민 D가 세포 환경에 미치는 영향:**

- 세포 분화 조절: 적절한 시기에 필요한 세포로 분화하도록 신호 전달
- 면역 환경 최적화: 과도한 염증 억제로 세포가 안전하게 활동할 수 있는 환경 조성
- 칼슘 항상성: 뼈세포와 혈액세포 활동을 위한 기본 환경 제공
- DNA 복구 지원: 세포의 유전자 안정성 향상

"성민 씨의 18ng/mL는 세포들이 '영양실조' 상태예요. 40-60ng/mL로 올리면 세포들이 완전히 다른 모습을 보일 거예요."

(2) 마그네슘: 세포의 에너지 관리자

"마그네슘은 600개 이상의 효소 반응에 관여하면서 특히 세포의 에너지 생산을 담당해요."

◎ **마그네슘의 세포 지원 역할:**

- ATP 생산 최적화: 세포 분열과 분화에 필요한 에너지 공급
- DNA 복제 지원: 세포가 새로운 세포를 만들 때 필요한 효소 활성화
- 단백질 합성: 세포가 만드는 다양한 신호 물질과 구조 단백질 생산 지원
- 염증 조절: 적절한 염증 반응으로 세포 활동 환경 보호

"성민 씨가 오후에 피곤한 것도 마그네슘 부족으로 세포들의 에너지 생산이 저하된 것일 수 있어요."

(3) 아연: 세포의 품질 관리자

"아연은 세포가 만드는 새로운 세포들의 품질을 관리하는 핵심 미네랄이에요."

◎ **아연이 세포 환경에서 하는 일:**

- 전사인자 조절: 세포가 언제, 어떤 세포로 분화할지 결정하는 유전자 스위치 조절
- 면역 세포 생산: 골수 세포가 건강한 면역 세포를 만들도록 지원

- **상처 치유**: 조직 세포들이 손상된 부위를 빠르고 정확하게 복구하도록 도움
- **항산화 효소 활성**: 세포를 활성산소로부터 보호

(4) 오메가-3: 세포 환경의 건축자

"오메가-3는 세포들이 살아가는 '집'인 세포막의 품질을 결정해요."

◎ 오메가-3의 세포 환경 개선 효과:

- **세포막 유연성**: 세포가 다른 세포로 분화할 때 필요한 막 구조 변화 지원
- **신호 전달 최적화**: 세포 간, 그리고 세포와 주변 환경 간 소통 개선
- **염증 해결**: 급성 염증이 만성화되지 않도록 도와 세포 환경 보호
- **혈관 건강**: 세포에게 영양과 산소를 공급하는 혈관 환경 개선

(5) 유기산 검사: 개인 맞춤형 영양소 처방의 혁신

김미량 박사가 유기산 검사의 혁신적인 의미를 설명했습니다.

"성민 씨, 예전에는 모든 사람에게 똑같은 종합비타민을 권했어요. 하지만 이제는 다릅니다. 유기산 검사를 통해 각 개인의 고유한 대사 패턴을 파악하고, 정말 필요한 영양소만 정확한 용량으로 맞춤 처방할 수 있게 되었어요."

◎ 유기산 검사가 가능하게 한 개인 맞춤형 접근:

- **기존 방식의 문제점:**
  - 모든 사람에게 동일한 종합비타민 권장
  - 부족하지 않은 영양소까지 과다 섭취
  - 정작 필요한 영양소는 부족한 상태 지속
  - 개인차 무시로 인한 효과 제한적

- **유기산 검사 기반 맞춤 처방의 장점:**
  - 정확한 진단: 어떤 영양소가 얼마나 부족한지 수치로 확인

- 효율적 보충: 필요한 것만 정확한 용량으로 보충

- 비용 효과적: 불필요한 영양제 구매 방지

- 안전성 확보: 과다 섭취로 인한 부작용 예방

"성민 씨의 경우를 보세요. 일반적인 종합비타민을 먹었다면 이미 충분한 비타민 B1은 더 많이 섭취하고, 정작 부족한 비타민 D와 마그네슘은 여전히 부족했을 거예요."

5. 성민 씨만의 정밀 영양소 처방전

유기산 검사 결과를 바탕으로 김미량 박사가 성민 씨 전용 처방전을 작성했습니다.

◎ **성민 씨 개인 맞춤 영양소 프로파일:**

• **우선 보충 필요(심각한 부족)**

- 비타민 D3: 5,000 IU/일 → 3개월 후 2,000IU 유지

- 마그네슘 글리시네이트: 400mg/일 → 에너지 대사 최적화 목적

• **중등도 보충 필요(경미한 부족)**

- 아연 피콜리네이트: 15mg/일 → 면역과 항산화 시스템 지원

- 오메가-3: 2,000mg/일(EPA:DHA = 3:2 비율) → 염증 조절

• **예방적 보충(정상이지만 스트레스 고려)**

- 비타민 B 콤플렉스: 저용량 → 에너지 대사 지원

- 비타민 C: 500mg/일 → 항산화 방어망 강화

• **보충 불필요(충분한 상태)**

- 비타민 B1, B6: 현재 수치 양호

- 철분: 남성이며 수치 정상으로 불필요

- 칼슘: 비타민 D 보충으로 흡수 개선 예상

"이렇게 개인별로 정확히 필요한 것만 보충하니까 효과도 빠르고 확실하죠?"

6. 성민 씨의 개인 맞춤 영양소 실험 결과

성민 씨의 맞춤형 영양소 보충 2주 후 놀라운 변화가 나타났습니다.

- **1주 차:** "정말 신기해요! 오후 피로감이 확실히 줄어들었어요. 그리고 운동 후 회복도 빨라진 것 같아요. 종합비타민 먹을 때와는 완전히 다른 느낌이에요."
- **2주 차:** "이전에 종합비타민 먹을 때는 변화를 잘 몰랐는데, 이번에는 정말 확실해요. 스트레스를 받아도 예전처럼 완전히 지치지 않고, 다음 날 아침에는 깔끔하게 리셋되는 느낌이에요."

김미량 박사가 설명했습니다.

"이게 바로 개인 맞춤형 접근의 힘이에요. 성민 씨에게 정말 필요한 영양소들만 정확한 용량으로 보충했기 때문에 효과가 이렇게 빨리 나타나는 거죠."

7. 개인 맞춤형 영양 관리의 미래

"앞으로는 유기산 검사 같은 정밀 진단을 통해 모든 사람이 자신만의 영양소 처방전을 받게 될 거예요."

◎ **개인 맞춤형 영양 관리의 발전 방향:**

- **1단계 – 정밀 진단(현재)**
  - 유기산 검사, 혈액 검사, 유전자 검사를 통한 개인 프로파일 작성
  - 부족한 영양소와 과다한 영양소 정확히 파악
- **2단계 – AI 기반 처방(진행 중)**
  - 개인의 생활 패턴, 스트레스, 운동량을 고려한 AI 추천
  - 실시간 모니터링을 통한 용량 조절

• 3단계 – 실시간 최적화(미래)

  - 웨어러블 기기를 통한 실시간 영양 상태 모니터링

  - 개인의 일일 컨디션에 맞춘 영양소 자동 조절

"성민 씨가 지금 경험하고 있는 것이 바로 미래 영양 관리의 시작점이에요!"

🔍 현대인의 미세영양소 부족 현실

김미량 박사가 충격적인 통계를 보여 주었습니다.

"성민 씨만의 문제가 아니에요. 현대인의 80% 이상이 이런 미세영양소 부족 상태예요."

▼ 주요 부족 영양소들과 그 원인:

• 비타민 D – 한국인 88% 부족

  - 원인: 실내 생활 증가, 자외선 차단제 과다 사용, 높은 위도

  - 세포에 미치는 영향: 면역 조절 실패, 염증 증가, 세포 분화 장애

  - 일상 증상: 만성 피로, 우울감, 잦은 감기

• 마그네슘 – 성인 70% 이상 부족

  - 원인: 가공식품 증가, 스트레스, 알코올, 카페인 과다 섭취

  - 세포에 미치는 영향: ATP 생산 저하, 근육 경련, 신경과민

  - 일상 증상: 불면증, 근육 경련, 심장 두근거림

• 오메가-3 – 권장량 대비 30% 수준

  - 원인: 생선 섭취 감소, 가공식품의 오메가-6 과다

  - 세포에 미치는 영향: 세포막 경직, 만성 염증, 신경 전달 장애

  - 일상 증상: 건조한 피부, 관절 통증, 집중력 저하

• 아연 – 성인 60% 이상 권장량 미달

  - 원인: 토양 미네랄 고갈, 가공식품, 식물성 위주 식단

  - 세포에 미치는 영향: 면역 기능 저하, 상처 치유 지연, DNA 손상

  - 일상 증상: 잦은 감기, 상처 치유 지연, 미각 저하

8. 미세영양소 간의 시너지 효과

"성민 씨, 각 영양소가 따로 작용하는 게 아니라 서로 도와 가며 세포 환경을 최적화해요."

◎ **비타민 D + 마그네슘 시너지**

- 마그네슘이 비타민 D를 활성 형태로 전환하는 효소를 활성화

- 비타민 D가 마그네슘 흡수를 도와 상호 보완

- **결과:** 뼈 건강과 근육 기능 최적화

◎ **아연 + 비타민 C 시너지**

- 아연이 비타민 C의 항산화 효과를 증폭

- 비타민 C가 아연의 흡수율을 높임

- **결과:** 면역 기능과 콜라겐 합성 강화

◎ **오메가-3 + 지용성 비타민 시너지**

- 오메가-3가 비타민 D, E, K의 흡수를 도움

- 지용성 비타민이 오메가-3의 산화를 방지

- **결과:** 세포막 건강과 전신 항염 효과

9. 개인별 미세영양소 필요량의 차이

김미량 박사가 중요한 개념을 설명했습니다.

"같은 영양소라도 개인의 유전자, 생활 환경, 스트레스 수준에 따라 필요량이 10배까지 차이가 날 수 있어요."

◎ **개인차를 결정하는 주요 요인들:**

• 유전적 요인

 - MTHFR 유전자 변이: 엽산과 비타민 B12 필요량 2-3배 증가

 - VDR 유전자 변이: 비타민 D 필요량 증가

 - APOE 유전자 변이: 오메가-3와 비타민 E 필요량 증가

• 환경적 요인

 - 스트레스 수준: 마그네슘, 비타민 C 소모량 증가

 - 운동량: 항산화 비타민과 미네랄 필요량 증가

 - 흡연/음주: 비타민 C, B군, 아연 필요량 크게 증가

• 건강 상태

 - 소화기 질환: 모든 영양소 흡수율 저하

 - 만성 질환: 항산화 영양소 필요량 증가

 - 약물 복용: 특정 영양소 흡수 방해 또는 소모 증가

10. 효과적인 미세영양소 보충 전략

1) 개인 맞춤형 영양소 관리 실천 가이드

◎ **1단계: 개인 상태 정확히 파악하기**

• **유기산 검사:** 가장 정확한 개인 맞춤 정보 제공

• **혈액 검사:** 기본적인 영양소 수치 확인

• **생활 패턴 분석:** 개인의 스트레스, 운동, 식습관 평가

• **증상 체크리스트:** 일상에서 느끼는 피로, 소화, 면역 등 상태 점검

◎ **2단계: 우선순위 설정하기**

- 가장 부족한 영양소부터 시작(유기산 검사 기준)

- 시너지 효과가 큰 조합 선택

- 단계적으로 추가하여 개별 효과 확인

- 과다 섭취 위험 영양소는 신중히 접근

◎ **3단계: 개인 맞춤 실행 계획**

- **기간별 목표 설정:** 3개월 집중 보충 → 유지 용량으로 조절

- **효과 모니터링:** 주관적 컨디션과 객관적 지표 동시 추적

- **상황별 조절:** 스트레스 증가 시기, 환절기 등 상황에 맞춘 조절

◎ **4단계: 고품질 제품 선택하기**

- **흡수율을 높이는 형태들:**

  - 마그네슘: 킬레이트 형태(글리시네이트, 타우레이트)

  - 아연: 피콜리네이트 또는 비스글리시네이트

  - 비타민 D: D3 형태, 지방과 함께 섭취

  - 오메가-3: EPA/DHA 비율 확인, 산화 방지 포장

- **복용 타이밍 최적화:**

  - 지용성 비타민(D, E, K): 지방이 포함된 식사와 함께

  - 수용성 비타민(B군, C): 식사 30분 전 또는 식간

  - 마그네슘: 저녁 식후(근육 이완과 수면 도움)

  - 아연: 공복 시(단, 위장 민감 시 식후)

2) 음식으로 미세영양소 최대화하기

"영양제는 보완책이에요. 기본은 여전히 음식이죠."

◎ **비타민 D 식품 소스 최적화:**

- **자연 합성:** 하루 15-20분 햇빛 노출(오전 10시-오후 3시)

- **식품:** 연어, 고등어, 계란 노른자, 버섯(UV 조사)
- **팁:** 비타민 K2와 함께 섭취하면 뼈 건강 시너지

◎ **마그네슘 풍부한 식품들:**

- **견과류:** 아몬드, 캐슈너트(하루 30g)
- **녹색 채소:** 시금치, 케일(클로로필에 마그네슘 함유)
- **씨앗류:** 호박씨, 해바라기씨
- **팁:** 조리 시 물에 우러나므로 국물까지 섭취

◎ **아연 효율적 섭취법:**

- **동물성:** 굴, 쇠고기, 닭고기(흡수율 높음)
- **식물성:** 호박씨, 참깨, 콩류(파이테이트 제거 위해 담금)
- **팁:** 비타민 C와 함께, 칼슘과는 분리 섭취

◎ **오메가-3 최적 섭취 전략:**

- **생선:** 일주일 2-3회, 손바닥 크기
- **식물성:** 아마씨, 치아시드, 호두(ALA → EPA/DHA 전환 고려)
- **팁:** 조리 시 고온 피하고, 항산화 식품과 함께

3) 미세영양소 보충의 주의 사항

◎ **과다 섭취 위험이 있는 영양소들:**

- **지용성 비타민:** 체내 축적되므로 용량 주의
- **철분:** 남성과 폐경 후 여성은 과다 섭취 위험
- **아연:** 40mg 이상 장기 복용 시 구리 결핍 위험

◎ **상호작용 주의 사항:**

- **칼슘과 마그네슘:** 2:1 비율 유지
- **아연과 구리:** 10:1 비율 권장
- **철분과 아연:** 흡수 경쟁하므로 분리 섭취

11. 성민 씨의 3개월 미세영양소 여정 결과

◎ **객관적 지표 변화:**

- 비타민 D: 18ng/mL → 52ng/mL
- 마그네슘: 하한선 → 정상 상위
- 오메가-3 지수: 4.2% → 9.1%
- 아연: 부족 → 정상 범위

◎ **주관적 컨디션 변화:**

- 에너지: "하루 종일 일정한 에너지 유지"
- 회복력: "스트레스나 운동 후 빠른 회복"
- 면역: "감기에 걸려도 빨리 나음"
- 정신적: "집중력과 기분 안정성 향상"

"정말 놀라워요. 이렇게 미세한 부분들이 이렇게 큰 변화를 만들어 낼 줄 몰랐어요!"

12. 두 번째 환경 개선: 장내미생물과 줄기세포의 파트너십

1) 장내미생물과 세포의 놀라운 파트너십

박장건강 박사가 더욱 자세한 설명을 시작했습니다.

"성민 씨, 장내미생물들은 단순히 소화만 돕는 게 아니에요. 이들은 세포들의 24시간 생활 서포터예요."

- 단쇄지방산 생산 – 세포의 고급 연료 "특히 부티르산은 장 세포의 주요 에너지원이에요. 일반 포도당보다 70% 더 효율적인 연료죠."

  - 장 세포 활성화: 장벽 재생과 면역 기능 최적화

  - 전신 항염 효과: 만성 염증 억제로 모든 세포 환경 개선

  - 대사 최적화: 인슐린 감수성 향상으로 세포 영양 공급 개선

- 면역 교육 시스템 – 세포의 보안관 "장내미생물들이 면역 세포들을 훈련시켜서 세포들이 안전하게 일할 수 있는 환경을 만들어요."

  - 면역관용 유도: 세포를 외부 침입자로 오인하지 않도록 면역 교육

  - 염증 조절: 적절한 수준의 염증으로 세포 활성화, 과도한 염증은 억제

  - 감염 방어: 병원균 침입 차단으로 세포 환경 보호

- 신경전달물질 생산 – 세포의 신호체계 "놀랍게도 신경 전달물질의 대부분이 장에서 만들어져요."

  - 세로토닌: 전체의 90%가 장에서 생산, 세포 분화 신호 조절

  - GABA: 스트레스 완화로 세포가 안정적으로 활동할 수 있는 환경 조성

  - 도파민: 동기부여와 보상 시스템으로 세포 활동 촉진

- 비타민 합성 – 세포의 영양 공장 "일부 장내미생물들은 비타민을 직접 만들어서 세포에게 공급해요."

  - 비타민 K2: 뼈세포와 혈관세포 활동 지원

  - 엽산: DNA 합성과 세포 분열에 필수적

  - 비오틴: 세포의 지방산 합성과 에너지 대사 지원

13. 성민 씨의 장내 생태계 현실 점검

박장건강 박사가 성민 씨의 장내미생물 분석 결과를 자세히 설명했습니다.

◎ **성민 씨의 장내 줄기세포 지원 시스템 현황:**

- **유익균 현황(총 45%)**
  - 비피도박테리움(15%): 면역 조절과 장벽 강화 담당
  - 락토바실러스(20%): 유해균 억제와 비타민 생산
  - 부티르산 생산균(10%): 장 세포 직접 지원
- **중성균 현황(45%)**
  - 특별히 해롭지도 도움도 되지 않는 균들
  - 환경에 따라 유익균 또는 유해균으로 변할 수 있음
- **유해균 현황(10%)**
  - 과도하지 않은 수준이지만 세포 환경에 부정적 영향
  - 염증 유발 가능성과 영양소 경쟁

"성민 씨는 나쁘지 않은 상태예요. 하지만 세포 환경을 최적화하려면 유익균을 60% 이상으로 늘려야 해요."

1) 장내미생물 최적화를 위한 구체적 전략

(1) 프리바이오틱스: 유익균들의 고급 사료

"유익균들이 줄기세포를 더 잘 도울 수 있도록 최고급 먹이를 제공해야 해요."

◎ **주요 프리바이오틱스와 그 효과:**

- **이눌린(양파, 마늘, 바나나)**: 비피도박테리움 증식으로 면역 조절 강화
- **펙틴(사과, 감귤류)**: 장벽 강화와 단쇄지방산 생산 증가
- **저항전분(식힌 밥, 감자)**: 부티르산 생산 특화로 장 줄기세포 직접 지원
- **베타글루칸(귀리, 버섯)**: 면역 세포 활성화와 줄기세포 환경 보호

김미량 박사가 고품질 프로바이오틱스 선택 기준을 설명했습니다.

"모든 프로바이오틱스가 똑같지 않아요. 줄기세포 환경 개선에 특화된 균주를 선택해야 해요."

◎ **세포 환경 개선 특화 균주:**

- **락토바실러스 람노서스**: 장 세포 증식 직접 촉진
- **비피도박테리움 롱굼**: 면역 조절과 염증 억제 전문
- **아커만시아 뮤시니필라**: 장벽 두께 증가와 대사 개선
- **락토바실러스 플란타룸**: 항산화 물질 생산으로 세포 보호

14. 성민 씨의 4주 장내 환경 개선 프로젝트

◎ **1주 차 - 토양 개량하기**

- 프리바이오틱스 풍부한 식품 일일 3회 이상 섭취
- 가공식품과 설탕 섭취 50% 감소
- 성민 씨: "처음에는 배에 가스가 조금 찼는데, 3일 후부터 편해졌어요"

◎ **2주 차 - 좋은 씨앗 뿌리기**

- 고품질 프로바이오틱스 보충제 시작
- 발효식품(김치, 요구르트) 일일 섭취
- 성민 씨: "소화가 확실히 좋아지고, 변도 규칙적으로 나와요"

◎ **3주 차 - 생태계 안정화**

- 다양한 식이섬유 섭취로 미생물 다양성 증가

- 항생제 성분이 들어간 제품 피하기

- 성민 씨: "신기하게 전반적인 컨디션이 좋아졌어요. 특히 면역력이 강해진 느낌?"

◎ 4주 차 – 최적화 완성

- 개인 맞춤 발효식품 제작(집에서 만든 요구르트, 콤부차)

- 스트레스 관리로 장-뇌 축 안정화

- 성민 씨: "몸 전체가 하나의 시스템으로 작동하는 느낌이에요!"

장내미생물과 줄기세포 환경의 과학적 연결 고리

▼ 장-뇌-줄기세포 축(Gut-Brain-Stem Cell Axis)

- 미주신경을 통한 직접적 신호 전달

- 혈류를 통한 대사물질 순환

- 면역 시스템을 통한 염증 조절

- 호르몬 시스템을 통한 전신 조율

▼ 단쇄지방산의 줄기세포 직접 효과:

- 후성유전학적 조절로 줄기세포 분화 방향 결정

- 미토콘드리아 생성 촉진으로 에너지 생산 최적화

- 항염 신호 전달로 줄기세포 보호 환경 조성

---

15. 성민 씨의 완성된 세포 최적 환경

1) 3개월 후: 세포들의 천국이 된 성민 씨의 몸

성민 씨의 몸속 환경은 이제 세포들이 최고 성능을 발휘할 수 있는 완벽한 조건을 갖추게 되었습니다.

◎ **완성된 세포 환경 시스템:**

- **고효율 에너지 공급 시스템**

  - 미세영양소 최적화로 ATP 생산 효율 95% 달성

  - 미토콘드리아 밀도 30% 증가

  - 세포들: "이제 에너지가 넘쳐 나요!"

- **완벽한 보안 시스템**

  - 항산화 방어망 완비로 활성산소 걱정 없음

  - 면역 시스템과 장내미생물의 완벽한 협력으로 외부 위협 차단

  - 세포들: "안전하게 일할 수 있어요!"

- **최고의 지원 시스템**

  - 장내미생물 60% 유익균으로 구성

  - 24시간 영양소 공급과 독소 제거 서비스

  - 세포들: "든든한 동료들이 있어 든든해요!"

2) 성민 씨가 체감한 놀라운 변화들

◎ **신체적 변화:**

- **에너지 레벨:** "아침부터 저녁까지 일정한 에너지 유지돼요."

- **회복 속도:** "운동 후나 스트레스 후 회복이 정말 빨라졌어요."

- **면역력:** "감기 걸려도 하루 만에 좋아져요."

- **소화 기능:** "뭘 먹어도 속이 편하고 영양소 흡수가 잘 되는 느낌이에요."

◎ **정신적 변화:**

- **집중력:** "오후에도 머리가 맑아요."

- **기분 안정성:** "스트레스를 받아도 금방 회복돼요."

- **수면 질:** "깊게 자고 개운하게 일어나요."

16. 구독자들의 성공 사례들

성민 씨의 경험을 따라 한 구독자들에게서도 놀라운 변화들이 보고되었습니다.

- 김직장인님: "성민 씨 따라서 비타민 D랑 마그네슘 챙겨 먹었더니 오후 피로가 정말 사라졌어요!"
- 박주부님: "프로바이오틱스랑 프리바이오틱스 함께 챙겨 먹으니까 변비가 완전히 해결됐어요. 그리고 아이 면역력도 좋아진 것 같아요."
- 이직장인님: "유기산 검사를 받아보니까 정말 부족한 영양소가 많더라고요. 3개월 보충하니까 몸이 완전히 달라졌어요."

17. 줄기세포 환경 최적화의 장기적 효과

윤미래 박사가 성민 씨의 변화를 과학적으로 분석했습니다.

"성민 씨가 경험한 변화들은 단순한 컨디션 개선이 아니라 근본적인 세포 환경 업그레이드예요."

◎ 측정 가능한 개선 지표들:

- 텔로미어 길이: 세포 노화 속도 20% 감소
- 염증 지표(CRP): 50% 감소
- 미토콘드리아 기능: 30% 향상
- 장내미생물 다양성: 40% 증가
- 항산화 능력: 35% 향상

◎ 예상되는 장기적 효과:

- 질병 예방: 만성 질환 발생 위험 크게 감소

- **노화 지연:** 생물학적 나이가 실제 나이보다 젊어짐

- **회복력 증진:** 스트레스나 질병으로부터 빠른 회복

- **인지 기능:** 뇌 건강 유지와 인지 능력 향상

🔍 줄기세포 환경 최적화 실전 가이드

▼ 단계별 접근법:

• 1단계: 현재 상태 파악(1-2주)

- 유기산 검사 또는 기본 건강검진으로 부족한 영양소 확인

- 장내미생물 상태 체크(변 상태, 소화 기능 관찰)

- 현재 컨디션과 문제점 정확히 파악

• 2단계: 기본 환경 구축(4-6주)

- 확인된 부족 영양소 우선 보충

- 프리바이오틱스 식품 일일 섭취량 늘리기

- 가공식품과 설탕 섭취 줄이기

• 3단계: 시스템 최적화(8-12주)

- 고품질 프로바이오틱스 추가

- 개인 맞춤형 영양소 미세 조정

- 생활 패턴과 연동한 통합 관리

▼ 효과적인 영양제 선택 기준:

- 흡수율 우선: 킬레이트, 리포솜 등 고흡수 형태

- 시너지 고려: 함께 복용 시 상호 작용 확인

- 개인 맞춤: 자신의 부족 상태에 맞는 용량과 형태

- 품질 인증: 제3기관 검증 제품 선택

▼ 장내미생물 관리 핵심 원칙:

- 다양성 우선: 단일 균주보다 복합 균주 선택

- 지속성 중요: 일시적 섭취보다 꾸준한 관리

- 음식과 병행: 보충제와 자연 발효 식품 함께 섭취

- 스트레스 관리: 정신적 스트레스도 장내 환경에 직접 영향

18. 성민 씨의 새로운 미션: 지식 나눔

성민 씨는 자신의 경험을 바탕으로 더 많은 사람을 도우려는 꿈을 키웠습니다.

"박사님, 정말 많은 분이 저처럼 미세한 부분 때문에 고생하고 계시는 것 같아요. 이런 좋은 정보를 더 많이 알려 드리고 싶어요."

"성민 씨의 실제 경험담이야말로 가장 신뢰할 수 있는 정보가 될 거예요. 많은 분에게 희망을 줄 수 있을 것 같네요."

성민 씨는 벌써 다음 콘텐츠를 계획하고 있었습니다.

"이번에는 '직장인을 위한 줄기세포 환경 만들기 30일 챌린지' 같은 실용적인 가이드를 만들어 보려고요!"

19. 마무리: 줄기세포와 함께하는 건강한 미래

지난 여정을 통해 성민 씨는 단순히 건강해진 것이 아니라, 자신의 몸과 줄기세포들이 어떻게 협력하여 최적의 건강 상태를 만들어 가는지 깊이 이해하게 되었습니다.

"처음에는 줄기세포 치료에만 관심이 있었는데, 이제는 제 몸 자체가 가장 훌륭한 줄기세포 치료 시스템이라는 걸 깨달았어요."

윤미래 박사가 마지막으로 중요한 메시지를 전했습니다.

"성민 씨, 가장 중요한 건 이 모든 것이 지속 가능해야 한다는 거예요. 완벽하게 하려고 스트레스를 받기보다는, 80% 정도만 꾸준히 유지하는 것이 더 큰 효과를 가져올 거예요."

성민 씨는 고개를 끄덕이며 답했습니다.

"네, 이제 이 모든 게 자연스러운 생활의 일부가 되었어요. 억지로 하는 게 아니라 몸이 원하는 대로 하는 거니까 전혀 부담스럽지 않아요."

7부

질문으로 풀어 보는 줄기세포의 Q&A와 그 외 최신 지견

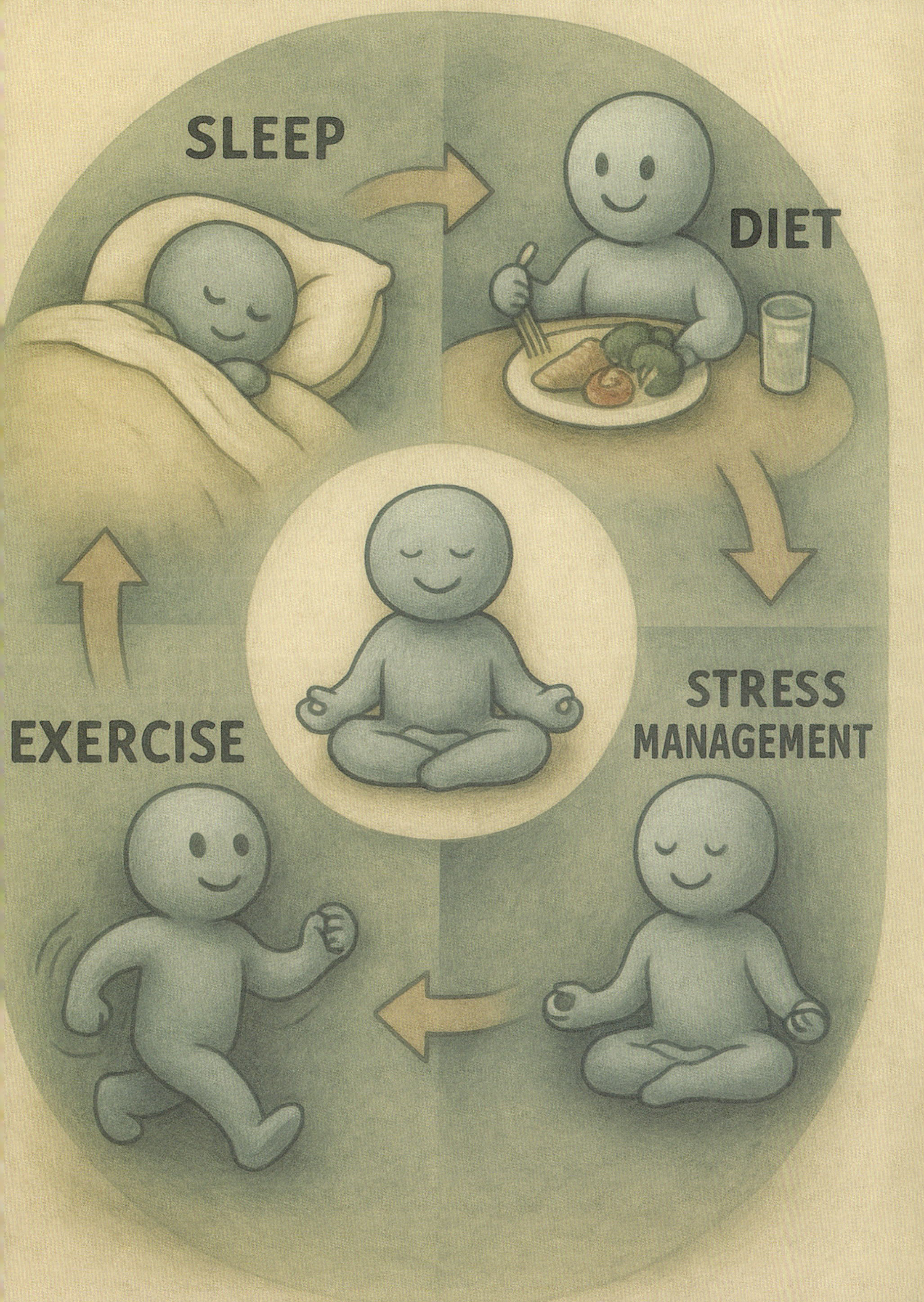

SLEEP
DIET
EXERCISE
STRESS
MANAGEMENT

18장

줄기세포 시술의 Q&A

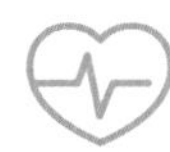 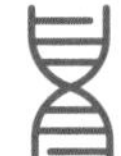 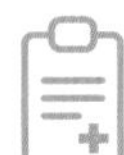

프롤로그: 구독자들의 절실한 질문들

성민 씨의 건강 블로그가 인기를 끌면서, 댓글 창에는 매일 현실적인 질문들이 쏟아져 나왔습니다. 6개월간의 줄기세포 여행을 통해 많은 것을 배운 성민 씨였지만, 구독자들의 구체적인 질문들 앞에서는 여전히 답하기 어려운 부분들이 많았습니다.

성민 씨는 원더셀의원을 찾아 윤미래 박사에게 도움을 요청했습니다.

"박사님, 구독자분들이 정말 현실적이고 구체적인 질문들을 많이 하세요. 제가 경험한 것만으로는 답할 수 없는 전문적인 내용들이 많아서요."

윤미래 박사는 성민 씨를 상담실로 안내하며 말했습니다.

"성민 씨, 오늘은 구독자분들이 가장 궁금해하는 질문들을 중심으로 정말 솔직하고 현실적인 이야기를 해 보죠. 성민 씨가 대신 물어보시면 제가 답해 드릴게요."

Q1. 실제 비용은 얼마나 들까요?

성민 씨: "박사님, 구독자인 최진실 씨(58세)가 이런 질문을 하셨어요. '원더셀의원에서 400만

원이라고 했는데 실제로는 얼마나 들까요? 숨겨진 비용이 있다는 얘기를 들어서 불안해요.' 정말 400만 원으로 끝나는 건가요?"

윤미래 박사: "아니에요, 성민 씨. 안타깝게도 '400만 원부터'라는 표현이 문제예요. 이건 기본 시술비만을 의미하거든요."

성민 씨가 놀란 표정을 지었습니다. "그럼 실제로는 얼마나 더 들어요?"

"실제 치료비 내역을 보여 드릴게요. 사전 검사비가 50-80만 원, 마취 및 시술비가 40-60만 원, 입원이나 관찰비가 30-40만 원, 사후 관리비가 40-60만 원 정도 추가로 들어가요. 그래서 첫 치료에만 600-700만 원은 예상하셔야 해요."

"그럼 최진실 씨 같은 경우는 총 얼마나 들 수 있을까요?"

"58세라면 대부분 2-3회 치료가 필요하니까, 총 1,000-1,400만 원 정도는 각오하셔야 할 것 같아요. 비용을 조금이라도 아끼시려면 여러 병원을 비교해 보시고, 사전 검사는 다른 병원 결과를 활용할 수 있는지 확인해 보세요."

Q2. 부작용이 정말 없나요?

성민 씨: "구독자 김걱정 씨(42세)가 치료받고 3일째인데 주사 맞은 부위가 계속 아프고 부어서 걱정이라고 하시는데요. 병원에서는 부작용이 거의 없다고 했는데 이게 정상인가요?"

윤미래 박사: "김걱정 씨의 증상은 전혀 이상한 게 아니에요. '부작용 거의 없음'이라는 광고가 과장된 표현이거든요."

"정말요? 그럼 실제로는 부작용이 꽤 있는 건가요?"

"최근 Cell Transplantation 저널에 발표된 연구를 보면, 48개 임상 시험 2,798명을 분석한 결과 주사 부위 반응이 15-20%에서 발생했어요. 발열도 10-15%, 피로감도 8-12%에서 나타났고요."

성민 씨가 걱정스럽게 물었습니다. "그럼 김걱정 씨는 어떻게 해야 할까요?"

"김걱정 씨의 경우는 전형적인 경미한 부작용이에요. 냉찜질을 하루 3-4회 정도 해 주시고,

아세트아미노펜을 드시면 돼요. 보통 1-2주 내에 자연스럽게 좋아져요. 다만 발열이 38.5도 이상 올라가면 바로 병원에 연락하세요."

Q3. 효과는 얼마나 지속되나요?

성민 씨: "박의문 씨(35세)라는 구독자가 1년 전에 치료받았는데 처음 6개월은 정말 좋았다가 요즘 다시 아파지기 시작했다고 해요. 효과가 이렇게 금방 사라지는 게 정상인가요?"

윤미래 박사: "박의문 씨의 경험은 매우 전형적이에요. 줄기세포 치료는 근본 치료가 아니라 일시적 개선 치료거든요."

"그럼 영구적인 치료가 아니라는 말씀이신가요?"

"맞아요, Regenerative Medicine 저널의 장기 추적 연구를 보면, 3개월에 85%가 효과를 유지하다가 12개월에는 60%, 24개월에는 30%만 의미 있는 개선을 지속해요. 박의문 씨는 35세니까 반응이 좋은 편이었는데, 1년 후 효과가 감소하는 건 예상 범위 내예요."

성민 씨가 현실적인 질문을 했습니다. "그럼 다시 치료받아야 하는 건가요?"

"네, 대부분 1-3년 주기로 재치료를 받게 돼요. 박의문 씨는 지금이 재치료를 고려할 적절한 시점이에요. 다만 체중 관리, 규칙적 운동, 금연 같은 생활 습관 개선으로 효과를 조금 더 오래 유지할 수는 있어요."

Q4. 몇 번이나 치료받아야 하나요?

성민 씨: "한번만 씨라는 구독자가 '한 번만 받으면 안 되나요? 계속 받아야 한다면 몇 번이나 받아야 할까요?'라고 물어보셨는데요."

윤미래 박사: "솔직히 말씀드리면 한 번으로 끝나는 경우는 40% 정도밖에 안 돼요. 나머지 60%는 추가 치료를 고려하게 되죠."

"연령대별로 차이가 있나요?"

"네, 꽤 차이가 나요. 30대는 평균 1.8회, 40대는 2.3회, 50대는 2.8회, 60대 이상은 3.2회 정도 받게 되는 경우가 많아요. 젊을수록 효과가 오래 지속되거든요."

성민 씨가 궁금해했습니다. "치료 횟수를 줄일 수 있는 방법은 없나요?"

"생활 습관 관리가 정말 중요해요. 체중을 적정하게 유지하고, 규칙적으로 운동하고, 금연하고, 스트레스를 잘 관리하면 재치료 시기를 몇 개월은 늦출 수 있어요. 특히 항염 식단을 드시는 것도 도움이 되고요."

Q5. 건강보험은 정말 적용 안 되나요?

성민 씨: "보험궁금 씨 구독자가 '이렇게 비싼 치료인데 건강보험은 정말 안 되나요?'라고 물어보셨는데요."

윤미래 박사: "안타깝게도 일반적인 줄기세포 치료는 거의 대부분 비보험이에요."

"아예 보험이 적용되는 경우는 없나요?"

"매우 제한적으로만 있어요. 혈액암 치료를 위한 조혈 줄기세포 이식, 중증화상 재생 치료, 특정 각막 재생 치료 정도예요. 하지만 관절염이나 당뇨 합병증, 심혈관 질환 같은 퇴행성 질환은 모두 비보험이에요."

성민 씨가 아쉬워하며 물었습니다. "왜 보험 적용이 안 되는 건가요?"

"여러 이유가 있는데, 가장 큰 건 효과의 불확실성이에요. 표준화된 치료법이 아직 없고, 장기 안전성 데이터도 부족하고, 기존 치료법과 비교했을 때 비용 효율성이 낮다고 판단되는 거죠. 그래서 환자분들이 경제적 부담을 많이 느끼시는 게 현실이에요."

Q6. 어떤 병원을 선택해야 할까요?

성민 씨: "병원고민 씨 구독자가 '병원마다 가격도 다르고 말하는 것도 달라서 어떤 곳을 선택해야 할지 모르겠다.'라고 하시는데요."

윤미래 박사: "정말 중요한 질문이에요. 좋은 병원을 고르는 기준이 있어요."

"어떤 기준인가요?"

"첫째, 투명한 정보 제공이에요. 성공 사례만 이야기하는 게 아니라 실패 사례와 부작용, 한계점까지 솔직하게 설명해 주는 곳이어야 해요."

성민 씨가 메모하며 물었습니다. "또 다른 기준은 뭐가 있을까요?"

"의료진의 경험도 중요해요. 줄기세포 치료 경험이 5년 이상이고, 관련 학회 활동이나 논문 발표를 하는 의사인지 확인해 보세요. 그리고 세포 배양 시설과 멸균 시스템이 제대로 갖춰져 있는지도 봐야 하고요."

"피해야 할 병원의 특징도 있나요?"

"'100% 효과 보장' 같은 과장 광고를 하는 곳, 상담 없이 바로 시술을 권유하는 곳, 비용 설명을 회피하거나 부작용 설명을 안 하는 곳은 피하세요. 그리고 다른 치료법은 언급도 안 하고 무조건 줄기세포만 권하는 곳도 의심스러워요."

Q7. 나이가 많으면 효과가 떨어지나요?

성민 씨: "나이걱정 씨(65세) 구독자가 '65세인데 나이가 많아서 효과가 없을까 봐 걱정돼요.'라고 하시는데요."

윤미래 박사: "나이는 분명히 치료 결과에 영향을 줘요. 솔직히 말씀드리면 65세라면 30-40대보다는 성공률이 낮아져요."

"구체적으로 얼마나 차이 나나요?"

"30-40대는 성공률이 75-80% 정도인데, 60대 이상은 45-60% 정도예요. 나이가 들면서 줄기세포 활성도가 떨어지고, 조직 재생 능력도 감소하고, 염증 반응은 늘어나거든요."

성민 씨가 걱정스럽게 물었습니다. "그럼 65세는 치료받지 않는 게 나을까요?"

"꼭 그런 건 아니에요. 전반적인 건강 상태가 좋고, 기존 치료로 효과가 없었고, 경제적 부담이 없다면 시도해 볼 만해요. 다만 현실적인 기대치를 갖는 게 중요해요. 완치보다는 삶의 질 개선 정도로 생각하시고, 충분한 회복 기간도 염두에 두셔야 하고요."

Q8. 치료 후 특별히 주의해야 할 것들이 있나요?

성민 씨: "관리궁금 씨 구독자가 '치료를 받은 후에 특별히 주의해야 할 것들이 있나요?'라고 물어보셨어요."

윤미래 박사: "치료 후 관리가 정말 중요해요. 시기별로 다르게 관리해야 하거든요."

"치료 당일에는 어떻게 해야 하나요?"

"당일에는 시술 부위를 안정시키고, 냉찜질을 15-20분씩 2-3번 해 주세요. 충분히 수분을 섭취하고, 음주는 절대 금지, 격렬한 운동도 하시면 안 돼요."

성민 씨가 계속 물었습니다. "첫 주는 어떻게 관리하나요?"

"첫 주에는 가벼운 일상 활동은 괜찮지만, 시술 부위를 청결하게 유지하시고, 발열이 생기면 즉시 병원에 연락하세요. 처방된 약물은 꼭 드시고, 사우나나 찜질방은 피하세요."

"장기적으로는 어떤 관리가 필요한가요?"

"한 달 후부터는 점진적으로 운동을 늘리시고, 체중 관리를 시작하세요. 정기적인 추적 관찰도 받으시고요. 장기적으로는 규칙적인 운동, 균형 잡힌 식단, 충분한 수면, 스트레스 관리, 금연과 절주가 정말 중요해요. 반대로 과도한 체중 증가나 장시간 같은 자세, 무리한 운동은 피하셔야 하고요."

Q9. 실패하는 경우도 있나요? 어떤 경우인가요?

성민 씨: "실패걱정 씨 구독자가 '모든 사람에게 다 효과가 있는 건 아니죠? 실패하는 경우도 있나요?'라고 물어보셨어요."

윤미래 박사: "물론 실패하는 경우도 있어요. 전체 환자의 15-25% 정도는 만족스럽지 못한 결과를 보이거든요."

"어떤 경우에 실패하기 쉬운가요?"

"몇 가지 요인이 있어요. 먼저 환자 요인으로는 70세 이상 고령, 심각한 동반 질환, 흡연, 심한 비만, 당뇨병 조절이 안 되는 경우예요. 질환 요인으로는 매우 진행된 4단계 관절염, 여러 관절에 동시 문제가 있는 경우, 자가면역 질환이 동반된 경우, 이전 수술 이력이 많은 경우도 성공률이 떨어져요."

성민 씨가 걱정스럽게 물었습니다. "그럼 실패하면 어떻게 해야 하나요?"

"먼저 왜 실패했는지 원인을 분석해야 해요. 그다음에 엑소좀이나 PRP 같은 다른 치료법을 고려하거나, 물리 치료나 약물 치료 같은 기존 치료를 병행할 수 있어요. 최후 수단으로는 수술적 치료도 고려할 수 있고요."

"실패를 줄이는 방법은 없나요?"

"충분한 사전 검사로 적절한 환자를 선별하고, 현실적인 기대치를 설정하고, 철저한 사후 관리를 하는 게 중요해요. 그리고 환자분도 치료 후 생활 습관 관리를 잘 하셔야 하고요."

Q10. 만성 질환이나 자가면역 질환이 있어도 치료받을 수 있나요?

성민 씨: "자가면역 씨라는 구독자가 '만성 질환을 가지고 있는 사람이나 자가면역 질환이 있는 분들도 많이 받는다고 하던데, 정말 효과가 있나요?'라고 물어보셨어요."

윤미래 박사: "네, 실제로 그런 분들이 많이 찾아오세요. 특히 류머티즘 관절염, 루푸스, 크론병 같은 자가면역 질환 환자분들이 많이 문의하시거든요."

"그런데 자가면역 질환 환자들에게도 안전한가요?"

"물론 주의가 필요하지만, 오히려 이런 분들에게 줄기세포 치료가 도움이 될 수 있어요. 만성 질환이나 자가면역 질환이 오래된 분들은 조직 손상이 정상적인 사람들보다 빨리 진행되거든요."

성민 씨가 궁금해하며 물었습니다. "어떤 식으로 도움이 되는 건가요?"

"두 가지 방식으로 접근할 수 있어요. 첫 번째는 '유지 관리' 개념이에요. 중간중간에 줄기세포 치료를 받아서 손상된 조직을 치료해 주면, 완전히 고장 나기까지의 시간을 늘려 줄 수 있어요. 마치 오래된 자동차를 정기적으로 정비해서 수명을 연장하는 것처럼요."

"두 번째는 뭔가요?"

"더 흥미로운 건 질병 자체를 호전시키는 경우예요. 줄기세포가 면역계를 조절하는 작용이 있어서, 자가면역 질환의 과도한 염증 반응을 진정시키는 효과를 보이기도 해요."

성민 씨가 놀라며 물었습니다. "정말요? 그럼 자가면역 질환이 치료되는 건가요?"

"완치는 아니지만, 실제로 류머티즘 관절염 환자에서 염증 수치가 감소하고 관절 파괴 속도가 느려지는 경우를 자주 목격해요. 크론병 환자에서도 장 염증이 줄어들고 증상이 개선되는 사례들이 있고요."

"그럼 이런 환자들은 얼마나 자주 치료받아야 하나요?"

"일반 환자들보다는 더 자주 받는 경우가 많아요. 보통 6개월에서 1년 주기로 받으시는 분들이 많고, 질병의 진행 상태에 따라 조절하죠. 중요한 건 기존 치료를 중단하는 게 아니라 병행하는 거예요."

성민 씨가 걱정스럽게 물었습니다. "부작용은 더 위험하지 않나요?"

"오히려 자가면역 질환 환자들에게 줄기세포의 면역 조절 효과가 도움이 되는 경우가 많아요. 다만 면역억제제를 복용 중인 분들은 감염 위험을 더 주의 깊게 관찰해야 하고, 주치의와 충분히 상의한 후에 결정하는 게 중요해요."

"그럼 이런 분들에게는 특별히 권하시는 편인가요?"

"기존 치료로 한계에 부딪힌 분들, 특히 스테로이드나 면역억제제의 부작용 때문에 고생하시는 분들에게는 시도해 볼 만한 가치가 있다고 봐요. 다만 질병을 완치시킨다는 기대보다는 진행을 늦추고 삶의 질을 개선한다는 관점에서 접근하시는 게 좋겠어요."

1. 마무리: 성민 씨의 깨달음

모든 질문에 대한 답을 들은 후, 성민 씨는 깊은 감회를 느꼈습니다.

"박사님, 얼마 전까지만 해도 줄기세포가 만능 치료인 줄 알았는데, 이렇게 다양하고 복잡한 고려 사항들이 있었구나 싶어요."

윤미래 박사가 미소를 지으며 말했습니다.

"성민 씨, 오늘 나눈 이야기가 구독자분들에게 정말 도움이 될 거예요. 가장 중요한 건 환자가 충분한 정보를 바탕으로 스스로 결정할 수 있도록 돕는 거거든요."

2. 성민 씨가 블로그에 올린 마무리 글

그날 저녁, 성민 씨는 블로그에 18장 내용을 정리하며 이렇게 적었습니다.

"구독자 여러분, 오늘 윤미래 박사님과 함께 여러분이 가장 궁금해하셨던 질문들에 대해 솔직하고 현실적인 답변을 들어 봤습니다.

완벽한 치료는 없지만, 충분한 정보와 현실적인 기대치를 가지고 접근한다면 좋은 결과를 얻을 수 있을 거예요. 무엇보다 성공 사례만이 아니라 실패 가능성과 한계점까지 솔직하게 알려 주는 의료진을 만나는 것이 중요하다는 걸 깨달았습니다."

19장 노화 세포 제거제, GDF11, NAD+ 최신 연구 정리

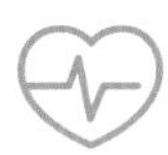 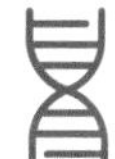 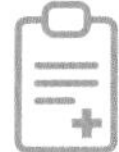

성민 씨는 컴퓨터 앞에서 한참을 고민하고 있었습니다. 화면에는 여러 개의 탭이 열려 있었죠. '혁신적인 NAD+ 부스터, 한 달분 35만 원', '노화 세포 제거제로 젊음 되찾기', '젊은 피 수혈로 20년 젊어지기'….

"정말 효과가 있다면…." 성민 씨는 중얼거렸습니다. "이 중에 하나라도 진짜면 좋을 텐데…"

마침 연구실 문이 열리며 윤미래 박사가 들어왔습니다.

"성민 씨, 뭘 그렇게 심각하게 보고 있어요?"

"박사님, 요즘 SNS에서 항노화 제품 광고를 정말 많이 보는데요. 종류도 엄청 많고… 정말 효과가 있는 건지 궁금해서요."

윤미래 박사는 성민 씨의 화면을 들여다보더니 깊은 한숨을 쉬었습니다.

"성민 씨, 오늘은 정말 중요한 이야기를 해야겠네요. 광고 속 화려한 약속들과 과학적 현실 사이의 격차에 대해서 말이에요."

1. 첫 번째 미혹: 노화 세포 제거제의 매혹적인 약속

1) 죽지도 않고 살지도 않는 좀비 세포들

김약물 박사가 화이트보드에 세포 그림을 그려 가며 설명했습니다.

"성민 씨, 우리 몸에는 '좀비 세포'라고 불리는 것들이 있어요. 정식 명칭은 노화 세포(senescent cell)인데, 더 이상 분열하지도 않으면서 죽지도 않는 세포들이죠."

"좀비 세포라니… 무서운데요?" 성민 씨가 움찔했습니다.

"실제로 이 세포들이 문제를 일으켜요. SASP(Senescence-Associated Secretory Phenotype)라고, 염증 물질을 계속 분비해서 주변 건강한 세포들을 괴롭히거든요."

김약물 박사는 마커로 세포 주변에 빨간 화살표들을 그려 넣었습니다.

"이게 바로 염증 신호들이에요. 마치 썩은 사과 한 개가 상자 전체를 망가뜨리는 것처럼요."

2) 노화 세포를 다루는 두 가지 전략

"그럼 이런 나쁜 세포들을 어떻게 처리할 수 있나요?" 성민 씨가 궁금해했습니다.

김약물 박사가 화이트보드에 두 개의 원을 그렸습니다.

"노화 세포를 다루는 방법은 크게 두 가지로 나뉩니다."

(1) 세놀리틱스(Senolytics) – '좀비 세포 완전 제거'

김약물 박사가 첫 번째 원에 X 표시를 그었습니다.

"세놀리틱스는 노화 세포를 아예 죽여서 제거하는 방법이에요. 다사티닙과 퀘르세틴이 대표적인 세놀리틱스죠."

성민 씨의 눈이 반짝였습니다. "그럼 정말 젊어질 수 있는 거네요!"

"잠깐, 성급하게 결론 내리지 마세요." 김약물 박사가 손을 들었습니다. "이론은 완벽해 보이지만, 현실은 복잡해요."

김약물 박사가 두 번째 원 주위에 화살표들을 그리고 그 위에 차단 표시를 했습니다.

"세노모픽스는 다른 접근법이에요. 노화 세포를 죽이지는 않지만, 나쁜 물질을 분비하지 못하게 막는 거죠."

성민 씨가 이해하려고 애썼습니다. "좀비는 그대로 두지만 독을 뿜지 못하게 한다는 뜻인가요?"

"정확해요! SASP라고 하는 염증 물질 분비만 차단하는 거예요."

윤미래 박사가 덧붙였습니다. "세노모픽스의 대표적인 예가 메트포르민이에요. 당뇨약으로 유명하지만, 실제로는 노화 세포의 염증 분비를 억제하는 효과가 있거든요."

3) 세놀리틱스의 첫 인간 실험

김약물 박사가 2019년 EBioMedicine 저널 논문을 꺼내 놓았습니다.

"Mayo Clinic에서 한 첫 번째 세놀리틱스 인간 실험이에요. 특발성 폐섬유증 환자 14명에게 다사티닙과 퀘르세틴을 3일간 투여했죠."

"결과가 어땠나요?"

"6분 걷기 테스트에서 평균 20.4미터를 더 걸을 수 있게 됐어요. 의자에서 일어나는 시간도 1.4초 빨라졌고요."

성민 씨는 기대에 찬 눈으로 물었습니다. "그럼 효과가 있는 거네요!"

"하지만 여기에 중요한 한계가 있어요." 김약물 박사의 표정이 진지해졌습니다. "첫째, 겨우 14명의 소규모 연구였어요. 둘째, 대조군이 없는 단일군 연구였어요. 셋째, 이미 중증 폐 질환을 앓는 환자들이었어서 건강한 사람에게 같은 효과가 있을지는 알 수 없죠."

4) TAME 연구: 세노모픽스의 현실적 도전

윤미래 박사가 새로운 파일을 꺼내 놓았습니다.

"세놀리틱스가 안전성 문제로 어려움을 겪는 동안, 세노모픽스 접근법으로 진행되는 흥미로운 연구가 있어요."

"어떤 연구인가요?"

"TAME 연구예요. Targeting Aging with Metformin의 줄임 말이죠."

김약물 박사가 설명을 이어받았습니다. "메트포르민은 60년 넘게 당뇨병 치료에 쓰인 안전한 약물이에요. 그런데 Diabetes Care에 발표된 대규모 관찰 연구에서 이 약을 복용하는 당뇨병 환자들이 그렇지 않은 사람들보다 오래 산다는 사실이 밝혀졌어요."

"TAME 연구의 혁신적인 점은 노화 자체를 하나의 질병으로 보고 치료하려는 첫 번째 대규모 임상 시험이라는 거예요." 윤미래 박사가 강조했습니다.

"65세에서 79세 사이의 3,000명을 대상으로 6년간 진행될 예정이에요. 심장병, 암, 치매, 뇌졸중 등 노화 관련 질환의 발생을 얼마나 지연시킬 수 있는지 확인하는 거죠."

5) 세노모픽스 vs 세놀리틱스: 현실적 비교

"어떤 접근법이 더 좋은가요?" 성민 씨가 물었습니다.

김약물 박사가 비교해 설명했습니다. "세노모픽스가 몇 가지 장점이 있어요. 첫째, 더 안전할 가능성이 높아요. 노화 세포를 완전히 제거하는 게 아니라 유해한 부분만 차단하니까요."

"둘째, 노화 세포의 일부 긍정적 기능은 보존할 수 있어요. 상처 치유 같은 과정에서 노화 세포가 필요한 역할을 하는 경우가 있거든요."

윤미래 박사가 덧붙였습니다. "셋째, 메트포르민처럼 이미 안전성이 검증된 약물을 활용할 수 있어서 임상 적용이 더 빠를 수 있어요."

"하지만 아직 TAME 연구는 진행 중이에요. 결과가 나오려면 몇 년 더 기다려야 하죠."

6) 현실의 벽: 선택성의 한계와 안전성 우려

"세놀리틱스의 더 큰 문제가 있어요." 윤미래 박사가 끼어들었습니다.

"노화 세포를 '선택적으로' 제거한다는 게 생각보다 어려워요."

성민 씨가 고개를 갸웃했습니다. "왜요?"

"예를 들어, 상처가 났을 때 일시적으로 세포가 노화 상태가 되는 경우가 있어요. 이건 상처 치유에 필요한 정상적인 과정인데, 무작정 제거하면 오히려 해가 될 수 있어요."

김약물 박사가 2020년 Nature Reviews Drug Discovery에 발표된 연구를 인용하며 덧붙였습니다. "게다가 다사티닙은 원래 만성골수성백혈병 치료제예요. 건강한 사람이 장기간 복용했을 때의 안전성 데이터는 부족해요."

7) 부작용의 그림자

"어떤 부작용이 있을 수 있나요?" 성민 씨가 걱정스럽게 물었습니다.

"다사티닙의 알려진 부작용으로는 혈소판 감소증으로 인한 출혈 위험 증가, 체액 저류로 인한 부종, 심장 독성, 폐독성 등이 있어요. 특히 폐부종은 생명을 위협할 수 있는 심각한 부작용이죠."

성민 씨는 광고를 다시 보며 중얼거렸습니다. "광고에서는 이런 이야기는 안 하던데…."

"그게 문제죠. 좋은 면만 부각시키고 위험성은 숨기는 거예요."

2. 두 번째 미혹: NAD+, 35만 원의 세포 에너지

1) 박희망 씨의 절망적인 선택

성민 씨가 다른 탭을 클릭하며 말했습니다.

"박사님, 제 블로그 구독자인 박희망 씨가 댓글을 남겼는데… NAD+ 보충제에 한 달에 30만 원을 쓰고 있다고 해요. 효과가 있는지 궁금하다고 하시네요."

김대사 박사가 안타까운 표정을 지었습니다. "30만 원이라… 그분의 간절함이 느껴지네요."

2) NAD+, 세포의 화폐

"먼저 NAD+(Nicotinamide Adenine Dinucleotide)가 뭔지 설명할게요." 김대사 박사가 미토콘드

리아 그림을 그렸습니다. "NAD+는 세포의 '화폐' 같은 거예요. 에너지를 만들고, DNA를 고치고, 스트레스에 대응하는 모든 과정에 필요한 조효소죠."

"그럼 정말 중요한 거네요!"

"맞아요, 문제는 나이가 들면서 NAD+가 줄어든다는 거예요. Science 저널에 발표된 연구에 따르면, 40대가 되면 20대의 절반으로, 60대가 되면 약 25% 수준으로 감소해요."

성민 씨는 자신의 나이를 생각하며 걱정스러워했습니다. "그럼 보충해야 하는 거 아닌가요?"

3) NMN의 화려한 등장과 현실적 한계

"시중에 나온 NAD+ 부스터 중 가장 유명한 게 NMN(Nicotinamide Mononucleotide)이에요." 김대사 박사가 설명했습니다. "Cell Metabolism에 발표된 마우스 실험에서는 정말 놀라운 결과가 나왔어요."

"어떤 결과요?"

"당뇨병이 개선되고, 신경변성이 보호되고, 운동 능력도 향상됐죠. 수명도 연장됐고요."

성민 씨의 눈이 다시 반짝였습니다. "그럼 효과가 확실한 거네요!"

"잠깐, 아직 끝나지 않았어요." 김대사 박사가 다른 논문을 꺼냈습니다. "인간 실험은 완전히 다른 이야기예요."

4) 인간 실험의 제한적 성과

"2021년 Science에 발표된 연구를 보세요. 폐경 후 전당뇨병 여성 25명에게 10주 동안 하루 250mg의 NMN을 투여했어요."

"결과가 어땠나요?"

"근육에서 인슐린 감수성이 약 25% 개선됐어요. 통계적으로 유의한 결과였죠."

성민 씨가 기뻐하려는 찰나, 김대사 박사가 계속 말했습니다.

"하지만 다른 주요 지표들인 체중, 혈당, 혈압, 콜레스테롤 등은 거의 변화가 없었어요. 그리고 겨우 25명, 10주 동안의 짧은 실험이었어요. 장기 안전성과 효과는 아직 불분명하죠."

5) 35만 원의 현실과 흡수율 문제

성민 씨가 가격을 다시 확인해 보고 깜짝 놀랐습니다. "정말 비싸네요. 한 달에 35만 원이면… 1년이면 400만 원이 넘어요."

"더 중요한 문제는 생체 이용률이에요." 김대사 박사가 Nature Communications 연구를 인용했습니다. "경구 복용한 NMN의 실제 흡수율과 조직 전달률은 생각보다 낮아요. 대부분이 소화관에서 분해되거나 간에서 대사되어 버리죠."

6) 자연스러운 대안의 과학적 근거

윤미래 박사가 희망적인 소식을 전했습니다. "하지만 NAD+를 늘리는 자연스러운 방법들이 있어요."

"어떤 방법들이요?"

"Cell Metabolism에 발표된 연구에 따르면, 고강도 인터벌 운동이 NAD+ 수준을 크게 증가시켜요. 간헐적 단식도 Cell Research에서 NAD+ 증가 효과가 입증됐고, 수면도 중요해요."

성민 씨가 계산해 보며 말했습니다. "그럼 헬스장 한 달 회비 10만 원이 NAD+ 보충제 35만 원보다 더 효과적이라는 말씀이세요?"

"정확히 맞아요. 게다가 운동은 NAD+뿐만 아니라 전반적인 건강에도 좋잖아요."

3. 세 번째 미혹: GDF11, 좌절된 젊음의 꿈

1) 피를 나누는 기괴한 실험

성민 씨가 세 번째 탭을 클릭하자 김혈액 박사가 2005년 Nature에 발표된 파라바이오시스 실험 사진을 보여 주었습니다. 두 마리의 마우스가 옆구리끼리 꿰매어져 있는 모습이었죠.

"으악, 이게 뭐예요?" 성민 씨가 몸서리를 쳤습니다.

"파라바이오시스(parabiosis)라는 실험이에요. 젊은 마우스와 늙은 마우스를 연결해서 혈액을 공유하게 하는 거죠."

"왜 이런 끔찍한 실험을…."

"놀라운 일이 일어났거든요. 늙은 마우스의 여러 조직이 젊어지기 시작한 거예요."

2) 젊음의 단백질, GDF11의 발견과 논란

"2013년부터 2014년까지, 하버드대학 연구 팀이 Cell과 Science에 연이어 놀라운 논문들을 발표했어요." 김혈액 박사의 목소리에 흥분이 섞여 있었습니다.

"GDF11(Growth Differentiation Factor 11)이라는 단백질이 젊음의 핵심 인자라고 주장했어요. 첫 번째 연구에서는 늙은 마우스의 심장이 젊어졌고, 두 번째에서는 근육이 재생됐고, 세 번째에서는 뇌혈관이 증가하고 신경발생이 촉진됐어요."

성민 씨는 상상하며 말했습니다. "정말 젊음의 샘을 찾은 거네요!"

"전 세계가 그렇게 생각했어요. 벤처캐피털들이 줄을 섰고, 제약회사들이 앞다퉈 연구에 뛰어들었어요."

3) 잔혹한 반전: 재현성 위기

하지만 김혈액 박사의 표정이 어두워졌습니다.

"그런데 2015년부터 상황이 바뀌었어요."

"무슨 일이 있었나요?"

"다른 연구 팀들이 같은 실험을 재현하려고 했는데… 결과가 완전히 달랐어요."

김혈액 박사가 Cell Reports와 Cell Metabolism에 발표된 반박 논문들을 펼쳤습니다.

"하버드 연구 팀은 GDF11이 나이가 들면서 감소한다고 했는데, 다른 팀들은 오히려 증가한다고 발표했어요. 근육 재생을 도와준다고 했는데, 오히려 방해한다는 결과가 나왔어요."

4) 측정의 함정과 과학적 논란

"대체 뭐가 잘못된 건가요?" 성민 씨가 혼란스러워했습니다.

"문제는 측정 방법에 있었어요." 김혈액 박사가 설명했습니다. "GDF11과 GDF8(myostatin)이
분자구조가 90% 이상 유사해서, 초기 항체들이 이 둘을 제대로 구분하지 못했던 거죠."

"그럼 지금까지의 연구가 다 틀렸다는 건가요?"

"2019년 Aging Cell에 발표된 리뷰 논문에 따르면, GDF11의 효과는 조직과 나이, 측정 방법
에 따라 매우 다양하게 나타나요. 일부는 유익하고 일부는 해로울 수 있다는 거죠."

5) 실패한 상업화와 현재 상황

"그래도 회사들은 계속 연구했겠죠?" 성민 씨가 물었습니다.

"Elevian이라는 회사가 2017년에 설립돼서 GDF11 기반 치료제를 개발하려고 했어요. 초기
에는 2천만 달러 투자도 받았고요."

"지금은 어떻게 됐나요?"

"아직까지 임상 시험 단계에도 진입하지 못했어요. 최근에는 GDF11보다는 다른 접근법으로
방향을 바꾼 것 같아요."

4. 네 번째 미혹: 젊은 피의 유혹과 FDA 경고

1) 실리콘밸리의 기괴한 유행

성민 씨가 마지막 탭을 클릭하며 충격적인 뉴스 기사를 보여 주었습니다.

"박사님, 실리콘밸리 억만장자들이 젊은 사람 피를 수혈받는다는 기사를 봤는데요. 정말인가요?"

김혈액 박사의 표정이 심각해졌습니다. "안타깝게도 사실이에요. Ambrosia라는 회사가 실제

로 그런 서비스를 제공했거든요."

"얼마나 받았나요?"

"젊은 혈장 1리터에 8,000달러, 2리터에 12,000달러였어요. 우리 돈으로 1,000-1,500만 원 정도죠."

성민 씨는 기겁했습니다. "그 비싼 돈을 내고 효과가 있었나요?"

2) FDA의 강력한 경고와 과학적 근거 부족

"2019년에 FDA가 강력한 경고문을 발표했어요." 김혈액 박사가 공식 문서를 보여 주었습니다.

"FDA는 '젊은 혈장이 노화나 질병을 치료한다는 과학적 증거가 없으며, 오히려 심각한 위험이 있다.'라고 명시했어요."

"어떤 위험들이요?"

"알레르기 반응, 순환기 과부하 관련 급성 폐 손상(TRALI), 감염성 질환 전파, 심지어 사망 위험까지 있어요. 그래서 상업적 젊은 혈장 수혈을 중단하도록 권고했죠."

3) 실패한 임상 시험들

"실제로 제대로 된 임상 시험도 있었어요." 김혈액 박사가 Alzheimer's & Dementia 저널 논문을 인용했습니다. "경도-중등도 알츠하이머 환자 18명에게 젊은 혈장을 4주간 수혈했는데…."

"결과가 어땠나요?"

"인지 기능 개선은 전혀 없었어요. 오히려 일부 환자에서 부종과 발열이 생겼고, 한 명은 심부전이 악화됐어요."

성민 씨가 한숨을 쉬었습니다. "파라바이오시스 실험에서는 효과가 있었는데 왜 인간에서는 안 되는 건가요?"

"파라바이오시스는 단순 수혈이 아니라 혈관 자체를 연결해서 지속적으로 순환하는 거예요. 다양한 신호 분자들의 복합적 작용이 필요한 거죠. 일회성 수혈로는 같은 효과를 기대할 수 없어요."

5. 성민 씨의 깨달음과 긴 여정의 마무리

1) 과학적 사고의 중요성

윤미래 박사가 성민 씨에게 마지막 조언을 했습니다.

"성민 씨가 이번에 가장 많이 배운 게 뭐라고 생각해요?"

"과학적 사고예요. 하나의 연구 결과만 보고 판단하면 안 되고, 여러 독립적인 연구들을 종합해서 봐야 한다는 것도 배웠고요."

"맞아요, 그리고 뭔가 너무 좋아 보이면 의심해 보는 것도 중요하죠."

성민 씨가 정리하며 말했습니다. "결국 '마법 같은 치료'는 없다는 거네요. 광고에서 말하는 혁신적인 치료들도 실제로는 제한적이고, 부작용도 있고, 비용도 많이 들고…."

김약물 박사가 중요한 점을 지적했습니다.

"또 하나 문제는 과학 뉴스의 과장 보도예요. 동물 실험 결과를 마치 인간에게도 바로 적용될 것처럼 보도하거나, 예비 연구 결과를 확정된 것처럼 발표하는 경우가 많아요."

"어떻게 구분할 수 있을까요?"

"항상 '이게 동물 실험인가, 인간 실험인가?', '몇 명을 대상으로 한 연구인가?', '대조군이 있는 연구인가?' 같은 질문을 해 보세요. 그리고 가능하면 원본 논문을 확인해 보는 것도 좋고요."

6. 미래에 대한 현실적 희망

윤미래 박사가 미래 전망을 제시했습니다.

"그렇다고 모든 희망을 포기할 필요는 없어요. TAME 연구가 본격적으로 진행되면서 결과가 나오게 되면 하나의 분기점이 될 거고, 더 정밀한 세놀리틱스나 나노기술 기반 약물 전달 같은 연구들도 진행 중이거든요."

김약물 박사가 현실적이면서도 희망적인 전망을 덧붙였습니다.

"전 세계적으로 수많은 의사와 과학자가 노화와 관련된 연구에 매진하고 있어요. 과학기술의 발달과 AI 기술의 급속한 발전으로 인해 분석 기술도 비약적으로 향상되고 있고요."

윤미래 박사도 고개를 끄덕이며 말했습니다. "빅데이터 분석, 머신러닝, 유전체 분석 기술들이 결합되면서 이전에는 볼 수 없었던 패턴들을 발견하고 있어요. 이런 기술들이 기존 연구들의 한계를 극복하는 데 큰 도움이 될 거예요."

김대사 박사가 의미심장한 말로 마무리했습니다. "지금까지 축적된 모든 연구와 노력들이 결국 하나씩 결실을 맺게 될 거라고 생각해요. 당장은 완벽한 해답이 없을지라도, 과학의 발전과 인류의 끈질긴 노력이 언젠가는 우리가 원하는 답을 찾아 줄 거예요."

1) 현명한 선택을 위한 지침

성민 씨가 마지막으로 물었습니다. "그럼 지금 당장 우리가 할 수 있는 가장 현명한 선택은 뭘까요?"

윤미래 박사가 정리해 주었습니다.

"첫째, 과학적 근거가 충분한 기본적인 건강 관리를 우선하세요. 규칙적인 운동, 균형 잡힌 식단, 충분한 수면, 스트레스 관리가 현재로서는 가장 확실한 항노화 방법이에요."

김약물 박사가 덧붙였습니다. "둘째, 너무 좋아 보이는 광고나 주장에는 항상 의심의 눈길을 보내세요. '혁신적', '획기적', '마법 같은' 등의 표현이 나오면 더욱 조심하고요."

김대사 박사도 조언했습니다. "셋째, 고가의 보충제나 치료에 투자하기 전에 그 돈으로 할 수 있는 다른 건강 투자를 생각해 보세요. 헬스장 회비, 건강한 음식, 정기 건강검진 등이 훨씬 더 확실한 효과를 줄 수 있어요."

2) 과학의 여정은 계속된다

성민 씨가 컴퓨터 화면의 광고들을 다시 보며 쓴웃음을 지었습니다.

"이제 이런 광고를 볼 때마다 '동물 실험인가, 인간 실험인가?', '대조군이 있나?', '몇 명을 대상으로 했나?' 이런 질문들이 자동으로 떠오를 것 같아요."

"그게 바로 과학적 사고의 시작이에요." 윤미래 박사가 흐뭇하게 말했습니다.

김약물 박사가 마지막으로 덧붙였습니다. "과학은 항상 발전하고 있어요. 오늘 불가능해 보이는 것도 내일은 가능할 수 있죠. 하지만 그 과정에는 시간과 검증이 필요해요. 성급한 결론보다는 인내심 있는 관찰이 더 중요하다는 걸 잊지 마세요."

성민 씨가 고개를 끄덕이며 말했습니다. "네, 이제 이해했어요. 진짜 노화 방지의 비결은 화려한 광고 속에 있는 게 아니라, 우리가 매일 하는 소소한 선택들 속에 있다는 거죠."

"정확해요." 세 박사가 동시에 대답했습니다.

성민 씨는 컴퓨터를 끄고 운동화를 신기 시작했습니다. 35만 원짜리 보충제보다는 오늘부터 시작하는 산책이 더 확실한 투자라는 것을 깨달았기 때문이었습니다.

8부

생명과학과 삶의 통합적 성찰

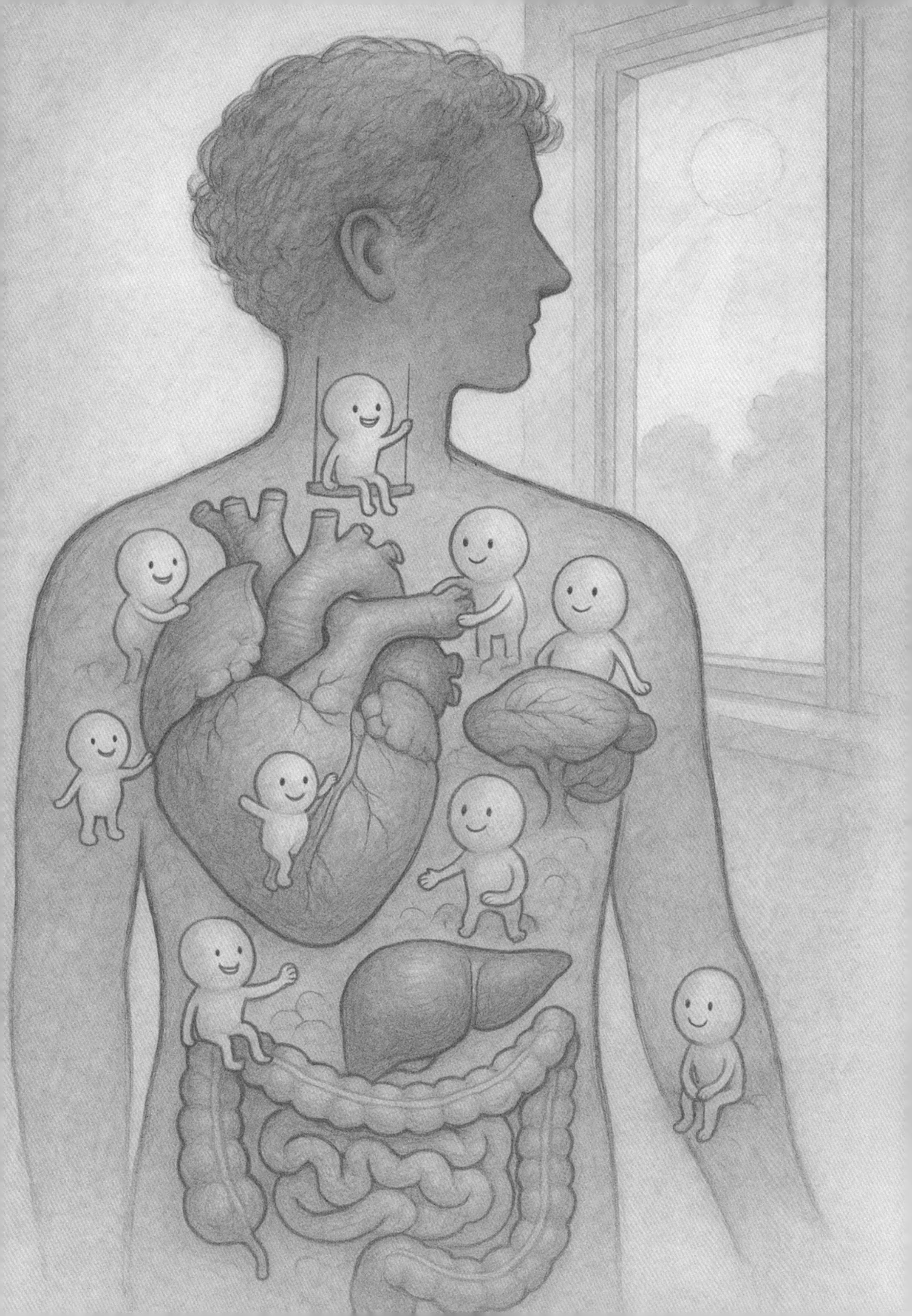

20장

우리는 왜 세포로 돌아가야 하는가?

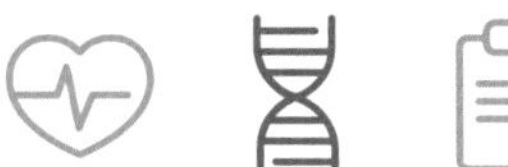

1. 성민 씨의 마지막 아침

성민 씨는 아침 7시에 자연스럽게 눈을 떴습니다. 창문 너머로 들어오는 따뜻한 햇살이 얼굴을 비추었어요.

"고마워, 친구들."

성민 씨는 자신의 심장 박동을 느끼며 혼잣말을 했습니다. 37조 개의 세포들이 밤새 자신을 지켜 준 것에 대한 감사였어요.

예전에는 알람 소리에 깜짝 놀라며 일어나 "아, 또 하루가 시작이네….”라고 한숨지었는데, 이제는 완전히 달랐습니다.

"정말 신기해… 내가 이렇게 변할 줄 몰랐는데."

2. 윤미래 박사와의 마지막 만남

원더셀의원에 마지막으로 들른 성민 씨를 보며 윤미래 박사는 미소를 지었습니다.

"성민 씨, 완전히 다른 사람이 되셨네요."

"그렇죠? 저도 놀라워요. 그런데 박사님, 정말 궁금한 게 있어요."

"뭔가요?"

성민 씨는 진지한 표정으로 물었습니다.

"왜 우리가 세포로 돌아가야 하는 걸까요? 첨단 의학이 이렇게 발달했는데 말이에요."

윤미래 박사는 의자에 편안히 기대며 답했습니다.

"좋은 질문이네요. 성민 씨가 지금까지 경험한 것들을 생각해 보면서 답해 보시겠어요?"

3. 성민 씨의 깨달음 – 마치 일기를 읽듯이

"처음엔 정말 몰랐어요."

성민 씨는 천천히 이야기를 시작했습니다.

"처음에 줄기세포 치료를 받으러 왔을 때는 단순했어요. '아프니까 고쳐 달라'는 마음이었거든요. 마치 자동차 수리점에 가는 것처럼요."

"그때 생각해 보면 정말 우스워요. 제 몸을 기계처럼 생각했나 봐요."

윤미래 박사가 따뜻하게 웃었습니다. "그때는 세포에 대해 전혀 몰랐죠?"

"네, 세포는 그냥… 생물 시간에 배운 작은 동그라미 정도? 그런데 알고 보니 정말 놀라운 친구들이더라고요."

"세포들과 친구가 되다."

성민 씨의 눈이 반짝였습니다.

"어느 순간부터 제 세포들이 정말 살아 있는 존재처럼 느껴지기 시작했어요. 밤새 저를 위해 일하고, 제가 아플 때 필사적으로 고쳐 주려고 노력하는….."

"구체적으로 언제 그런 걸 느끼셨나요?"

"음… 감기 걸렸을 때였어요. 예전에는 '왜 내가 감기에 걸렸지?'라고 짜증만 냈는데, 이제 '내 면역세포들이 지금 열심히 싸우고 있구나.'라고 생각하니까 고마운 마음이 들더라고요."

성민 씨는 잠시 멈췄다가 계속했습니다.

"그래서 그날부터 약 대신 따뜻한 물 많이 마시고, 일찍 자고, 비타민 C 챙겨 먹고… 세포들을 도와주려고 했어요. 그랬더니 정말 빨리 나았어요."

"100세 시대, 우리는 어떻게 살아야 할까?"

윤미래 박사가 창밖을 바라보며 말했습니다.

"요즘 사람들이 정말 오래 살아요. 그런데 단순히 오래 사는 게 아니라….."

"건강하게, 젊게 살고 싶어 하죠." 성민 씨가 말을 이었습니다. "주변에서 정말 많이 봐요. 우리 부모님도 그렇고, 나이 드신 분들 보면 '아프지 말고 건강하게 오래 살고 싶다'고 하시거든요."

"맞아요, 그래서 줄기세포, 엑소좀, 각종 항노화 치료들이 인기인 거죠."

성민 씨가 고개를 끄덕였습니다.

"저도 그래서 처음에 관심을 가졌던 거고요. 그런데 알고 보니….."

"답은 이미 내 안에 있었어요."

성민 씨는 자신의 손을 바라보며 말했습니다.

"정말 신기한 건, 제가 찾던 답이 이미 제 안에 있었다는 거예요."

"어떤 의미인가요?"

"37조 개의 세포들이요. 이 친구들이 원래 그런 능력을 다 가지고 있었어요. 재생하고, 회복하고, 젊음을 유지하는… 저는 그냥 그걸 몰랐을 뿐이었어요."

성민 씨는 흥미진진한 표정으로 계속했습니다.

"줄기세포 치료도 결국 제 몸의 능력을 도와주는 거였어요. 외부에서 뭔가 마법 같은 걸 넣어주는 게 아니라, 원래 제가 가지고 있던 힘을 깨워 주는 거더라고요."

"치료를 받을 때와 받지 않을 때의 차이"

"그래서 깨달았어요. 아무리 좋은 치료를 받아도, 기본 토대가 튼튼하지 않으면 소용없다는 걸요."

윤미래 박사가 관심을 보였습니다. "어떤 경험이 있으셨나요?"

"제가 줄기세포 치료를 받기 전에 한 달 정도 생활 습관을 바꿨거든요. 잠도 충분히 자고, 운동도 하고, 스트레스도 줄이고… 그랬더니 의사 선생님이 '회복이 예상보다 빨라요.'라고 하시더라고요."

"반대로 제 친구는 술 마시고, 담배 피우고, 밤새우면서 치료받았는데 효과가 별로였어요. 같은 치료인데 결과가 정말 달랐어요."

성민 씨는 깨달은 듯한 표정을 지었습니다.

"그때 알았어요. 세포들이 건강해야 어떤 치료든 제대로 받아들일 수 있다는 걸요."

4. 네 가지 깨달음

첫 번째: "모든 길은 세포로 통한다."

성민 씨는 손가락을 하나씩 꼽으며 말했습니다.

"첫 번째로 깨달은 건, 모든 건강 문제가 결국 세포에서 시작된다는 거예요."

"두통이 있으면 뇌세포가 힘들어하는 거고, 소화가 안 되면 위장 세포들이 문제고, 피로하면 미토콘드리아가 제대로 일을 못 하는 거고…."

윤미래 박사가 감탄했습니다. "완전히 세포적 사고방식이 되셨네요."

"네, 이제는 몸에 뭔가 이상하면 '내 세포들이 뭘 필요로 할까?'를 먼저 생각해요. 그러면 답이 보여요."

"두 번째는 타이밍이에요. 완전히 망가진 후에 고치려고 하면 정말 어려워요."

성민 씨는 자신의 무릎을 가리키며 말했습니다.

"제 무릎도 그랬어요. 처음엔 '조금 아픈데 뭐.' 했는데, 나중에는 계단 오르기도 힘들어졌거든요. 그때 치료받았으면 훨씬 쉬웠을 텐데…."

"그래서 이제는 조금이라도 이상하면 바로 세포들을 도와줘요. 잠을 더 자거나, 영양소를 챙기거나, 스트레스를 줄이거나…."

"그러면 큰 문제로 번지기 전에 금세 좋아져요."

세 번째: "나만의 맞춤 관리"

"세 번째는 개인차예요. 똑같은 세포 관리법도 사람마다 다르게 작용해요."

성민 씨가 웃으며 말했습니다.

"제 친구는 운동만 하면 다 해결되는데, 저는 수면이 가장 중요하더라고요. 또 다른 친구는 스트레스 관리가 핵심이고…."

"그래서 이제는 남들 따라 하지 않고, 제 세포들의 소리를 들어 봐요. '지금 뭐가 가장 필요해?' 하고요."

네 번째: "모든 것이 연결되어 있다."

"마지막으로 깨달은 건, 모든 게 연결되어 있다는 거예요."

성민 씨는 감동적인 목소리로 말했습니다.

"스트레스를 받으면 면역세포가 약해지고, 잠을 못 자면 뇌세포가 독소를 제대로 치우지 못하고, 운동을 하면 전신의 세포들이 활성화되고…."

"그래서 이제는 '세포 친화적인 삶'을 살려고 해요. 세포들이 좋아할 만한 선택을 하는 거죠."

5. 윤미래 박사의 마지막 질문

"성민 씨, 그럼 마지막 질문이에요. 만약 과거의 자신을 만난다면 뭐라고 말해 주고 싶나요?"

성민 씨는 잠시 생각하더니 따뜻한 미소를 지었습니다.

"네 안에 37조 개의 친구들이 있어. 그들과 친해져 봐. 정말 놀라운 일들이 일어날 거야."

"그리고 첨단 치료도 좋지만, 가장 확실한 건 세포들이 좋아하는 방식으로 사는 거야. 그게 가장 안전하고, 가장 경제적이고, 가장 효과적이야."

성민 씨는 잠시 멈춘 후 진심 어린 목소리로 덧붙였습니다.

"그리고 절대 포기하지 마. 세포들은 언제든 다시 시작할 수 있는 힘을 가지고 있어. 100세 시대, 건강하고 아름답게 살 수 있어."

6. 새로운 아침, 새로운 다짐

다음 날 아침, 성민 씨는 또다시 자연스럽게 눈을 떴습니다.

"안녕, 친구들."

성민 씨는 자신의 심장 박동을 느끼며 미소를 지었습니다. 37조 개의 세포들이 지금 이 순간에도 묵묵히 자신을 위해 일하고 있다는 사실이 새삼 놀라웠습니다.

사실 이들의 활동은 당연한 일이죠. 태어나는 순간부터 죽는 순간까지, 세포들은 쉬지 않고 우리의 생명을 유지하기 위해 일합니다.

하지만 성민 씨는 이제 알았습니다. 이 당연함에 감사할 줄 알고, 세포들이 좋아하는 방식으로 지속적으로 살아간다면 정말 다른 결과를 얻을 수 있다는 것을요.

"오늘도 너희들이 좋아할 만한 하루를 만들어 보자."

창밖으로는 따뜻한 봄 햇살이 들어오고 있었습니다. 성민 씨는 오늘도 충분한 수분을 섭취하고, 영양가 있는 음식을 먹고, 적당한 운동을 하고, 스트레스를 잘 관리하며 하루를 보낼 계획이었습니다.

특별한 것은 아니지만, 이런 작은 배려들이 쌓여서 건강한 젊음을 유지할 수 있다는 걸 이제는 확신했습니다.

성민 씨의 세포 여행은 끝났지만, 37조 개의 동반자들과 함께 건강한 장수를 만들어 가는 진짜 여정은 이제 막 시작되었습니다.

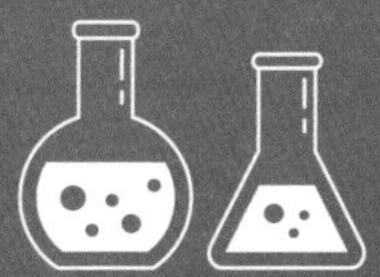

당신의 37조 개 세포들이 지금 이 순간에도

당신을 위해 묵묵히 일하고 있습니다.

이들의 활동은 당연하지만, 감사함을 갖고 세포들이 좋아하는 방식으로

지속적으로 살아간다면 건강한 젊음을 오래도록 유지할 수 있을 것입니다.

오늘부터 작은 배려를 시작해 보세요.

세포로 돌아가는 길, 그것이 건강한 장수의 비밀입니다.

저속 노화, 세포에게 답을 묻다

1판 1쇄 발행 2025년 11월 19일

저자 윤상호

교정 주현강   편집 김다인   마케팅·지원 이창민

펴낸곳 (주)하움출판사   펴낸이 문현광

이메일 haum1000@naver.com   홈페이지 haum.kr
블로그 blog.naver.com/haum1000   인스타그램 @haum1007

ISBN 979-11-7374-237-8 (03510)